Comprendiendo la Colitis Microscópica

Otros libros de este autor

- **Colitis Microscópica** (**disponible en español e inglés**)
- **Vitamina D y Enfermedad Autoinmune**
- **Cáncer Pancreático**

Comprendiendo la Colitis Microscópica

Wayne Persky

Traducido por Teresa Valencia del Rincón

Persky Farms

Estados Unidos

Primera publicación y distribución en los Estados Unidos de América por:
Persky Farms, 19242 Darrs Creek Rd, Bartlett, TX 76511-4460. Tel.: (1)254-718-1125; Fax: (1)254-527-3682. www.perskyfarms.com

Exención y Aviso Legal: la información contenida en este libro está destinada exclusivamente para fines de educación general, y no pretende, ni implícita, ser un sustituto de consejo médico profesional relativo a cualquier condición médica o pregunta específica. Siempre se debe buscar el consejo de un médico, o de cualquier otro profesional de la salud, para cualquier pregunta relacionada con alguna condición médica. Los diagnósticos y terapias específicas solo pueden ser obtenidos por el médico del lector. El autor y el editor niegan específicamente cualquier responsabilidad y toda responsabilidad que se derive directa o indirectamente por el uso o aplicación de cualquier información contenida en este libro.

Por favor, tenga en cuenta que gran parte de la información de este libro está basada en la experiencia personal y en evidencia anecdótica. Aunque el autor y el editor han realizado todos los esfuerzos razonables para lograr una precisión total del contenido, no asumen responsabilidad alguna por errores u omisiones. Si usted optara por utilizar cualquiera de esta información, úsela de acuerdo a su mejor criterio, y bajo su propio riesgo. Debido a que su situación personal no coincidirá exactamente con los ejemplos en los que se basa esta información, usted debe ajustar el uso de esta información y las recomendaciones vertidas, con objeto de adaptarlas a su propia situación personal.

Este libro no recomienda ni apoya ninguna prueba específica, productos, procedimientos, opiniones, u otra información que pueda ser mencionada en cualquier parte del libro. Esta información se proporciona con fines educativos, y la dependencia de las pruebas, u opiniones mencionadas en este libro son exclusivamente por cuenta y riesgo del lector. Todas las marcas, patentes, nombres, o características nombradas se supone son propiedad de sus respectivos dueños, y se utilizan solo como referencia. No existe respaldo implícito cuando se utilizan estos términos en este libro.

ISBN 978-1-7328220-9-2

Tabla de Contenidos

Introducción

En la primera edición del libro titulado *Colitis Microscópica* (Persky, 2012) se habló de la historia de la enfermedad y de los métodos de diagnóstico. Se mencionaron todas las opciones convencionales de tratamiento que estaban disponibles habitualmente en el momento de la publicación del libro. Además, también se hizo alusión a los métodos de tratamiento no convencionales que se había descubierto eran útiles para muchos pacientes que eran incapaces de resolver sus síntomas mediante el uso de los tratamientos prescritos por sus especialistas médicos. Los métodos de tratamiento no convencionales también tienden a ser utilizados por aquellos pacientes que prefieren tratar la enfermedad sin el uso de corticosteroides u otros medicamentos antiinflamatorios o supresores del sistema inmune, con objeto de evitar los efectos secundarios de esos medicamentos y los riesgos para la salud a largo plazo que suelen estar asociados a ellos.

Pero, como suele suceder en ocasiones con muchas enfermedades (y especialmente con las enfermedades inflamatorias intestinales), no siempre sucede la remisión completa de los síntomas. Si esto es debido a diferencias individuales en respuesta a tratamientos, contaminación cruzada de la dieta, medicamentos pasados por alto que pueden desencadenar colitis microscópica, sensibilidades alimenticias olvidadas en la dieta, circunstancias fuera de su control, o algún otro problema, algunos pacientes no pueden lograr una remisión satisfactoria de todos sus síntomas. O, como sucede bastante a menudo cuando se prescriben medicamentos como único método de tratamiento (en ausencia de los cambios adecuados en la dieta), la remisión puede ser solamente temporal.

Y, por supuesto, muchos pacientes prefieren evitar tener que tomar medicación para el resto de sus vidas, ya que todos los medicamentos tienen efectos secundarios que pueden desencadenar en problemas de salud en ciertas situaciones. Los pacientes más jóvenes son especialmente reacios a tener que tomar una medicación para el resto de sus vidas si existe un tratamiento alternativo disponible que haya demostrado ser ambos, efectivo y carecer de los efectos secundarios no deseados. A largo plazo, no solo son preocupantes los riesgos para la salud por el uso prolongado de medicamentos, sino también los elevados gastos que conlleva un tratamiento a largo plazo siendo la mayoría de los medicamentos prescritos para tratar una enfermedad inflamatoria intestinal.

Han transcurrido más de cinco años desde que se publicó la primera edición de *Colitis Microscópica*. Durante ese periodo de tiempo, se han logrado progresos en cuanto a la comprensión y tratamiento de la enfermedad entre los profesionales médicos, pero muchos especialistas todavía siguen utilizando métodos de tratamiento desfasados. En el mundo real, donde hay miles de pacientes que tienen que vivir cada día con esta enfermedad, las ruedas del progreso no giran tan lentamente. Gracias a Internet y a los mejores medios de comunicación, se encuentra disponible mucha información nueva que proporciona una visión adicional sobre cómo se desarrolla la enfermedad, por qué algunos pacientes tienen síntomas más severos, y el motivo por el que algunos casos son más resistentes a los métodos de tratamiento convencionales, Además, se ha aprendido mucho sobre métodos mejorados para tratar la enfermedad.

Se ha desarrollado tanto conocimiento adicional sobre la colitis microscópica desde que se publicó el primer libro, que ya es hora de actualizar nuestro conocimiento base en el mundo real. En general, los pacientes con colitis microscópica que buscan activamente métodos mejores para tratar la enfermedad siguen estando bastante más avanzados que la comunidad médica en su comprensión de las características sociales debilitantes de la enfermedad y en cómo tratar la enfermedad a largo plazo. Este libro está basado en la información nueva y adicional que no se encontraba disponible cuando se publicó el primer libro, y en algunas situaciones amplía la información que se proporcionó en el primer libro, con objeto de facilitar una nueva perspectiva de los métodos de tratamiento que tienen éxito. Esta edición profundiza en situaciones adicionales que podrían conducir, en algunos cases, a fallos en el tratamiento, y explora los medios para superar estos obstáculos.

El pensamiento médico convencional sostiene que la inflamación asociada con la colitis microscópica es debida a una presencia aumentada de linfocitos en el revestimiento epitelial del colon. Pero, en el capítulo cinco veremos que también puede estar implicado un modo completamente diferente de inflamación, y que podría ser la razón por la que tantos casos no responden a los programas de tratamiento convencionales. Esta relación con la enfermedad había pasado desapercibida anteriormente por la comunidad médica. En el capítulo cinco, se hablará de las formas para identificar y resolver este problema.

Y, por supuesto, se han producido numerosos descubrimientos nuevos de investigación médica y este libro examina cómo están relacionados con los programas de tratamiento aplicados por la gran mayoría de las instalaciones médicas más importantes, con objeto de proporcionar una perspectiva actual sobre los protocolos de tratamiento que siguen en la actualidad la mayoría de los especialistas médicos. En algunas zonas del mundo, la colitis microscópica apenas se diagnostica. Debido a ello, podría seguir siendo incorrectamente considerada como una enfermedad rara por los profesionales médicos de esas localizaciones. Esto, obviamente, implica que los especialistas de esas localizaciones probablemente no dispongan de la ventaja de tener un conocimiento específico y la experiencia que proviene de manejar esta enfermedad de forma habitual. Esto podría limitar sus opciones en cuanto a tratar a estos pacientes. Además, esto podría reducir la posibilidad de que busquen activamente la enfermedad en los pacientes que se quejen de los síntomas digestivos típicamente asociados con la enfermedad. Teniendo en cuenta que la colitis microscópica solo se puede diagnosticar examinando pequeñas muestras tomadas a través de biopsias del revestimiento de la mucosa del colon durante una colonoscopia o sigmoidoscopia bajo un microscopio, la percepción de que la enfermedad es rara aumentará las probabilidades de que no se recogan las muestras de biopsia, lo que conlleva a un fallo en el diagnóstico de la enfermedad.

En consecuencia, la información básica tratada en el primer libro no está incluida en este libro. Solamente se comentan en esta edición determinados conceptos del primer libro para los cuales ahora se encuentra disponible una perspectiva adicional. Debe tenerse en cuenta que, antes de considerar cualquiera de las opciones de tratamiento mencionadas en este libro, el lector debería contar con una buena comprensión de la información proporcionada en el primer libro. Sin ese conocimiento previo, alguna parte de la información de este libro podría parecer incompleta, o algunas partes podrían parecer difíciles de comprender. Y, obviamente, sin la información sobre tratamientos mencionada en el primer libro, este libro actual no ofrece el conjunto de soluciones completas. Juntos, los dos libros, presentan una cobertura exhaustiva y actualizada (a fecha de publicación) de la colitis microscópica y de los métodos de tratamiento que han mostrado ser efectivos no solo por los profesionales médicos convencionales, sino también por los pacientes que han mirado más allá de los métodos convencionales de tratamiento.

Debido a que ambos, los síntomas clínicos y los tratamientos para la colitis colágena, colitis linfocítica, y la mayoría de las demás variantes de la enfermedad son los mismos o muy similares, en este libro se usará el término "colitis microscópica" (CM) para referirnos a todas las formas de la enfermedad.

El cuerpo humano es un organismo muy sofisticado y complejo, y se compone de numerosos sistemas diseñados para trabajar en armonía con el fin de nutrir, proteger y preservar todas las partes del cuerpo. Algunos de los comentarios de este libro implican términos médicos (que se definen en las explicaciones), pero debido a que la investigación médica – por su propia naturaleza – tiende a involucrar conceptos científicos algo complejos, es virtualmente imposible evitar totalmente algún nivel de complejidad al describir los detalles de cómo varios problemas afectan al cuerpo y a sus subsistemas.

Sin embargo, se han realizado todos los esfuerzos para describir todos los términos médicos o científicos que se utilizan en este libro de forma tal que cualquier persona pueda entender lo que se está hablando sin necesidad de antecedentes médicos. Mientras lee este libro, si no comprende todos los detalles de algunas de las explicaciones, no debería evitar que comprenda los principios básicos de los que se hablan, ni tampoco deberia impedir que pueda beneficiarse de la información que se proporciona aquí. En ocasiones, podría ser útil releer parte de la información con objeto de comprenderla mejor. Al final de cada capítulo hay un breve resumen de los puntos más importantes, y ese resumen se puede utilizar para comprender mejor la información que se proporciona en el capítulo.

Debido a que la mayoría de las referencias utilizadas en este libro son fáciles de encontrar online por la mayoría de los lectores, que posiblemente no cuenten con un bagaje científico utilizando el formato URL de estilo anterior en lugar del sistema de dirección científica más nuevo que usa un identificador de objeto digital (DOI), se usarán las URL para identificar todas las referencias online.

El material utilizado en este libro es una combinación de hechos médicamente probados (avalados por referencias) y de una visión basada en mis propias experiencias y en las experiencias de muchos pacientes con colitis microscópica que han tenido la amabilidad de compartir sus experiencias de convivir con la enfermedad en un foro de conversación y apoyo de Internet durante más de doce años. La mayor parte de este material se basa en investigaciones publicadas y revisadas, médicamente probadas, aunque hay otros tipos de referencias disponibles cuando corresponda. Cada vez que se incluye una opinión o conjetura, se identifica claramente como una opinión, no respaldada por la investigación médica. El objeto de este libro es poner al lector al día sobre la información y la investigación recientemente publicada que parece importar en lo que respecta a la comprensión de la colitis microscópica y a cómo tratar eficazmente la enfermedad.

Capítulo 1

¿Por qué los programas de tratamiento fracasan a veces?

La CM puede afectar nuestra mente tanto como puede afectar nuestro cuerpo . . . Tal vez esa sea la peor parte de la enfermedad, pero no nos daremos cuenta de ello hasta después de haber convivido con la enfermedad durante un tiempo.

Como bien sabe cualquier persona que tenga la enfermedad, en algunos casos, la colitis microscópica es una enfermedad compleja y difícil de controlar. En un pequeño porcentaje de casos, a pesar del arduo trabajo de aplicar con esmero los programas de tratamiento que funcionan bien con otros, nada parece facilitar la remisión. Cuando se prescriben tratamientos médicos, los medicamentos pueden fracasar en proporcionar la respuesta terapéutica esperada. Y, cuando se utilizan los tratamientos basados en cambios en la dieta, diseñados para evitar los alimentos que inducen a la inflamación, los cambios en la dieta no siempre aportan una remisión, al menos no tan pronto como se espera. La falta de éxito en el tratamiento podría ser debido a sensibilidades no detectadas a ciertos alimentos, suplementos, medicamentos, o factores medioambientales. O quizás existan problemas con una contaminación cruzada en la dieta. Pero, sea cual sea la razón, los tratamientos no proporcionan remisión. Y, con cualquier tipo de tratamiento, o con una combinación de ambos tratamientos médicos y de dieta, pueden existir deficiencias de vitaminas o de minerales que pueden limitar la eficacia del tratamiento al comprometer la habilidad natural de curación del organismo.

Y para complicar el problema todavía más, también pueden existir otras sensibilidades como, por ejemplo, a productos cosméticos, tratamientos de reemplazo hormonal, anticonceptivos, ciertos olores químicos, calor, humedad elevada, moho, hongos, polen, y posiblemente otros factores medioambientales. Lo cierto es que no todos los pacientes se ven afectados de forma significativa por todos estos problemas potenciales, pero cualquiera de ellos puede evitar una remisión en muchos casos. Obviamente, evitar o al menos minimizar todos los factores potenciales en aquellos casos en los que resultan ser un factor determinante, requiere un trabajo duro, vigilancia constante y dedicación.

Las sensibilidades alimenticias están estrechamente relacionadas con la colitis microscópica.

Se ha demostrado que muchas condiciones medioambientales diferentes predisponen al desarrollo de la colitis microscópica, y estas condiciones se trataron en la primera edición. Pero, para comprender la enfermedad en su totalidad, es necesario comprender por qué la inflamación asociada con la enfermedad es tan persistente y por qué se perpetúa.

En resumen, independientemente de los problemas de salud que desencadenan inicialmente la CM (y existen numerosos factores desencadenantes conocidos), la inflamación que perpetúa la enfermedad parece deberse a ciertos medicamentos o sensiblidades alimenticias, prácticamente en todos los casos. E incluso en los casos en que los medicamentos son la causa inicial de la inflamación en curso, en la mayoría de los casos pronto se desarrollan sensibilidades alimenticias. La presencia de estas sensibilidades alimenticias se puede verificar fácilmente mediante pruebas de heces para detectar anticuerpos IgA a alimentos específicos. También se pueden verificar mediante pruebas de anticuerpos IgA de muestras de biopsia tomadas de los intestinos. Los anticuerpos IgA parecen ser responables de las respuestas del sistema inmunológico que resulta en el clásico patrón de inflamación asociado con la CM.

Pocas personas nacen con sensibilidades alimenticias, aunque la genética predispone a un porcentaje relativamente alto de la población al desarrollo potencial de sensibilidades alimenticias. La mayoría de las sensibilidades alimenticias parecen desarrollarse como resultado de problemas digestivos causados por los efectos secundarios de los medicamentos, infecciones, parásitos, o por algún otro problema que interrumpa una digestión normal causando inflamación intestinal. Existen dos tipos básicos de sensibilidades alimenticias, y se distinguen por el tipo de respuesta que provocan en el sistema inmunológico.

Los alimentos que provocan reacciones mediadas por IgE son conocidas como alergias a alimentos, y los alimentos que provocan reacciones mediadas por IgA son considerados intolerancias alimenticias.

El término "sensibilidades alimenticias" incluye tanto las alergias a los alimentos como las intolerancias a los alimentos. Tratamos ampliamente las diferencias entre alergias a alimentos y las intolerancias a los alimentos en el capítulo 7 de la primera edición de *Colitis Microscópica* (Persky, 2012).[1] Básicamente, las reacciones mediadas por IgE suceden en cuestión de minutos o incluso segundos después de su exposición, y típicamente resultan en los síntomas clásicos de alergia, en la parte superior del sistema respiratorio o en la piel. Las reacciones graves mediadas por IgE implican reacciones anafilácticas que pueden ser potencialmente mortales.

Las reacciones mediadas por IgA suelen comenzar típicamente unas horas después de la exposición (tras la ingesta de un alimento asociado con una reacción) y suelen resultar en síntomas gastrointestinales como gases, flato, náuseas, calambres, y diarrea. Con respecto a la colitis microscópica, nos preocupamos principalmente en las intolerancias alimenticias, por lo que aquí será nuestro enfoque principal.

Para comprender cómo se desarrollan las intolerancias alimenticias, es necesario comprender al menos algunos de los detalles básicos de cómo funciona el sistema digestivo normalmente. El sistema digestivo debe proporcionar al organismo todos los materiales básicos que necesita para reparar y reemplazar las células dañadas, y las células que han sido seleccionadas para su reemplazo debido a su edad. Y tiene que aportar la energía necesaria para poderlo cumplir, además de suplir toda la demás demanda de energía del cuerpo. También tiene que proporcionar la cantidad adecuada de ciertas vitaminas y minerales que son requeridos para facilitar los numerosos procesos químicos y neurológicos que son necesarios para el funcionamiento normal de varios órganos y sistemas.

El sistema digestivo también es capaz de regular eficazmente todos estos procesos complejos porque cuenta con un sistema automático de control propio, conocido como el sistema nervioso entérico. Y el sistema nervioso entérico coordina sus operaciones en el cerebro a través del sistema nervioso central.

Los bloques de construcción utilizados para crear nuevas células en el cuerpo son conocidos como aminoácidos. Cuando se digieren las proteínas, las moléculas se descomponen en aminoácidos individuales o cadenas cortas de aminoácidos (péptidos cortos). Cuando se digieren los carbohidratos, se descomponen en azúcares simples. Las grasas se descomponen en pequeños glóbulos por la bilis para que puedan ser digeridos por la enzima lipasa producida por el páncreas.

Todas las sensibilidades alimenticias (con una excepción) son causadas por ciertas proteínas.

Por ello, es la digestión de las proteínas lo que nos interesa aquí. Sin embargo, existe una excepción de esta norma. Esa excepción es la alergia a la carne de los mamíferos, que es causada por la sensibilidad a un azúcar que se encuentra en todos los mamíferos, excepto en los humanos, los monos del viejo mundo y los grandes simios (van Hage, et al., 2013, Nunen, 2015, Allergy Researchers, n.d.).[2,3,4] El azúcar se conoce como galactosa-α-1,3-galactosa, o simplemente alpha gal, o α-Gal. La sensibilidad es causada por la picadura de una garrapata, y si una picadura de garrapata desencadena la condición, entonces la víctima se vuelve alérgica a alpha-gal, lo que implica una alergia a toda la carme de mamíferos (excluyendo las 3 excepciones antes mencionadas). Y esta alergia se extiende a los productos lácteos, en algunos casos. Pero aparte de esta única excepción, todas las sensibilidades alimenticias son causadas por las proteínas.

Para poder ser absorbidos por la circulación sanguínea, se debe permitir que los nutrientes atraviesen el revestimiento interno del intestino.

Este revestimiento consiste en una capa única de células columnares (altas y relativamente estrechas) conocidas como el epitelio. Ambos, el intestino delgado y el intestino grueso contienen una capa epitelial. El epitelio es el extremo superior de varias capas de revestimiento intestinal conocido como la mucosa. La segunda capa es conocida como lamina propria, y la tercera capa es conocida como lamina muscularis mucosae. La lamina propria y la muscularis mucosae proporcionan apoyo y recursos al epitelio. Por ejemplo, la lamina propria contiene numerosos linfocitos proporcionados por el sistema inmune para evitar que los patógenos penetren en la circulación sanguínea. Normalmente, la densidad de los linfocitos es menor de 10 o 15 por 100 enterocitos. Cuando existe inflamación, esa zona del intestino normalmente contendrá más de 20 linfocitos por cada 100 enterocitos, y este es un criterio diagnóstico de la colitis linfocítica.

El epitelio es el enlace crítico en la interacción entre la comida que fluye a través del sistema digestivo y el resto del cuepro (vía el torrente sanguíneo). Es de vital importancia que se mantenga la integridad de la barrera epitelial porque es aquí donde se permite que los nutrientes pasen a la circulación sanguínea, y esto debe hacerse al mismo tiempo que se bloquea el paso de patógenos, alimentos no digeridos por completo, y otros elementos extraños que podrían causar daños graves si se permitiera su entrada al torrente sanguíneo. Las uniones entre estas células epiteliales se conocen como uniones estrechas y normalmente permanecen bien cerradas. A medida que los alimentos son digeridos, y que los nutrientes se vuelven disponibles para su absorción, las uniones estrechas se abren lo suficiente como para permitir el paso de nutrientes como los aminoácidos, sin permitir que las moléculas no digeridas o las cadenas más largas de aminoácidos (péptidos) pasen. Los péptidos son el resultado de una digestión incompleta. Son segmentos parcialmente digeridos de moléculas, que consisten en cadenas de aminoácidos de longitud media o más larga.

Pero si las uniones estrechas se abren demasiado o permanecen abiertas demasiado tiempo, entonces estos péptidos y otros contenidos del intestino pueden pasar a través. Esta condición se conoce como aumento de la permeabilidad intestinal. Tambien se llama intestino permeable, y un intestino permeable siempre es una mala noticia para la salud en general porque puede conducir a muchos síntomas miserables. Cuando el intestino permeable permite la entrada de péptidos y de otras materias extrañas en el torrente sanguíneo, tienden a ser transportados a varios órganos y a acumularse. Cuando se acumulan en las articulaciones, pueden causar inflamación y dolor de tipo artrítico. Cuando terminan en varios órganos, pueden causar inflamación que interfiere con el correcto funcionamiento de esos órganos.

El gluten es la causa principal del intestino permeable.

Si bien las alergias alimentarias pueden tener otros orígenes, la causa más común de las intolerancias alimenticias pueden atribuirse al hecho de que el gluten causa un aumento de la permeabilidad intestinal — para todo el mundo, no solo para los celíacos (Drago et al., 2006).[5] Pero, las personas que tienen genes que les predisponen a una sensibilidad al gluten tienden a experimentar un mayor problema de permeabilidad intestinal cuando se exponen al gluten, por lo que es más probable que desarrollen síntomas clínicos, y es más probable que desarrollen síntomas más tempranos en su vida.

La investigación ha mostrado que la apertura de las uniones estrechas está modulada por una proteína en la sangre conocida como zonulina, y que ciertos péptidos resultantes de la digestión incompleta del gluten y de las proteínas glutelinas en trigo, centeno y cebada, promueven la producción de zonulina (Fasano, 2012).[6] Normalmente cerradas, las uniones estrechas se abren más, cada vez que se digiere un alimento, de forma que los nutrientes en los intestinos puedan ser absorbidos en el torrente sanguíneo para ser transportados a las células que lo necesiten. Es tarea de la zonulina regular el cuándo y el cuánto se deben abrir las uniones estrechas. Y es responsabilidad de la zonulina el asegurarse que las uniones estrechas permanecen cerradas cuando no es necesario que estén abiertas. Pero, las exposiciones repetidas a estos péptidos reactivos conduce a una producción aumentada de zonulina. Y, conforme el proceso se repite una y otra vez, virtualmente con cada comida, las uniones estrechas tienden a abrirse más y a permanecer más tiempo abiertas, permitiendo que partículas más grandes y que una creciente cantidad inapropiada de material entre en el torrente sanguíneo.

Y este problema (mayor permeabilidad intestinal) por lo general, existe no solo para la sensibilidad al gluten asociada con los genes de la celiaquía, sino que también está presente en la sensibilidad al gluten no celíaca (Uhde et al., 2016).[7] Durante décadas la comunidad médica erróneamente negó la existencia de la sensibilidad al gluten no celíaca. Pero, Uhde et al. (2016) probaron que incluso cuando se descartan la enfermedad celíaca y la alergia al trigo, muchos pacientes siguen manifestando marcadores de sensibilidad al gluten, incluyendo una mayor permeabilidad intestinal.

Cuando se permite el paso de las parcialmente digeridas cadenas de aminoácidos o de otras partículas que normalmente son excluídas del torrente sanguíneo, el sistema inmune reconoce inmediatamente que estos invasores no deberían estar ahí. Los marca para destruirlos y empieza la producción de anticuerpos contra ellos. Esto prepara al sistema inmune de forma que la próxima vez que aparezcan esos péptidos en la sangre, la producción de anticuerpos se intensificará y se liberarán una serie de agentes inflamatorios en un intento de destruir a los invasores.

En exposiciones repetidas, esto conduce a una condición en la que en cualquier momento en el que se reconozca esa proteína en particular dentro del sistema digestivo, se pondrá en marcha una reacción del sistema inmune contra ella. Y, una vez que comience la producción de anticuerpos, entonces siempre que se ingiera esa proteína en particular siempre provocará una reacción del sistema inmune, y tendrá lugar una reacción, independientemente de si existe o no un intestino permeable en ese momento. En otras palabras, que una vez se registra una proteína como un antígeno por el sistema inmune, siempre se pondrá en marcha una reacción en cuanto el sistema inmune identifique la proteína, incluso si la digestión de la proteína está teniendo lugar de la forma normal, y las uniones estrechas estén funcionando normalmente.

Esto es parte del adaptable sistema inmune, el mismo sistema que proporciona inmunidad ante una enfermedad en respuesta a una vacuna. Una vacuna propicia que el sistema inmune empiece a producir anticuerpos contra un patógeno específico de forma que, en un futuro, cualquier exposición a ese patógeno resultará en un mar de anticuerpos que promuevan la liberación de mecanismos de defensa adicionales del sistema inmune diseñados para destruir el patógeno.

Las vacunas funcionan porque las exposiciones a antígenos de este tipo normalmente son eventos raros. Es decir, que cuando se produce una exposición, el sistema inmune lanza un ataque y destruye al virus o a la bacteria invasora, y ese es el fin del tema.

Pero, si el antígeno forma parte de la dieta, entonces la re-exposición será un episodio frecuente o un suceso que suceda regularmente. Esto significa que el sistema inmune se enfrenta a una tarea sin fin para la que nunca fue diseñado.

Esto es en esencia lo que la comunidad médica se refiere incorrectamente como reacción autoinmune.

Pero, el problema es que no se trata de una reacción autoimmune verdadera porque una reacción autoinmune verdadera sería provocada por una parte del propio cuerpo. Esta reacción nunca tendría fin porque se vería perpetuada por células que siempre son una parte normal del cuerpo.

Sabemos que esa afirmación es incorrecta porque eso no es lo que sucede cuando las intolerancias alimenticias son la causa de la reacción. La reacción es contra ciertas proteínas en los alimentos, y si se eliminan estas proteínas de la dieta, entonces la reacción dejará de producirse conforme los niveles de anticuerpos disminuyan (los anticuerpos a esos alimentos en concreto).

Los linfocitos (células de glóbulos blancos) que se infiltran en el revestimiento de la mucosa del colon, en el caso de la colitis linfocítica (microscópica), son un ejemplo de respuesta del sistema inmune a la producción de anticuerpos. La ingestión de un alimento que desencadene la producción de anticuerpos IgA en el intestino conduce a una mayor infiltración de linfocitos al revestimiento de la mucosa de los intestinos. Los linfocitos son enviados para destruir la amenaza percibida creada por los péptidos que se están colando al torrente sanguíneo. Pero, dado que estos glóbulos blancos están diseñados para matar patógenos, son ineficaces para destruir los péptidos (que en realidad no son patógenos y que no están vivos) y los glóbulos blancos son incapaces de evitar eficazmente su entrada en el torrente sanguíneo.

Los linfocitos causan inflamación (como parte normal del proceso de destrucción de patógenos), pero normalmente esta es solo una condición temporal porque una vez resultan destruidos los patógenos que han sido objetivo del ataque, la inflamación se desvanece a medida que lo hacen las células T, las citocinas, los macrófagos, y otras defensas varias del sistema inmune disminuyen y regresan a los niveles normales. Pero, cuando el ataque ha sido producido por intolerancias alimentarias, puede no terminar nunca, a menos que se hagan cambios en la dieta para detener la producción de anticuerpos evitando los alimentos que desencadenan la producción de anticuerpos. Sin cambios en la dieta, el patrón de inflamación que causa la colitis microscópica generalmente se repite con cada comida, de forma que tiende a auto-perpetuarse.

Lo mismo sucede con la CM inducida por medicación. Mientras se siga usando un medicamento que promueva la producción de anticuerpos, la inflamación resultante continuará y los síntomas clínicos se perpetuarán.

Los medicamentos antiinflamatorios podrían ser ineficaces contra la CM inducida por medicamentos.

Esto puede suceder simplemente porque el nivel de inflamación que resulta de un medicamento que causa la producción de anticuerpos puede ser mayor que la eficacia del fármaco antiinflamatorio usado para el tratamiento. De forma similar, en algunos casos, los medicamentos antiinflamatorios pueden ser incapaces de superar la inflamación generada en cada comida por alimentos inflamatorios, siempre y cuando las intolerancias alimentarias importantes permanezcan en la dieta. Pero, en algunos casos de MC inducida por medicamentos, simplemente con detener el uso del medicamento que causa la inflamación puede ser suficiente para lograr la remisión sin necesidad de una intervención adicional. Por supuesto, esto no siempre funciona porque en muchos casos de CM inducida por medicamentos, las intolerancias a alimentos pueden haberse desencadenado desde el principio.

Solamente porque solo las proteínas pueden desencadenar reacciones del sistema inmune esto no significa que otros tipos de alimentos no puedan causar problemas en el sistema digestivo.

Es bien sabido que la intolerancia a la lactosa puede causar malestar digestivo y diarrea, por ejemplo. La lactosa es un azúcar. Pero, este tipo de reacción no es causada por una reacción del sistema inmune. Es causado por una deficiencia de la enzima lactasa que se necesita para digerir la lactosa. Sin un aporte adecuado de la enzima lactasa, la lactosa no digerida (o digerida de forma incompleta) pasará a través del intestino delgado hacia el colon, donde será fermentada por bacterias, resultando en gases, hinchazón, calambres y diarrea.

La producción de la enzima lactasa se ve comprometida siempre que el intestino delgado está inflamado (sí, el intestino delgado también suele estar inflamado cuando la CM se encuentra activa). Aún se puede producir lactasa, pero la cantidad es insuficiente para digerir más que pequeñas cantidades de lactosa. Esto sucede incluso como resultado de la gripe, aunque se trata de una situación de corta duración. Del mismo modo, si la inflamación continúa durante períodos más largos (como sucede con cualquier enfermedad inflamatoria intestinal), los pacientes con CM pueden perder también la habilidad de producir cantidades normales de otras enzimas que son importantes para la digestión de carbohidratos y azúcares.

Eventualmente pueden perder parte de su capacidad de producir enzimas amilasa, celulasa, invertasa (sacarasa), peptidasa, y diastasa de malta (maltasa). Estas, a veces, se llaman enzimas del borde en cepillo porque se encuentran en lo que se conoce como la región del borde en cepillo del intestino delgado.

El revestimiento interno del intestino delgado se encuentra cubierto por unas prolongaciones pequeñas en forma de dedos conocidas como vellosidades, y las vellosidades están cubiertas por unas microvellosidades que facilitan la digestión y el proceso de absorción. Estas microvellosidades son tan pequeñas, que incluso bajo un microscopio parecen "pelos" o "brochas", pero bajo un microscopio electrónico se pueden ver con claridad. La superficie de estas vellosidades está compuesta por una capa de células epiteliales. Los aminoácidos y otros nutrientes, incluidos los péptidos de cadenas cortas, son absorbidos al torrente sanguíneo entre estas células epiteliales, como explicamos anteriormente en este capítulo. Conforme los pacientes con CM siguen perdiendo su capacidad de producir las cantidades suficientes de ciertas enzimas, su habilidad para digerir completamente ciertos alimentos, especialmente los carbohidratos, se vuelve vada vez más difícil.

La capacidad de producir cantidades normales de ciertas enzimas tiende a perderse en un orden definido (en cuanto a las enzimas implicadas), y cuando se resuelve la inflamación, la mayor parte de la habilidad de producir enzimas se restablecerá en el orden inverso en el que se perdieron. La lactasa es la primera enzima que se perderá, y será la última en restablecerse una vez termine la inflamación.

Sin embargo, en muchos casos, la capacidad puede no restaurarse completamente al estado original. Durante los períodos de inflamación, la pérdida progresiva de estas enzimas tiende a causar una fermentación incrementada (de alimentos parcialmente digeridos), resultando en gases, hinhazón y en otros síntomas que son tan familiares para los pacientes con CM.

Para pacientes con CM están contraindicadas las cantidades normales o por encima de los normales de fibra en la dieta. El revestimiento de la mucosa de los intestinos ya de por sí está inflamado, y la fibra irrita y rasga las células en la mucosa, causando inflamación adicional (Eades,

2006, agosto 30).[8] Minimizar la fibra casi siempre es beneficioso a la hora de seleccionar alimentos para una dieta de recuperación.

Demasiada azúcar en la dieta suele ser un problema porque (como ya hemos comentado) cuando el intestino delgado se inflama, se vuelve progresivamente menos capaz de producir cantidades normales de las enzimas necesarias para la digestión de azúcares y carbohidratos complejos. Los edulcorantes artificiales son un problema particular, y prácticamente todos los pacientes con CM parecen reaccionar negativamente a la mayoría de los edulcorantes artificiales, especialmente al aspartamo.

Los condimentos picantes también suelen ser un problema, no solo porque tienden a irritar el intestino, sino también porque se ha demostrado que muchos tipos de productos medicinales de hierbas y especias importados contienen cantidades relativamente grandes de sustancias extrañas indeseables de varios tipos (Posadzki, Watson, & Ernst, 2013, Harris, 31 de octubre de 2013).[9,10] Debido a estos problemas de contaminación y adulteración, puede ser prudente evitar los suplementos herbales durante la recuperación.

El estrés, la dieta, y los medicamentos inhiben la curación.

Normalmente, en las personas sanas, las células epiteliales del intestino delgado se renuevan constantemente cada 4–5 días, pero ese horario puede verse comprometido con una enfermedad inflamatoria intestinal (EII). Está bien documentado que los corticosteroides inhiben la cicatrización, pero investigaciones publicadas muestran que hay evidencias de que la combinación de una dieta convencional y ciertas formas de vida, el uso excesivo de medicamentos en general, y el aumento de los niveles de estrés, tienden a sobrestimular el sistema inmune hasta un nivel crónico, y esto interfiere con la curación (Bosma-den Boer, van Wetten, & Pruimboom, 2012).[11] El sistema inmune se diseñó para tratar los peligros a corto plazo que se presentan de forma rutinaria en la vida diaria, problemas que podrían abordarse con relativa rapidez. No fue diseñado para tener que lidiar con problemas crónicos que no pueden resolverse por completo dentro de un período de tiempo razonable. Para la mayoría de las personas que viven en el complejo mundo de hoy en día, la combinación de demandas de estilos de vida, problemas de salud, y el estrés crónico asociado, obliga al sistema inmune a un estado de actividad constante. No puede completar un proyecto antes de que otro problema urgente requiera su atención.

Según Bosma-den Boer, van Wetten, y Pruimboom (2012), esta condición de funcionamiento comprometido resulta en una inflamación no resuelta, y aumenta de forma significativa el riesgo de una enfermedad crónica. Las probabilidades de que los estilos de vida modernos se vuelvan menos complejos y menos estresantes en cualquier momento cercano parecen extremadamente escasas, por lo que aprender maneras efectivas de controlar el estrés de todo tipo, seguramente será cada vez más importante como medio para salvaguardar y mejorar la salud personal. Profundizaremos con más detalle en el estrés en el capítulo 7, específicamente con respecto a cómo afecta a la colitis microscópica.

¿Por qué algunos pacientes con CM tienen tantas sensibilidades a alimentos?

Esto al parecer sucede porque cuando la digestión se ve comprometida por la inflamación asociada con la enfermedad, muchos alimentos solo son digeridos parcialmente. Aunque la enfermedad se denomina así por su clásica inflamación colonica, también tienden a inflamarse otros muchos órganos en el sistema digestivo. Por ejemplo, el estómago y el intestino delgado están comúnmente inflamados (Koskela, 2011).[12] Y con menos frecuencia, el páncreas puede inflamarse, ya sea por la enfermedad en sí, o por algunos de los medicamentos utilizados para tratar las EII (Pitchumoni, Rubin, & Das, 2010).[13] Cuando estos órganos están inflamados, se limita su capacidad para producir cantidades normales de las enzimas necesarias para digerir varios tipos de alimentos.

Y, si existe un intestino hiperpermeable, el sistema inmune puede verse inundado por la percepción de amenazas debido a todos los elementos "extraños" que pueden terminar en el torrrente sanguíneo, como péptidos de alimentos digeridos de forma incompleta. Como resultado de ello, muchas de esas proteínas pueden ser marcadas como antígenos por el sistema inmune y, las exposiciones futuras provocarán una reacción del sistema inmune.

Por lo tanto, en general, es necesario un intestino permeable antes de desarrollarse sensibilidades a los alimentos.

Ciertas proteínas son mucho más propensas que otras a provocar una respuesta del sistema inmune de este tipo. Pero, en prácticamente todos los casos, antes de que una proteína de la dieta pueda marcarse como un antígeno que provoca la producción de anticuerpos, debe haber un intestino permeable. Por lo tanto, parece muy probable que todas las personas que tienen sensibilidades a alimentos tengan el intestino permeable, o que al menos lo hayan tenido en el pasado (cuando se desarrollaron inicialmente las sensibilidades a los alimentos). Por ello, un intestino permeable está muy relacionado con la colitis microscópica. Por supuesto, es posible tener un intestino permeable sin tener CM, pero parece muy improbable que alguien pueda tener una CM activa, sin tener un intestino permeable.

¿Qué causa realmente un intestino permeable?

Prácticamente todos los organismos (excepto las plantas) producen componentes químicos que pueden antagonizar el sistema digestivo y causar irritación, inflamación, o incluso toxicidad, cuando se ingieren.

Debido a que las plantas evolucionaron sin medios para escapar o salir volando cada vez que un depredador decida comerlas, se las han arreglado para desarrollar antinutrientes que puedan hacerlas bastante menos atractivas para ciertos organismos depredadores. Los antinutrientes son compuestos químicos que interfieren con la capacidad del cuerpo para absorber los nutrientes esenciales. Normalmente, no son una gran preocupación para la mayoría de las personas, pero pueden convertirse en un problema si se desarrolla malnutrición debido a algún otro problema. Y pueden ser un problema para alguien que sigue una dieta vegana, especialmente si se desarrollan otros problemas digestivos. Las EII suelen incluirse en la categoría de "otros problemas digestivos", por lo que los antinutrientes ciertamente deberían considerarse como un posible factor contribuyente a la inflamación que perpetúa la CM.

Nos enseñan desde la infancia que debemos comer una dieta equilibrada que incluya alimentos variados.

En los Estados Unidos, la mayoría de nosotros crecimos bajo la sombra de la infame Pirámide Alimentaria del gobierno (USDA), que en mi opinión es una de las razones principales por las que hay tantas alergias y enfermedades en aumento hoy en día. Todavía recuerdo cómo mis maestros me recordaban la importancia de la "Pirámide Alimentaria" cuando estaba en la escuela primaria. La pirámide alimentaria recomendaba grandes cantidades de granos (carbohidratos) en la dieta, cantidades moderadas de proteínas, y cantidades mínimas de grasas, especialmente de fuentes animales. Nuestros médicos, las celebridades de Hollywood, y prácticamente todos los demás "expertos" en salud, repetían la misma cantinela errónea y nos martilleaban nuestros cerebros.

Luego vino la campaña del "grano entero", para contrarrestar la evidencia emergente de que los carbohidratos refinados podrían ser la raíz de muchas de las problemas de salud rápidamente crecientes como son la diabetes mellitus, enfermedad cardiovascular, hipertensión y obesidad. Así que no es de extrañar que las prioridades de nuestra dieta se volvieran tan complicadas: nuestro concepto de dieta saludable ha sido corrompido por información de salud bien intencionada pero mal orientada. Eso suena mucho mejor que decir que nos han lavado el cerebro con información errónea de fuentes que deberían saberlo mejor.

Como he mencionado anteriormente en este capítulo, durante un brote de CM, los intestinos están inflamados y la capacidad del intestino delgado para producir cantidades normales de las enzimas necesarias para digerir varios azúcares y carbohidratos puede verse muy limitada. Esto puede hacer que los carbohidratos parcialmente digeridos pasen al colon, donde se verán fermentados por las bacterias, resultando en los síntomas típicos de la CM, como son los gases, hinchazón y diarrea.

Contrariamente a las afirmaciones provinientes de la creencia basada en la "Pirámide de los Alimentos", los carbohidratos son la única categoría de nutrientes que los humanos pueden excluir totalmente de su dieta de manera segura y, sin embargo, seguir perfectamente saludables. En realidad, nuestro cuerpo no necesita carbohidratos en cantidad alguna. Las proteínas y las grasas son componentes esenciales de la dieta, pero los carbohidratos son superfluos. Los carbohidratos (y especialmente los cereales) son una fuente de energía barata, y, como sucede siempre, obtenemos lo que pagamos. La energía barata conlleva un costo para nuestra salud a largo plazo.

Si obtenemos la mayor parte de nuestra energía de proteínas y grasas (en lugar de carbohidratos), podemos evitar estos problemas. Comer demasiada proteína y grasa (combinadas) tiene pocas desventajas, y la investigación actual verifica que no es probable que existan consecuencias importantes (excepto para mejorar la salud), pero comer demasiados carbohidratos ha puesto en peligro la salud de millones y millones de personas. La proteína es esencial para la cicatrización del tejido dañado. La grasa es una fuente mucho más segura que los carbohidratos.

Entonces, ¿qué ofrecen los carbohidratos?

Promueven la deposición de grasa, interrumpen la regulación del azúcar en sangre y otros procesos metabólicos en el cuerpo, y están cargados de lectinas y otros antinutrientes que no solo interfieren en la digestión y promueven la inflamación, sino que algunos también son capaces de causar un aumento en la permeabilidad intestinal. Y, si bien es cierto que muchas verduras, por lo general, son buenas y nutritivas adiciones a la dieta de cualquier persona, de ninguna manera son esenciales/indispensables para una buena salud. Y no están libres de cargas.

Las proteínas curan, mientras que los carbohidratos interrumpen la curación y promueven la inflamación.

Demasiados carbohidratos en la dieta pueden impedir que funcione como es de esperar un programa de recuperación perfectamente diseñado, incluso excluyendo los cereales. Tanto la fibra como las diversas lectinas y los antinutrientes presentes en los vegetales (y especialmente en los cereales) pueden promover y perpetuar la inflamación si sus cantidades combinadas superan el nivel de tolerancia de la persona. De manera que, durante la recuperación, generalmente cuanto menor sea la cantidad de carbohidratos en la dieta, mayor será la probabilidad de lograr la remisión, y antes se alcanzará ese objetivo. Desde el punto de vista de alguien que tiene activa una CM, esto podría resumirse de la forma siguiente:

Después de alcanzar la remisión, (y disminuida la sensibilidad del sistema inmune en el tracto digestivo), por lo general, los niveles de tolerancia de varios antinutrientes deben mejorar. Pero, durante el proceso de recuperación, casi siempre es útil disminuir esos riesgos minimizando la cantidad de antinutrientes en la dieta.

¿Qué tipo de antinutrientes es probable que causen problemas?

Existen muchos tipos diferentes de mecanismos de defensa, pero los ejemplos más destacables tienden a causar síntomas que pueden ser de irritantes hasta tóxicos. Algunos de estos antinutrientes sobre los que se han publicado datos de investigación incluyen (pero no están limitados a) lectinas, quitinas, benzoxazinoides e inhibidores de la amilasa y tripsina (ATIs) Debido a que los depredadores (incluidos los humanos) suelen aprender a evitar las plantas que causan síntomas obvios, esas plantas generalmente se suelen evitar, o ni siquiera se consideran alimento. Son las plantas que causan más síntomas sutiles o tardíos las que tienden a ser más problemáticas, porque la causa del problema puede no ser fácilmente reconocible.

Las lectinas son una causa conocida por causar problemas digestivos.

Se pueden unir a las membranas celulares y pueden hacer que las moléculas de azúcar se unan, un proceso conocido como aglutinación (Sullivan, 5 de octubre de 2016).[14] Hace más de tres décadas, la aglutinina del germen de trigo (en el trigo) era mostrada como una lectina (Kolberg, & Sollid, 1985).[15] Las propiedades aglutinantes del gluten son las que hacen que las moléculas presentes en el pan se peguen y permitan que se amasen. Las lectinas normalmente no se ven afectadas por el ácido gástrico o por las enzimas digestivas, por lo que tienden a permanecer sin digerir. Esto significa que conservan sus propiedades antagónicas mientras pasan a través del sistema digestivo. Pueden unirse a las membranas celulares en las paredes intestinales, arterias y órganos, lo que provoca irritación y posible daño celular.

¿Las lectinas pueden causar un intestino permeable?

Por supuesto, debido a que la aglutinina es una lectina. Esto implica que, al menos algunas lectinas puedan causar un intestino permeable. Algunas de las fuentes más comunes de lectinas son los granos, las legumbres, los lácteos, y las solanáceas. Y, probablemente no sea una coincidencia que 8 de los alérgenos más comunes (trigo, lácteos, soja, huevos, maní, nueces, pescado y marisco) contengan algunas de las cantidades más altas de lectinas. Las lectinas probablemente son la razón principal por la que una dieta baja en carbohidratos funciona tan bien para prevenir la acidez estomacal, la enfermedad por reflujo gastroesofágico (ERGE), y, a veces, otras enfermedades del sistema digestivo (porque una dieta baja en carbohidratos reduce la ingesta de lectinas). Afortunadamente, los problemas causados por muchas lectinas a menudo pueden minimizarse mediante métodos de cocción adecuados, pero algunos de ellos no pueden degradarse lo suficiente al cocinarlos, por lo que siguen causando problemas a muchos individuos.

Ciertos carbohidratos (concretamente los mono y oligosacáridos) pueden unir lectinas específicas e impedir que se adhieran a las membranas celulares (Sullivan, 5 de octubre de 2016). La N-acetilglucosamina (también conocida como N-acetil-D-glucosamina, GlcNAc, o NAG) es una enzima que se produce de forma natural en el cuerpo. Es el objetivo principal de unión de la lectina del trigo. Por lo tanto, parece razonable sospechar que podría ser la razón por la cual los compuestos de glucosamina tienen la capacidad de proteger las células en los cartílagos y posiblemente en los intestinos del daño inflamatorio asociado con la artritis inducida por el gluten. Si las lectinas se unen a un suplemento de glucosamina, no pueden unirse a las células en el cuerpo. Esto implica que los síntomas de artritis asociados con la CM y otras EII puedan reducirse tomando un suplemento de glucosamina de venta libre. En la práctica, muchos pacientes con CM y otros que sufren de artritis inducida por el gluten han descubierto que la glucosamina realmente ayuda a aliviar los dolores en las articulaciones.

La capa externa (exoesqueleto) de los insectos y crustáceos está compuesta por un polímero conocido como quitina.

Algunas autoridades afirman que, debido a que las quitinas consisten principalmente en polímeros de n-acetil-glucosamina (el objetivo principal de unión de la lectina del trigo), son funcionalmente equivalentes al gluten de trigo (Mercola, 5 de julio de 2011).[16] Si ese es el caso, entonces, los alimentos que contienen cantidades significativas de quitina, como la cebada, el centeno, el arroz, el tomate y la patata, deben causar problemas digestivos importantes. Y, por supuesto, la cebada y el centeno causan el mismo daño intestinal y síntomas clínicos que el trigo (porque están estrechamente relacioniados con el trigo).

Pero, para la mayoría de las personas (incluidos los pacientes con CM) de todos los granos, el arroz blanco suele ser el que provoca menos inflamación o problemas digestivos. No se puede decir lo mismo del arroz integral. La diferencia entre el arroz integral y el arroz blanco principalmente es la cáscara, que se elimina del arroz blanco. Y, por supuesto, la cáscara contiene la mayoría de las quitinas. Muchos pacientes con CM no toleran bien los tomates, pero esto podría ser debido a que en realidad son cítricos, y la mayoría de los pacientes con CM no toleran bien los cítricos. Si bien las patatas causan problemas digestivos a algunos pacientes con CM, muchos las pueden tolerar bastante bien. Entonces, en el mundo real, aunque las quitinas podrían ser un problema para algunos, pueden o no ser una categoría de antinutrientes que causan un nivel significativo de problemas digestivos para la mayoría de las personas (o la mayoría de los pacientes con CM).

¿Las quitinas provocan un intestino permeable?

En base a los efectos en el sistema digestivo por parte de alimentos que contienen cantidades significativas de quitina, parece ser que aún no está todo decidido, porque la evidencia basada en los alimentos al parecer no es concluyente. Ya sabemos que la cebada y el centeno causan un intestino permeable, pero no se ha demostrado que lo hagan el arroz, la patata y el tomate.

Sin embargo, ciertos organismos patógenos que, en ocasiones, invaden el sistema digestivo podrían ser ejemplos de cómo las quitinas pueden causar un intestino permeable. Todos los hongos patógenos contienen quitinas en sus paredes celulares (Lenardon, Munro, & Gow, 2010).[17] La pared externa del miocelio (raíces o tubos de alimentación) de la Candida albicans están compuestas por quitinas. Y, es bien conocido que las raíces de la Candida penetran en la capa epitelial de los intestinos humanos. También es bien sabido que la Candida causa un intestino permeable. Por lo tanto, no hay dudas de que ciertas situaciones asociadas con las quitinas conducen a un intestino permeable.

Los granos germinados son promocionados por muchos como beneficiosos para la salud.

Pero, Mercola (5 de julio de 2011) advierte sobre los peligros de los granos germinados, destacando que contienen benzoxazinoides (Bas), conocidos por ser una toxina, y el trigo germinado contiene algunas de las cantidades más altas de lectina del trigo. Si bien es cierto que los granos de cereales (incluidos el trigo, el arroz y el maíz) contienen Bas que se utilizan como mecanismo de defensa principalmente contra ciertas plagas de insectos y malezas competidoras, el centeno tiene, con mucho, el efecto más potente (Makowska, Bakera, & Rakoczy-Trojanowska, 2015).[18] El maíz puede causar problemas digestivos para un porcentaje relativamente pequeño de personas, pero en comparación con otros alimentos que se sabe que causan problemas digestivos significativos, el maíz parece encontrarse en la parte más baja de la escala general.

¿Los benzoxazinoides causan un intestino permeable?

Si bien parece que no existen pruebas médicas que así lo avalen, su presencia ciertamente no mejora la digestión en modo alguno. Y, es posible que el estrés adicional que imponen sobre el sistema digestivo, cuando se agrega a los problemas acumulados causados por otros antinutrientes en los mismos alimentos, o en otros alimentos en la dieta, al menos pueda contribuir al desarrollo de un intestino permeable.

¿Los inhibidores de la amilasa tripsina causan un intestino permeable?

La enzima amilasa es producida y utilizada por el cuerpo para digerir los carbohidratos, y la enzima tripsina es producida y utilizada por el cuerpo para digerir las proteínas. Se sabe desde hace décadas que las legumbres (incluidos varios tipos de alubias y soja) contienen no solo lectina, sino también inhibidores de la amilasa y la tripsina (Savelkoul, van der Poel, & Tamminga, 1992).[19] Pero, datos de investigación más recientes publicados por Junker et al. (2012) han demostrado una asociación entre los inhibidores de la tripsina amilasa del trigo y la activación del receptor 4 tipo Toll (TLR4).[20] Se sabe que el TLR4 promueve la inflamación.

Este descubrimiento ha despertado un renovado interés en la causa de la enfermedad celíaca. En Internet incluso hay blogs que afirman que el gluten no es la causa de la enfermedad celíaca. En cambio, se afirma que los responsables son los inhibidores de la tripsina amilasa. Al menos un blog afirma que la enfermedad celíaca se debe a las técnicas de reproducción selectiva utilizadas hace medio siglo para crear cambios genéticos en el trigo destinados a mejorar la resistencia de las plagas.

Si bien eso suena como una observación plausible, ignora totalmente la historia de la medicina.

La enfermedad celíaca se describió por primera vez en la literatura médica hace aproximadamente unos 2.000 años, no hace 50 años (Guandalini, 2007, verano. p. 1).[21] De hecho, antes de la década de 1920, la comunidad médica no tenía la menor idea de la causa de la enfermedad celíaca, por lo que desconocían cómo debería tratarse. Para una enfermedad relativamente simple (sensibilidad al gluten), con una cura simple (evitar el gluten), ¿por qué la comunidad médica ha tardado casi 2.000 años en resolverlo y por qué todavía no están seguros de haberlo descubierto?

La activación del TLR4 ha demostrado causar un intestino permeable.

Hace tiempo que se sabe que la exposición crónica al alcohol aumenta la permeabilidad intestinal, y Li et al. (2013) mostraron que el mecanismo por el cual esto ocurre está asociado con la activación del TLR4.[22]

> *El tratamiento crónico con etanol elevó significativamente los niveles de endotoxinas en sangre, la permeabilidad intestinal, y la expresión de TLR4 en el ileon y el colon. Además, la exposición al etanol redujo la distribución de ocludina en el epitelio intestinal debido a la activación de PKC. En conclusión, la exposición crónica al etanol induce una alta respuesta de TLR4 al lipopolisacárido (LPS), y el TLR4 aumenta la permeabilidad intestinal a través de la regulación negativa de la expre-*

> *sión de ocludina fosforilada en la barrera epitelial intestinal, acompañada de hiperactividad de la membrana PKC hiperactiva.* (p. 459)

Por lo tanto, los inhibidores de tripsina-amilasa promueven el intestino permeable.

Parece ser que es probable que las lectinas, quitinas, benzoxazinoides, inhibidores de tripsina-amilasa, y posiblemente otros antinutrientes puedan desempeñar un papel en el desarrollo del intestino permeable. Queda por ver si sus respectivos efectos individuales son los contribuyentes principales al desarrollo de la enfermedad del sistema digestivo, o si resultan ser relativamente insignificantes. Pero, hay algo que sabemos con certeza: los granos están asociados con todos estos problemas y las legumbres están relacionadas con la mayoría de los factores desencadenantes más potentes, como las lectinas y los inhibidores tripsina-amilasa. En vista de todas las formas posibles por las cuales se puede inducir a un intestino permeable por medio de los alimentos que comen la mayoría de las personas cada día, ¿acaso sorprende que las sensibilidades alimenticias sean tan comunes?

Se ha demostrado que el TLR4 está asociado con las EII.

La asociación de los inhibidores de tripsina-amilasa con la activación de TLR4 parece tener un significado especial para los pacientes con EII. En datos de investigación publicados en 2005, Oostenbrug et al. demostró que el TLR4 está asociado tanto con la enfermedad de Crohn como con la colitis ulcerosa.[23] Utilizando ratones que habían sido modificados genéticamente para sobreproducir la forma activa de TLR4 en el epitelio del intestino, Fukata et al. (2011) mostraron que esta característica aumentaba la vulnerabilidad de los ratones a la colitis inducida químicamente.[24] Los ratones que han sido modificados genéticamente para sobreproducir TLR4 son conocidos como ratones vellosidades n-TLR4.

Además, Fukata et al. (2011) concluyeron que la regulación de los receptores tipo Toll afecta al resultado de ambas formas de colitis y de los cánceres asociados y, por lo tanto, podría tener el potencial de ayudar a prevenir o tratar las colitis y los cánceres de los que se haya demostrado estar asociados con las EII.

El descubrimiento de que los inhibidores de la tripsina-amilasa provocan la activación de la inflamación basada en TLR4 valida completamente la sensibilidad al gluten no celíaca.

Queda por ver si la propensión de los inhibidores de la tripsina-amilasa a activar el TLR4 resulta ser el mecanismo principal por el cual el trigo promueve el patrón de inflamación conocido como enfermedad celíaca. Pero, independientemente de si ese es el caso o no, los posibles efectos inflamatorios no solo de los inhibidores de la tripsina-amilasa, sino posiblemente de todos los antinutrientes mencionados aquí, deberían aplicarse igualmente a la sensibilidad no celíaca. ¿Por qué? Porque el TLR4 forma parte del sistema inmune innato. Eso lo convierte en un agente infamatorio de igual oportunidad, independientemente de los genes HLA-DQ2 y HLA-DQ8 asociados comunmente con la enfermedad celíaca. En otras palabras, no es necesario que el sistema inmune desarrolle una sensibilidad a los alimentos que provocan una respuesta del TLR4 porque todos los humanos nacen con esta sensibilidad.

En apoyo de la afirmación anterior (sobre la capacidad de otros antinutrientes para provocar una respuesta innata del sistema inmune), debe tenerse en cuenta que tanto las lectinas como las quitinas se unen al TLR4 (Unitt, & Hornigold, 2011, Koller, Müller-Wiefel, Rupec, Korting, & Ruzicka, 2011).[25,26] Esto bien podría ser el punto de partida para la comprensión y tratamiento de la enfermedad inflamatoria intestinal y las enfermedades autoinmunes en general, porque todas están asociadas con las consecuencias inflamatorias de las sensibilidades alimenticias.

¿Las enfermedades inflamatorias inestinales son contagiosas?

Investigaciones recientes de Dheer et al. (2016) han demostrado que el aumento de la señalización de TLR4 se asocia con un aumento de la población y translocación de las bacterias intestinales, y con aumento de la permeabilidad intestinal.[27] Los efectos sobre las características de las bacterias intestinales implican que una mayor activación de TLR4 podría proporcionar el mecanismo necesario para corrobar la teoría, tan largamente sostenida, de que las EEI pueden ser el resultado de una infección bacteriana. Y sugiere la posibilidad de transmisión infecciosa.

Durante décadas, la comunidad médica ha negado que las EEI puedan ser transmitidas de un individuo a otro, pero la experiencia muestra que – si bien no es algo común – existen numerosos ejemplos de casos en los que más de un miembro de un hogar ha desarrollado una EII. Con la CM, por ejemplo, no solo existen casos múltiples de EII en algunos hogares, sino que hay ejemplos de casos en los que la enfermedad parece que posiblemente se ha transmitido de un humano a una mascota. En realidad, la CM es algo común en los perros. Aunque las apariencias puedan ser engañosas, y ciertamente es posible que todos estos casos sean meras coincidencias, vale la pena mencionar que Dheer et al. (2016) destacaron que:

> *Curiosamente, los ratones WT que convivían con ratones vellosidades n-TLR4 mostraron una mayor susceptibilidad a la colitis aguda que los ratones WT alojados individualmente. Los resultados de este estudio sugieren que la expresión epitelial de TLR4 da forma a la microbiota y afecta a las propiedades funcionales del epitelio. Los cambios en la microbiota inducidos por el aumento de la señalización epitelial de TLR4,*

> *son transmisibles y exacerban la colitis inducida por dextrano sulfato de sodio. Juntos, nuestros hallazgos implican que la señalización inmune innata del huésped puede modular las bacterias intestinales y, en última instancia, la susceptibilidad del huésped a la colitis.* (p. 798)

Los ratones WT son ratones de "Tipo Salvaje" (sin modificaciones genéticas). Los ratones vellosidades n-TLR4 están modificados genéticamente para sobreexpresar TLR4, haciéndolos altamente vulnerables a la colitis y a los efectos fisiológicos de la colitis. Si bien no es evidencia concluyente, esta investigación ciertamente sugiere que la susceptibilidad a la colitis, si no la enfermedad en sí misma, puede aumentar por el contacto cercano con alguien que no necesariamente tiene colitis, pero que es altamente susceptible a la colitis. Esto abre la puerta potencialmente a posibles efectos contagiosos, aunque claramente el riesgo (si es que existe) debe de ser bajo, ya que de lo contrario, la transmisión de EII entre los humanos sería algo común.

Elaborar una dieta para evitar los efectos de los antinutrientes más potentes puede resultar siendo todo un desafío.

Con tantas fuentes posibles de inflamación ocultas en muchos de los alimentos que tradicionalmente han constituido una parte importante de la mayoría de las dietas, seleccionar alimentos para evitar tales efectos inflamatorios puede ser difícil. Y, debido a las características individuales del sistema inmune, es muy probable que cada uno de nosotros pueda verse afectado en diferentes grados por antinutrientes diversos. Esto añade otro grado de dificultad a la tarea de seleccionar alimentos adecuados para una dieta de recuperación segura para pacientes con CM.

Para que una dieta evite con eficacia la inflamación generada con cada comida, se deben evitar todas las fuentes importantes de inflamación.

Esto incluye no solo los alimentos que hacen que el sistema inmune produzca anticuerpos, sino que puede haber antinutrientes que produzcan inflamación para los cuales no hay pruebas de anticuerpos disponibles. En este punto, solo podemos adivinar (debido a disponibilidad inadecuada de datos de investigación), pero los antinutrientes pueden ser una razón importante por la que algunos pacientes con CM no pueden lograr la remisión a pesar de seguir una dieta muy limitada que normalmente traería la remisión para otros pacientes con CM.

Eliminar el gluten de la dieta es una "obviedad".

El período neolítico de nuestra historia evolutiva generalmente se considera el amanecer de la agricultura. Chris Kressor señala que antes de que el trigo y sus parientes se convirtieran en parte de la dieta humana durante el período neolítico, enfermedades como la diabetes mellitus, las enfermedades cardíacas y las enfermedades autoinmunes en general, eran raras o no existían en absoluto.[28] Los humanos eran naturalmente delgados y físicamente en forma. La fertilidad no era un problema. Se dormía con facilidad y no se sabía que enfermedades como el Alzheimer y la osteoporosis formaran parte del envejecimiento. La evidencia antropológica (el estudio de la humanidad) indica que esto es cierto. Por lo tanto, hay buenas razones por las cuales el gluten debe eliminarse de la dieta de todos, no solo de las dietas de las personas que han descubierto que son extremadamente sensibles a él.

La dieta humana se volvió mucho menos nutritiva cuando empezó el período neolítico de nuestra historia evolutiva, y esa tendencia se ha acelerado durante los últimos 50–60 años.

Tenga presente que todos los productos lácteos son un alimento neolítico (junto con el trigo y todos los demás granos, y la soja). Los seres humanos definitivamente no necesitan ningún alimento neolítico para mantener una buena salud. Los registros arqueológicos (fósiles) muestran que, en general, cuando comenzó el período neolítico, la robustez y la salud general de los humanos disminuyeron significativamente. Los humanos evolucionaron comiendo una dieta paleo. Nuestros antepasados paleolíticos eran mucho más grandes, fuertes, y saludables que todos los humanos que han vivido desde entonces. En su mayor parte, todos los alimentos neolíticos son perjudiciales para la salud, independientemente de lo que puedan afirmar muchos defensores de la salud. No debería sorprender que seleccionar alimentos para una dieta de recuperación básicamente implique evitar los alimentos neolíticos.

¿Cómo se pueden seleccionar alimentos seguros para una dieta de recuperación?

Debido a que las sensibilidades a alimentos y medicamentos de los pacientes individuales tienden a ser tan diferentes, las necesidades dietéticas de los pacientes con CM pueden variar ampliamente. Elaborar una dieta que sirva para todos es virtualmente imposible. No obstante, utilizar los datos que hay disponibles en los archivos de un foro de conversación y apoyo de colitis microscópica, que se ha enfocado desde hace más de una década en controlar los síntomas de la CM mediante cambios en la dieta, facilita la selección de alimentos.[29] Como la mayoría de las personas que están familiarizadas con el uso de Internet y de las redes sociales para buscar soluciones ya conocen, compartir experiencias reales puede ofrecer una información invaluable y que no se puede obtener en ningún otro lugar.

Los alimentos naturales, cocinados desde cero con sal como el único condimento, tienden a brindar remisión y curación de manera mucho más confiable que las dietas más complejas que incluyen alimentos procesados comercialmente, salsas, u otros condimentos. Una dieta de recuperación debe considerarse medicina, no un regalo gourmet. La mayoría de los pacientes con CM parecen reaccionar a ciertos alimentos específicos, mientras que otros alimentos prácticamente son tolerados universalmente. Y, por supuesto, hay muchos alimentos entre esos extremos que pueden ser seguros para muchos pacientes, pero esto se determina mejor después de lograr la remisión. Si se incluye una mala selección de alimentos en una dieta de recuperación, entonces es posble que nunca se consiga una recuperación. Entonces, obviamente, solo los alimentos que rara vez causan problemas a alguien deben considerarse para una dieta de recuperación, y la experimentación con otros alimentos debe posponerse hasta que el sistema digestivo vuelva a funcionar normalmente.

Resulta tentador añadir variedad, pero esto introduce el riesgo de agregar uno o más alimentos que podrían echar por tierra el propósito de la dieta al impedir la remisión. En lugar de tratar de añadir variedad agregando alimentos adicionales, mantenga pequeñas las opciones de alimentos y agregue variedad preparándola de diferentes maneras. Si, por ejemplo, se selecciona el pavo como fuente primaria de proteína, se puede hornear, asar a la parilla, freír, picar y comer como salchichas o como empanadas, o en sopas o estofados. La carcasa, el cuello, otras partes sobrantes e incluso las patas, se pueden usar para hacer un caldo casero nutritivo que se puede usar para hacer sopa o para cocinar verduras. El caldo agregará nutrientes que son muy beneficiosos para la curación.

Todas las verduras deben cocerse en exceso para facilitar la digestión. La mayoría de las personas que tienen CM pueden tolerar verduras como las zanahorias, calabazas y batatas. El brócoli generalmente es seguro, pero puede causar flato, por lo que para aquellos que tienen problemas para deshacerse de los gases, el brócoli podría no ser una buena opción. Es necesario minimizar la fibra y el azúcar, por lo que es más seguro consumir mucha carne y comer porciones pequeñas de verduras.

La fruta generalmente se encuentra cargada de fibra y azúcar, y el tipo de azúcar presente en la fruta (fructosa) tiende a ser más difícil de digerir, especialmente cuando la CM se encuentra activa. En otras palabras, la fruta conlleva el riesgo de un golpe doble, tanto de fibra como de azúcar, por lo que es necesario minimizar la fruta en una dieta de recuperación. Por lo general, no es necesario evitar totalmente la fruta bien cocida, pero la cantidad por porción generalmente se debería minimizar. La mayoría de los pacientes con CM pueden tolerar bien los plátanos/bananas, y los plátanos/bananas son la única fruta cruda que que generalmente es segura para ser incluida en una dieta de recuperación. Sin embargo, no todos pueden tolerar los plátanos/bananas, por lo que no es una opción universalmente segura. Y, si se comen demasiados, es posible ingerir un exceso de fibra.

Generalmente, cuanto más simple y blanda sea la dieta, y cuanto menor sea su contenido en fibra y en azúcar, habrá más probabilidades de que se produzca una recuperación, y existen más probabilidades de que sea más bien pronto que tarde. Las dietas de recuperación que evitan todos los granos y todas las legumbres, tienen las mayores probabilidades de lograr una remisión exitosa. El azúcar debería minimizarse en la dieta y deberían evitarse todos los edulcorantes artificiales (excepto los edulcorantes con base de estevia). El arroz suele ser el grano que probablemente se tolere más, pero no todo el mundo tolera el arroz, por lo que debe tenerse en cuenta si la dieta no produce señales significativas de mejora tras un tiempo razonable. Si el arroz forma parte de la dieta de recuperación, el arroz blanco debería reemplazar al arroz integral. El arroz blanco contiene significativamente menos fibra que el arroz integral.

La definición de "un tiempo razonable" para una recuperación, varía por individuos. Algunos pacientes verán mejoras en solo un par de semanas, mientras que otros necesitarán 6 meses o más para que se produzca una curación sustancial. La severidad de los síntomas no parece estar muy relacionada con los tiempos de recuperación. Algunos pacientes tienen más daño intestinal que otros, y otros factores varios (incluyendo los desconocidos) podrían complicar el asunto, de forma que el tiempo de recuperación puede variar ampliamente. Se ha sabido de algunos pocos pacientes que han necesitado de un año o más para alcanzar la remisión.

Algunas personas son sensibles al pollo, por lo que el pavo suele ser la opción más segura durante la recuperación. Prácticamente nadie reacciona al pavo. La carne de res es un problema para algunos, y un porcentaje pequeño de pacientes con CM no pueden tolerar la carne de cerdo. Por lo tanto, una opción más segura es el cordero, porque la sensibilidad al cordero es extremadamente rara. Esto mismo se aplica también a la carne de venado, ganso, pato, faisán, conejo, codorniz y otras carnes silvestres: prácticamente todos los pacientes con CM pueden tolerar esas carnes de manera segura. Y el animal de caza en realidad no tiene que ser salvaje. La carne de los animales de caza criados en granjas de caza o en granjas suele ser tan segura como la carne de animales que deambulan por la naturaleza.

La carne de res parece ser la carne domesticada más probable en causar problemas, y para aquellos que son sensibles a la carne de res, el bisonte también suele ser un problema porque en la actualidad, la mayoría de los bisontes transportan ADN del ganado doméstico. Esto es cierto porque en los últimos años del siglo XIX, después de que el gobierno de los EE.UU promoviera el exterminio de las vastas manadas de bisontes del oeste estadounidense para obligar a los indios indígenas americanos a someterse a renunciar a su libertad para que pudieran ser trasladados a reservas remotas, el número de bisontes fue tan bajo durante varias décadas que muchos de ellos se cruzaron con el ganado doméstico. Además, los ganaderes de bisontes, ocasionalmente cruzan bisontes con ganado doméstico para contrarrestar los efectos adversos para la salud de muchas generaciones de endogamia debido al reducido tamaño del rebaño.

Muchos pacientes con CM son sensibles a la albúmina (la clara del huevo) de los huevos de gallina. Algunas personas descubren que son capaces de comer huevos de pato, de codornices, gansos o pavos. Si bien esto puede ser una opción, generalmente es mejor esperar hasta después de alcanzar la remisión antes de experimentar con tipos alternativos de huevos, en lugar de poner en peligro las posibilidades de recuperación. Es algo común que los pacientes con CM reaccionen al atún y al salmón, y posiblemente a otro tipo de pescado (pero no necesariamente a todo el pescado), pero el marisco suele ser una opción segura (excepto cuando existe una alergia preexistente a ello). La quinoa suele ser un alimento seguro, pero algunas marcas están contaminadas con gluten. Este problema normalmente se puede evitar comprando una marca de quinoa kosher.

¿La fruta y la verdura en polvo son más fáciles de digerir que las verduras y frutas enteras?

Los problemas principales con las frutas y verduras son la fibra, fructosa y los alcoholes de azúcar. La mayoría de los pacientes con CM pueden tolerar cantidades de pequeñas a moderadas de ciertas verduras y de algunas frutas, siempre y cuando se pelen (la piel suele contener la mayor parte de la fibra) y se cocinen en exceso para que sean más fáciles de digerir. La mayoría de los pacientes con CM generalmente toleran las zanahorias, la calabaza, la coliflor, las batatas y las judías verdes (aunque son legumbres). Los plátanos suelen ser seguros, y muchos pacientes pueden tolerar peras, manzanas, melocotones, etc. Lo prudente es limitar la cantidad total consumida porque todo el mundo tiene su propio límite de tolerancia para la cantidad de fibra, fructosa, y alcoholes de azúcar que puede tolerar durante la recuperación.

Hablamos sobre este tema en las páginas 10–11, el intestino delgado tiene una habilidad muy limitada para producir las enzimas necesarias para digerir los distintos carbohidratos (azúcares) mientras se encuentra inflamado. Conforme disminuye la inflamación y el intestino se cura, la habilildad para producir estas enzimas vuelve lentamente, aunque podría no recuperarse de manera suficiente como para ser capaz de permitir la producción de cantidades normales de enzimas. Pero, el proceso de curación tiende a ser mucho más lento de lo que se imagina la mayoría de la gente. Y retar al sistema digestivo de forma regular puede retrasar la curación.

Las verduras o frutas en polvo aún contienen la misma cantidad de fibra y azúcares que las verduras o frutas enteras y naturales, por lo tanto, ¿por qué no comerse estos alimentos en su estado natural y evitar los riesgos del procesado? Casi siempre es mucho mejor (y mucho más seguro), ingerir los nutrientes de los alimentos reales (naturales), como pretende la naturaleza, en lugar de los productos comerciales altamente procesados.

De forma similar a sustituir los huevos de gallina por huevos de pato, existen otras opciones posibles para sustituir la leche de vaca.

Muchos pacientes con CM han considerado utilizar leche de oveja o de cabra en lugar de la leche de vaca, especialmente para el queso. Pero, desgraciadamente, nadie ha podido encontrar un tipo de leche o de queso seguro, ni ningún otro tipo de producto lácteo que provenga de ningún tipo de vacas, cabras, u ovejas. Es probable que la leche de los camélidos (camellos, alpacas, guanacos, llamas, y vicuñas) sea segura, porque son genéticamente diferentes de todos los demás mamíferos productores de leche. También es posible que la leche equina (caballos, burros, asnos, zebras, etc.) pueda ser segura, pero encontrar una fuente con esto productos es extremadamente difícil en la mayoría de los lugares del mundo. Por lo tanto, la mayoría de los pacientes con CM utiliza leche de coco, leche de almendras, leche de arroz, o alguna otra leche fabricada como sustituto de la leche de vaca.

En muchos casos, la colitis microscópica tiende a ser una enfermedad debilitante.

Uno de los problemas que no comprende prácticamente nadie, a menos que realmente tenga la enfermedad, es cómo la colitis microscópica afecta negativa y profundamente la mentalidad y calidad de vida del paciente. Debido a los implacables y deshumanizantes síntomas de la enfermedad, la dignidad, la confianza y el respeto propio se mantienen como rehenes mientras la enfermedad se encuentra activa. Los ambiciosos proyectos y planes de viaje a menudo tienen que quedar en suspenso. En los casos difíciles, recuperar el control y restaurar la confianza puede requerir una lucha larga y difícil. Y, en algunos casos, la remisión podría seguir siendo difícil de alcanzar, a pesar del trabajo arduo y la dedicación a los protocolos de tratamiento que han demostrado ser efectivos para otros pacientes.

Como muchos de los que tienen la enfermedad han aprendido por su propia experiencia, si los síntomas permanecen incontrolados, la colitis microscópica puede ser implacable. Vivir con ella tiende a ser un desafío que altera la vida de forma que a menudo incluye algunos días francamente miserables. Es bien sabido que muchos problemas diferentes que pueden causar inflamación intestinal crónica pueden conducir al desarrollo de la enfermedad. Y, desafortunadamente, la CM sigue siendo relativamente poco entendida por muchos profesionales médicos convencionales. En consecuencia, cuando los pacientes no responden a los programas de tratamiento convencionales, generalmente se desconocen las causas del fallo del tratamiento. Esta falta de información solo puede aumentar la incertidumbre y el estrés, resultando en una pérdida adicional de confianza y en temor por lo desconocido.

Muchos gastroenterólogos no tienen un buen conocimiento de la enfermedad.

La inexperiencia con la enfermedad, una asunción incorrecta de que la dieta no desempeña un papel vital en la inflamación que caracteriza la enfermedad, y un fallo de comunicación con los pacientes han sido los mayores obstáculos a los que se han enfrentado los gastroenterólogos en sus intentos de tratar a los pacientes con CM. El sentido común dicta que la dieta importa en todas las EII. Del mismo modo que la calidad del aire que se respira determina el riesgo de una enfermedad de pulmón, los tipos de alimentos ingeridos determinan los niveles de inflamación en el sistema digestivo.

Sin embargo, incluso hoy en día hay muchos gastroenterólogos que todavía creen incorrectamente que la dieta tiene poco que ver con las EII. ¿Por qué hacen tal suposición? Aparentemente simplemente porque cuando se describió la enfermedad por primera vez, ningún investigador se molestó en publicar alguna prueba de que la dieta sí que afecta a la inflamación en el sistema digestivo. A pesar de que ahora se han publicado pruebas de que las EII pueden controlarse solo con cambios en la dieta, muchos gastroenterólogos no han corregido su conocimiento de trabajo, por lo que continúan cometiendo el mismo error.

A muchas personas les resulta muy difícil seguir una dieta muy limitada.

Pero, la variedad en una dieta de recuperación casi siempre es contraproducente. Crecemos pensando que mientras evitemos la comida conocida como "comida basura", cuanta más amplia sea la variedad de alimentos que comamos, más saludables estaremos. Nos hemos acostumbrado a poder comprar una gran variedad de alimentos, que prácticamente están disponibles durante todo el año. Pero, esto no siempre ha sido así. Anteriormente, hace aproximadamente unos cientos de años, las selecciones de alimentos eran mucho más limitadas. E incluso hace un par de generaciones, nuestros abuelos y nuestros tatarabuelos, tenían mucha menos variedad en su dieta de lo que hay disponible hoy en día.

Nuestros antepasados del paleolítico comían cualquier cosa que pudieran matar, coger, atrapar, encontrar en los árboles y arbustos, o desenterrar del suelo. La mayoría de las tribus comían los mismos alimentos básicos que los indígenas de la región que, en ocasiones, variaban según la estación del año. En algunas áreas, eso equivalía a una selección muy limitada de alimentos. Durante las sequías u otros tiempos difíciles, las selecciones podían ser extremadamente limitadas.

Nuestros primeros antepasados del neolítico comían una selección muy limitada de alimentos debido a la escasez de caza salvaje y a las características del monocultivo que domonaba la agricultura cuando se desarrolló por primera vez. Y este patrón continuó para la mayoría de las personas durante miles de años. Las sociedades primitivas que sobrevivieron en la selva como cazadores-nómadas hasta hace uno o dos siglos, por lo general, comían una dieta con una variedad muy limitada.

Al principio, hacer cambios tan dramáticos en la dieta parece desafiante y poco atractivo.

Adaptarse a los cambios necesarios en el estilo de vida puede ser difícil, especialmente porque existen pocos incentivos a nivel social para hacer esos cambios. En cambio, es común sentirse forzado a hacer esos cambios solo para satisfacer las demandas del propio cuerpo. Esto puede crear una atmósfera desagradable de resentimiento hacia el propio cuerpo. Nosotros (tal vez de forma subconsciente) podemos culpar a nuestro cuerpo por tratar de destruir nuestra vida social.

Explicar a nuestros amigos y familiares, una y otra vez, las razones por las que no podemos unirnos a ellos en las comidas, en muchos de los restaurantes en los que acostumbrábamos a disfrutar juntos de una agradable comida, tiende a ser avergonzante y frustrante. Puede que nos sintamos secuestrados por nuestro propio cuerpo, debido a la enfermedad.

Pero, el cuerpo humano es muy flexible y pronto se adapta a los cambios. Lo que una vez pareció extraño y difícil, finalmente se convierte en algo normal y rutinario. Y el refuerzo positivo que resulta de sentirse mucho mejor, debido a los cambios en la dieta, ayuda a crear el incentivo necesario para seguir una dieta curativa.

Cuando se empieza una dieta de eliminación, se debe decidir si eliminar todos los alimentos que pueden causar sensibilidades alimenticias desde el principio, o solo eliminar el gluten y los lácteos y después ir eliminando alimentos más tarde, si fuera necesario. Existen ventajas y desventajas obvias en ambas opciones, pero las diferencias principales están en que simplemente evitando el gluten y los lácteos desde el principio, es mucho más fácil que adoptar una dieta de eliminación completa, y esto se equilibra con una probabilidad significativamente menor de lograr con éxito la remisión antes.
Cualquiera de los dos métodos se puede usar con éxito, siempre y cuando uno no se desanime cuando fracasen varios enfoques dietéticos. El mayor problema al evitar solo el gluten y los lácteos se encuentra en lo fácil que es cometer el mayor error al suponer que evitando estos dos alimentos durante unas semanas y no entrar en remisión, la sensibilidad a ellos no debe ser un problema (cuando en realidad sí que lo es).

Evite caer en esa trampa, porque podría no lograr la remisión nunca si se permite cometer ese error. Está bien comenzar la dieta de esa manera, pero una vez ha empezado a evitar un alimento, nunca, nunca lo añada de nuevo a su dieta, o contrarrestará los esfuerzos que haga a partir de entonces, si resulta ser sensible a ello. Esto es debido a que mientras siga reaccionando a ello, es imposible que pueda reconocer si es sensible a un alimento o no, a menos que la reacción se detenga. Mientras dure la reacción, no tiene manera de averiguarlo. Recuerde que solo podemos conseguir una remisión estable si eliminamos *todos* los alimentos de nuestra dieta que hacen que nuestro sistema inmune produzca anticuerpos.

Por lo tanto, si elije seguir ese camino hasta lograr la remisión, debe continuar retirando alimentos de su dieta, pero no añada nunca un alimento de nuevo hasta después de encontrarse en una remisión estable durante un tiempo. Después de estar en remisión, entonces podrá volver a probar los alimentos que eliminó para comprobar si es sensible a ellos en la actualidad. Esto suele significar que una dieta de eliminación completa sea un camino más rápido hacia la remisión, dado que se salta todos o la mayoría de los experimentos.

Algunas personas que adoptan una dieta restringida se quejan de pasar hambre y de perder peso.

Quitan los alimentos de su dieta, pero siguen comiendo aproximadamente la misma porción de comida de los alimentos que permanecen en su dieta. Es fácil olvidar que a medida que eliminamos alimentos de la dieta, es necesario comer porciones más grandes de los pocos alimentos que quedan en la dieta para mantener una ingesta calórica similar. En otras palabras, para evitar la pérdida de peso, la ingesta de calorías debe mantenerse simplemente comiendo más de los alimentos que se sabe son seguros para reemplazar las calorías perdidas debido a las restricciones de la dieta.

Si mantener el peso o aumentar de peso es una prioridad, entonces puede ser útil evitar los alimentos que no proporcionan una cantidad significativa de nutrientes, como los llamados almidones resistentes. Los almidones resistentes pasan a través del intestino delgado, en su mayor parte o totalmente, sin digerir. Cuando alcanzan el colon son fermentados por bacterias. Los subproductos de la fermentación suelen ser los gases y posiblemente la hinchazón. Cuando se encuentra activa la CM, la fermentación también puede causar calambres y diarrea. Y, si el proceso de fermentación proporciona nutrientes, normalmente solo beneficiarán a las bacterias porque la mayor parte de la absorción de nutrientes se produce en el intestino delgado. En general, solo el agua y los electrolitos son reciclados en el colon, por lo que los alimentos que son fermentados en el colon ofrecen pocos beneficios, especialmente cuando está activa la CM. Los alimentos que benefician a las bacterias intestinales generalmente son considerados como prebióticos, pero al igual que los probióticos, los prebióticos a menudo son contraproducentes para los pacientes con CM durante la recuperación.

Es importante empezar siempre el día con un desayuno bueno, seguro y rico en proteínas.

La colitis microscópica activa, en ocasiones, dificulta poder desayunar o incluso hace que sea imposible. Pero, comer un buen desayuno ayudará a proporcionar las proteínas necesarias para la curación, y la energía necesaria para afrontar los retos que pueda traer el día.

El horario de las comidas importa y, de hecho, establecer un horario importa bastante, según una investigación publicada. Según una declaración de la Asociación Estadounidense del Corazón (AHA, en inglés), el horario y la frecuencia de las comidas tiene un efecto significativo en los riesgos de desarrollar muchas enfermedades importantes y problemas de salud que van desde la resistencia a la insulina y obesidad hasta un ataque al corazón o derrame cerebral.[30] El informe de la AHA revela que las personas tienden a comer más tentempiés hoy en día, y que suelen comer más en diferentes momentos del día en comparación con hace 40 años. Dicho esto, los pacientes con CM suelen descubrir que hacer comidas más pequeñas y con mayor frecuencia ayuda a la digestión durante la recuperación.

La declaración de la AHA destaca también que saltarse el desayuno aumenta el riesgo de sufrir una ataque al corazón en un 27%, y aumenta el riesgo de derrame cerebral en un 18%. Un estudio prospectivo en hombres, de edades comprendidas entre los 40 y los 75 años al comienzo del estudio, mostró que saltarse el desayuno aumentaba el riesgo de desarrollar diabetes mellitus de tipo 2 en un 21% (Mekary et al., 2012).[31] Un estudio similar realizado por Mekary et al.(2013), basado en mujeres con una edad media de 64.7 años al inicio del estudio, descubrió que el riesgo de desarrollar diabetes mellitus de tipo 2 aumentaba en un 28% si se saltaban el desayuno solo una vez a la semana.[32]

En un estudio de trabajadores japoneses, de edades entre los 35 y los 66 años al comienzo del estudio, Uemura et al. (2015) mostró que, en comparación con los que desayunaban 6 o 7 días a la semana, los que se saltaban el desayuno más de 2 días cada semana tenían un riesgo aumentado de un 73 % de desarrollar diabetes mellitus.[33] Odegaard et al. (2013) estudiaron a un grupo de jóvenes de 18 a 30 años al comienzo del estudio y descubrieron que quienes desayunaban todos los días, solo tenían un riesgo de un 66 % de desarrollar diabetes mellitus con respecto a quienes no desayunaban regularmente.[34]

Debido a que la colitis microscópica se suele asociar comúnmente con el desarrollo de enfermedades autoinmunes adicionales, probablemente sea prudente sacar partido de las recomendaciones como las que menciona la AHA en su declaración, con el fin de minimizar el riesgo de desarrollar enfermedades de AI. Comenzar cada día con un buen desayuno es consistente con la investigación en la que se basan estas recomendaciones.

Debe tenerse en cuenta que la AHA recomienda limitar las comidas a tres comidas regulares al día (para disminuir el riesgo de obesidad). Pero, para muchos pacientes con CM, el riesgo de obesidad es lo más lejano que tienen en mente. Los datos basados en las experiencias acumuladas de los miembros del Foro de Discusión y Apoyo para la Colitis Colágena, Colitis Linfocítica, Colitis Microscópica, Enterocolitis Mastocítica, y Problemas Relacionados, muestran que, hacer comidas más pequeñas de forma frecuente durante el día puede mejorar la digestión durante la fase de recuperación de la CM. Esto es debido a lo mencionado previamente, cuando el intestino delgado está inflamado, (como es el caso de muchos pacientes con CM), la producción de enzimas tiende a estar limitada (Koskela, 2011). Con una porción de comida más pequeña, es menos probable que el sistema digestivo se quede sin las enzimas necesarias para la digestión de la cantidad de alimentos contenidos en una comida.

La investigación demuestra que comer proteínas en cada comida ayuda a preservar la masa muscular a medida que envejecemos.

En lugar de comer la mayor parte o la totalidad de la asignación total de proteínas en la cena, como suelen hacer muchas personas, los investigadores han descubierto que dividir la cantidad total de proteínas entre todas las comidas, incluido el desayuno, permite a las personas mayores reducir la pérdida normal de masa muscular debido al envejecimiento (Mozes, 2017, August 3).[35]

Ayunar.

Algunos pacientes experimentan con el ayuno como una forma de disminuir la diarrea cuando necesitan estar fuera de casa. Pero, cuando uno tiene una diarrea secretora, como muchos pacientes con CM, el ayuno no funciona tan bien porque la diarrea secretora infunde agua en el colon en lugar de eliminarse (como lo haría normalmente), lo que significa que la diarrea seguirá hasta que el cuerpo esté completamente deshidratado en la mayoría de los casos, lo que por supuesto, es una condición muy peligrosa.

Sin embargo, es cierto que el ayuno puede tener ventajas en la salud en algunas situaciones. Por ejemplo, los estudios han demostrado que quienes ayunan regularmente solo tienen aproximadamente dos tercios de posibilidades de tener una enfermedad de las arterias coronarias que los que no ayunan.[36] Y los pacientes en este grupo o en un grupo similar que ayunan regularmente solo tienen más de la mitad de posibilidades de desarrollar diabetes mellitus. Tenga en cuenta que esta investigación parece contradecir las afirmaciones de la Asociación Estadoudinense del Corazon y otras, como ya hemos mencionado en las dos páginas precedentes.

Se han publicado estudios similares que muestran que los hombres que comieron 4 o más veces cada día tienen aproximadamente la mitad de probabilidades de ser obesos que los que comieron 3 o menos veces al día (Ma et al., 2003, Holmbäck, Ericson, Gullberg, & Wirfält, 2010).[37, 38] Se han publicado muchos ensayos que muestran que el ayuno intermitente puede usarse para perder peso (Harvie er al., 2011, Heilbronn, Smith, Martin, Anton, & Ravussin, 2005, Eshghinia, & Mohammadzadeh, 2013, Johnson et al., 2007, Varady, Bhutani, Church, & Klempel, 2009, Klempel, Kroeger, & Varady, 2013, Hoddy et al., 2014, Bhutani, Klempel, Kroeger, Trepanowski, & Varady, 2013, Varady et al., 2013,

Klempel, Kroeger, Bhutani, Trepanowski, & Varady, 2012).[39, 40, 41, 42, 43, 44, 45, 46, 47, 48]

Pero, por el momento, no se ha hecho ningún ensayo para mostrar que el ayuno sea beneficioso para la mayoría de los pacientes con CM, excepto, por supuesto, para quienes tienen sobrepeso. Por lo tanto, aunque el ayuno pueda disminuir la diarrea, tan común en la CM, en realidad no se detendrá por completo hasta que se alcance un estado de deshidratación severa. Mientras reste algo de agua, la diarrea persistirá si prevalece la diarrea secretora (diarrea acuosa), tanto si el paciente come o bebe algo, como si no lo hace. Dicho esto, ayunar podría reducir el número de viajes al aseo cuando están presentes otros tipos de diarrea.

¿Y si tu gastroenterólogo dice que necesitas otra colonoscopia?

Además de que una colonoscopia se lleva a cabo como parte de un programa de detección de cáncer de colon, por lo general, una solicitud de otra colonoscopia es señal de que el paciente no ha respondido al tratamiento prescrito para la CM y que el especialista duda acerca del diagnóstico. Pero la CM casi nunca se diagnostica erróneamente. A menudo se pasa por alto, y el diagnóstico erróneamente asumirá que se trata de una EII en muchos casos, pero puede apostar con seguridad que un diagnóstico de CM es absolutamente correcto.

En lugar de que un caso que no responde al tratamiento convencional sea un diagnóstico incorrecto, el problema suele ser que el gastroenterólogo simplemente no entiende la enfermedad, ni cómo tratarla correctamente. Algunos casos responden bien a los medicamentos prescritos. Pero, algunos casos fallan en responder al tratamiento debido a que los medicamentos antiinflamatorios por sí solos no son suficientes para superar la inflamación, a menos que también se retiren ciertos alimentos inflamatorios de la dieta.

No comprender cómo las sensibilidades alimenticias están conectadas con la perpetuación de la inflamación, significa que el especialista solo será capaz de tratar los casos simples que responden enseguida a los medicamentos antiinflamatorios. La conclusión es que un gastroenterólogo que solicita otra colonoscopia porque él o ella cree que el paciente ha sido diagnosticado erróneamente, o porque tiene algún otro problema además de la CM, generalmente no comprende bien la enfermedad.

Una colonoscopia repetida casi siempre será una pérdida de tiempo y dinero para el paciente: el paciente se someterá a un procedimiento invasivo y algo arriesgado para nada, pero el gastroenterólogo creerá que existe una buena razón para repetir el procedimiento. Y, por supuesto, el reembolso es el mismo tanto si la colonoscopia es necesaria, como si no lo es.

Un diagnóstico dual de ambas, la CC y la CL tiene escaso significado en el mundo real.

Aunque a muchos pacientes y especialistas en gastroenterología les preocupa que la enfermedad sea más severa cuando el paciente es diagosticado con ambas, la CL y la CC, en realidad se trata de una condición común. Muchos pacientes con CC tienen marcadores diagnósticos de CL, además de bandas colágenas engrosadas (presentes solo con CC), por lo que la oportunidad de recibir un diagnóstico dual, en realidad es una situación bastante común.

Si el paciente cumple el criterio diagnóstico de CC, podría significar que él o ella ha tenido la enfermedad desde hace tiempo. Y, mientras que los marcadores de diagnóstico podrían ser diferentes, el patrón básico de inflamación sigue siendo el mismo, concretamente niveles por encima de lo normal de infiltración linfocítica. El diagnóstico de CC simplemente se refiere a un mayor grosor de las bandas de colágeno en la capa de lamina propria del revestimiento epitelial del colon. Algunos pacientes están cualificados para un diagnóstico de CC y algunos no, pero a pesar de los marcadores diagnósticos adicionales, los síntomas clínicos son los mismos y el tratamiento es el mismo.

La confusión puede originarse cuando el patólogo observa la existencia de marcadores de ambas, la CL y la CC en el informe de patología y el gastroenterólogo interpreta que esto significa que el paciente tiene ambas formas de la enfermedad. El diagnóstico en realidad es de CC — la CL normalmente está presente cuando ambas formas de la enfermedad están mencionadas en el informe patológico. La realidad es que la enfermedad tiene la capacidad de dividirse entre las dos formas de la enfermedad, de una manera aparentemente aleatoria, a medida que pasa el tiempo. Los marcadores de diagnóstico actuales pueden variar en el momento en el que se lleva a cabo la colonoscopia, pero esto no cambia los síntomas clínicos, ni tampoco cambia el tratamiento indicado.

¿Y si el programa de tratamiento falla en aportar remisión o incluso en proporcionar un indicio de mejora?

Existe una razón por la que suceden todas las cosas. El tema está en que no siempre es fácil determinar la razón. E incluso si se consigue determinar la razón del fallo, el problema de un programa de tratamiento fallido es que debe reiniciarse ese tratamiento, o al menos rediseñarlo para que resuelva el problema y produzca resultados.

Cuando se está diseñando un programa de tratamiento incial, en lugar de arriesgarse a través de una serie de intentos de tratamientos fallidos, casi siempre resulta ventajoso errar en el camino de la precaución, de manera que se minimicen los riesgos de fallos. Un tratamiento de fallos no solo impone un estrés físico adicional en el cuerpo, debido a los síntomas sin resolver, sino que el estrés mental añadido, resultante del desánimo de los resultados, impone un obstáculo adicional significativo para la recuperación. Y, por supuesto, el estrés añadido es lo último que necesitan las personas cuando tienen una enfermedad que puede ser desencadenada por el estrés crónico.

Las ventajas de maximizar las probabilidades de que un programa de tratamiento sea exitoso deberían ser obvias. Entonces, ya sea que se esté planificando un programa de tratamiento inicial, o sea necesario refinar un programa de tratamiento para hacer un segundo o tercer intento de lograr la remisión, la planificación para el éxito en cada paso del camino casi siempre paga dividendos a largo plazo. Tener mucho cuidado extra para hacer todo bien, a menudo evita tener que pasar nuevamente por todo el proceso.

¿Por qué los corticoides son unos medicamentos tan efectivos en reducir la inflamación y, por ende, en ayudar a controlar los síntomas de las EII?

La respuesta correcta a esa pregunta puede proporcionar algunas claves necesarias para ayudar en el diseño del programa de tratamiento óptimo. Cuando los especialistas médicos prescriben una medicación antiinflamatoria como un corticosteroide para tratar la CM o alguna otra EII, lo hacen porque piensan que ese medicamento ayudará a suprimir la inflamación.

Si no obstante lo prescrito, el tratamiento falla en aportar alivio al paciente, la razón de este fallo -por lo general- no se sabrá porque el mecanismo por el que los corticosteroides suprimen la inflamación parece no ser tan ampliamente comprendido por la mayoría de los pro-

fesionales médicos. Pero, una búsqueda en la literatura médica muestra que la forma en la que los corticosteroides proporcionan alivio con respecto a la inflamación fue descubierta y publicada hace más de 25 años (Goldsmith et al., 1990).[49] En base a esa investigación, puede concluirse que los corticosteroides suprimen la inflamación en la enfermedad inflamatoria intestinal al reducir el número de mastocitos.
Una investigación posterior realizada por Hidalgo et al. (2011) mostró que los glucocorticoides aumentan la expresión de los receptores de vitamina D (VDR), sugiriendo que la vitamina D en realidad podria ser la responsable de la supresión de la inflamación.[50] Los corticosteroides (que, por supuesto, incluyen los glucocorticoides), indirectamente, podrían suprimir la inflamación al aprovechar los atributos de supresión de inflamación de la forma activa de vitamina D (al aumentar la expresión de VDR).

Y, como descubriremos en el capítulo 6, en las páginas 171–173, el cortisol controla la reabsorción de ácidos biliares (Rose et al., 2011). Por lo tanto, los corticosteroides casi seguramente ayudan a reducir la diarrea al mejorar la reabsorción de ácidos biliares. Entonces, a partir de esta idea, podemos concluir que:

1. Los corticosteroides suprimen el número de mastocitos.
2. Mantienen un nivel suficiente de vitamina D que es importante para controlar la inflamación.
3. Los corticosteroides podrían ayudar a reducir la diarrea al mejorar la reabsorción de ácidos biliares.

La razón por la cual reducir el número de mastocitos ayuda a controlar la inflamación debería ser evidente en vista del hecho de que el aumento de las poblaciones de mastocitos tiende a promover una actividad de los mastocitos. Esto da como resultado un aumento en el número de degranulaciones de mastocitos que resultan en la liberación inapropiada de histamina y de otros agentes proinflamatorios. Hay una explicación más detallada del proceso completo mediante el cual la forma activa de vitamina D es capaz de controlar los números de mastocitos y el nivel de actividad, y cómo funcionan los corticosteroides explotando la capacidad de la vitamina D para controlar las poblaciones y la acitividad de los mastocitos. Consulte las páginas 55–69 del libro *Vitamina D y Enfermedad Autoinmune* (Persky, 2014).[51]

Los antihistamínicos se pueden utilizar para ayudar a prevenir la recaída que suele producirse cuando finaliza un régimen de tratamiento con budesónida.

Asociado con este problema de rebote de mastocitos, la evidencia epidemiológica muestra que tomar un antihistamínico diariamente cuando se acerca el final del régimen de tratamiento con budesónida, y durante una o dos semanas después, puede ayudar a mantener la remisión. Este efecto aún no se ha documentado en la literatura médica, por lo que esta explicación es estrictamente de opinión (no es un hecho probado médicamente), pero mi opinión de por qué los antihistamínicos son beneficiosos al finalizar un tratamiento con budesónida es el siguiente:

Además de la histamina, las citocinas, y otros agentes proinflamatorios, los mastocitos liberan también serotonina cuando se degranulan. Los antihistamínicos inhiben la absorción de serotonina. Aproximadamente el 90% de la serotonina de nuestros cuerpos se encuentra presente en nuestras células enterocromafines (CE) en el epitelio de nuestros intestinos. La serotonina liberada de las CE regula la motilidad en nuestro intestino (en el cerebro, la serotonina afecta al estado anímico, y a otros atributos). Uno de los problemas principales con cualquier tipo de colitis es la regulación de la motilidad intestinal.

Comprendiendo la Colitis Microscópica

Como acabamos de terminar de comentar, los corticosteroides (incluida la budesónida) funcionan principalmente suprimiendo el número y actividad de los mastocitos. Ir retirando los corticosteroides generalmente suele resultar en un rebote del número de mastocitos y su nivel de actividad (mayores números significa mayor actividad), lo que tiende a promover un aumento de la motilidad. Por lo tanto, la retirada demasiado rápida puede hacer que el número de mastocitos repunte y sobrepase su población normal y su nivel de actividad, lo que en muchas ocasiones puede causar diarrea. Por lo tanto, en mi opinión, los antihistamínicos ayudan en esta situación al utilizar la inhibición de serotonina para suprimir la motilidad, lo que por ello limita el riesgo de una mayor motilidad (y diarrea) al retirar un corticosteroide.

En retrospectiva, parece muy probable que el fallo de los especialistas gastroenterólogos en reconocer la importancia de los mastocitos en la enfermedad inflamatoria intestinal podría ser la razón principal por la que existe un progreso tan escaso en cuanto a las opciones que hay disponibles para tratar la CM y otras EII, durante el pasado cuarto de siglo. El diagnóstico de los casos de CM ha aumentado de forma significativa durante este periodo de tiempo debido al aumento del uso de las pruebas de colonoscopia y especialmente debido al aumento del uso de biopsias para identificar la enfermedad. Pero, los tipos de tratamientos médicos disponibles apenas ha cambiado durante todos esos años.

La razón principal por la que esto es tan importante es porque la asociación de la actividad de los mastocitos con la CM sugiere que muchos factores medioambientales podrían afectar a la enfermedad. Estos oscilan entre alimentos, u otros alérgenos alimenticios, a los problemas clásicos de alergias tales como el polen estacional. Algunos pacientes incluso reaccionan a vapores químicos leves (como los agentes de limpieza), mohos, y calor (incluso al aumento de calor inducido por el ejercicio).

Tenga presente el hecho de que muchos pacientes con CM se quejan de que entre 10 y 20 minutos después de haber comenzado a comer una comida, tienen que salir corriendo al aseo. Según el conocimiento médico oficial de la enfermedad, no se puede explicar este tipo de reacción. El pensamiento convencional dice que la inflamación asociada con la CM es debida a la infiltración de linfocitos que promueven la inflamación en el revestimiento de la mucosa del colon. Pero, esta es una reacción relativamente lenta porque primero debe iniciarse mediante la producción de anticuerpos IgA, al reaccionar el sistema inmune a los antígenos en la dieta y, a continuación, los anticuerpos IgA deben, en conscuencia, promover la infiltración de linfocitos adicionales y otros mediadores proinflamatorios. Esto suele resultar en aproximadamente un lapso de tiempo de entre 3 a 6 horas, entre la ingesta del alimento y un episodio de diarrea secretora (diarrea acuosa) para la mayoría de los pacientes con CM.

Entonces, ¿cómo podría ser posible que una reacción a una comida desencadene un episodio de diarrea "explosiva" en tan solo 10 a 20 minutos (o menos)?

Solo las reacciones basadas en IgE pueden proceder tan rápido. Las reacciones basadas en IgE implican principalmente la degranulación de mastocitos para liberar histamina y otros agentes proinflamatorios. Obviamente, este tipo de patrón de reacción apoyaría la teoría de la asociación de la actividad de los mastocitos con los síntomas de la CM.

Los problemas con la sensibilidad al gluten surgieron por primera vez hace aproximadamente 10.000 años, a medida que se desarrolló la agricultura y se introdujo el trigo en la dieta de muchos de los asentamientos tempranos, cuando comenzó el período neolítico en la evolución humana. La enfermedad celíaca se definió médicamente durante el siglo I d.C. por el médico griego llamado Aretaeus de Cappadocia, quien escribió: "Si el estómago no reconoce el alimento y si pasa a través de la digestión sin digerir y crudo, y no le llega nada al cuerpo, llamamos a esas personas celíacas" (Guandalini, 2007, verano. P. 1). Pero, pasaron aproximadamente 19 siglos más antes de que un pediatra holandés se diera cuenta de que cuando se racionó el pan en los Países Bajos durante la II Guerra Mundial, mejoraron los síntomas de sus pacientes. Y, después de la guerra, cuando el pan volvió a estar disponible, sus síntomas rápidamente empeoraron nuevamente. Trabajando con otros investigadores, el Dr. Dicke y sus asociados, determinaron que el gluten del trigo y del centeno eran la causa de la enfermedad celíaca.

En vista de este progreso lento en la comprensión médica y en el reconocimiento del papel que desempeña la sensibilidad al gluten en la enfermedad celíaca, no debería ser inapropiado especular que el fallo en reconocer la relación de los mastocitos con la CM probablemente también podría ser una parte importante de la razón por la que muchos médicos todavía fallan en reconocer el papel desempeñado por las sensibilidades alimenticias en la perpetuación de los síntomas de la CM. Debemos recordar que, hasta hace relativamente poco, ningún investigador había publicado nunca datos convincentes de investigación médica basados en ensayos controlados aleatorios para verificar o refutar la afirmación de que las sensibilidades alimenticias podrían ser responsables de la inflamación crónica en muchos casos de CM. Pero, por alguna razón desconocida, en la total ausencia de pruebas médicas tanto a favor como en contra, la mayoría de los médicos tradicionalmente han elegido asumir erróneamente que la dieta no tiene nada que ver con la enfermedad.

Curiosamente, la conexión bien conocida de la enfermedad con la inflamación inducida por medicamentos, en muchos casos no suele ser cuestionada por la mayoría de los médicos, aunque el efecto nunca ha sido verificado por ensayos controlados de investigación aleatorios rígidos.

La conexión siempre se describe como una "asociación" basada en evidencia epidemiológica, pero nadie ha publicado pruebas médicas válidas de que los medicamentos sospechosos realmente desencadenen la enfermedad.

Y, sin embargo, la mayoría de los gastroenterólogos ya comprenden que, en los casos de CM inducida por medicamentos, la simple interrupción de los medicamentos que son sospechosos de causar la enfermedad, a veces, traerá remisión, y que la remisión suele permanecer vigente a largo plazo, siempre y cuando el paciente siga evitando la clase de medicamentos que desencadenaron su enfermedad. Y, además, muchos médicos reconocen que, si el paciente está utilizando una medicación conocida por desencadenar la enfermedad, los tratamientos médicos convencionales basados en el uso de medicamentos antiinflamatorios, a menudo fallarán en producir resultados, a menos que el uso de ciertos medicamentos conocidos por desencadenar la enfermedad sean interrumpidos y evitados.

Y, sin embargo, muchos de estos mismos médicos pueden descartar de forma rutinaria la sugerencia de que las sensibilidades alimentarias sin resolver podrían ser la causa de los fracasos del tratamiento. Sigue siendo un misterio por qué existe un sesgo obvio en contra del reconocimiento del posible papel de la inflamación causada por las sensibilidades alimentarias en el tratamiento de la CM. Quizás este fenómeno pueda entenderse mejor cuando consideramos que los médicos están capacitados para prescribir el uso de medicamentos para tratar los síntomas, y que prácticamente no tienen capacitación en los efectos de las sensibilidades alimentarias en el sistema digestivo. Revisaremos la relación de los mastocitos y la CM, en el Capítulo 5, para explorar la relación con más detalle.

Por cierto, se puede encontrar una muy buena clasificación de medicamentos que podrian causar CM en un artículo llamado: "Exposición a

Medicamentos y el Riesgo de Colitis Microscópica: Una Actualización Crítica" (Lucendo, 2017).[52] Este artículo califica los medicamentos conocidos, que se cree que causan CM, por categorías (alta probabilidad, probabilidad intermedia, y baja probabilidad) , por lo que es una referencia excelente para cualquier persona que tenga o sospeche que pueda tener CM inducida por medicamentos.

El alcance completo de las formas en que el proceso digestivo se ve comprometido cuando se inflaman los intestinos es poco conocido.

Es probable que gran parte del problema se deba a la pérdida de enzimas digestivas vitales como resultado directo de la inflamación. Si se calculara el área superficial del revestimiento interno (el epitelio) del intestino delgado, abarcaría un área soprendemente grande. El área de la superficie interna del intestino delgado suele ser de más de 232 metros cuadrados (2.500 pies cuadrados). En comparación, esto es cercano al tamaño de una pista de tenis. Esta es una gran cantidad de superficie en la que algo puede salir mal. Y las cosas definitivamente comienzan a ir mal cuando se consolida la inflamación crónica.

La enfermedad ha sido nombrada incorrectamente y se describe incorrectamente.

Como aprendimos en la primera edición, a pesar del hecho de que la inflamación colateral del intestino delgado parece estar involucrada en la mayoría de los casos de CM (y esto ha sido confirmado sustancialmente por medio de los numerosos artículos de investigación a los que se hizo referencia en la primera edición), la mayoría de los profesionales médicos tienden a tratar la enfermedad como si estuviera restringida al colon porque esa es la manera en que la enfermedad se describió originalmente de forma incorrecta en la literatura médica. La palabra "colitis" significa inflamación del colon.

Pero, la inflamación no se encuentra restringida al colon, y ya va siendo hora de que la profesión médica corrija ese error. De forma similar, en la enfermedad de Crohn, muchos, muchos artículos de investigación médica han mostrado que el patrón de inflamación asociado con la CM puede afectar de forma adversa a muchas otras zonas del sistema digestivo, y que la inflamación en el intestino delgado es una característica muy común de la CM (Koskela, 2011, Simondi et al., 2010, Wolber, Owen, & Freeman, 1990, Fine, Lee, & Meyer, 1998).[53, 54, 55, 56]

Y, si la evidencia publicada en la literatura médica no es suficiente, considere el hecho de que yo, personalmente, tuve una colectomía en el año 2010 (debido a un trastorno hemorrágico que nada tuvo que ver con la CM). En otras palabras, mi colon fue extirpado quirúrgicamente. Y, sin embargo, si me salto algo en la dieta, todavía sigo experimentando la mayoría de los síntomas de la colitis microscópica, por lo que claramente la enfermedad sigue presente. La extracción de mi colon no supuso una diferencia significativa en el estado de la enfermedad, es lo que puedo contar hasta ahora. Obviamente, la evidencia muestra que la definición médica de la enfermedad es incorrecta. Pero, ¿se corregirá alguna vez la descripción médica de la enfermedad? Probablemente no, en un plazo corto de tiempo.

¿Por qué suelen fracasar los tratamientos con una dieta?

La mayoría de los tratamientos dietéticos fracasan debido a la falta de atención a los detalles o por desviaciones intencionadas de una dieta segura. Sabemos esto porque la investigación ha mostrado que al menos una tercera parte de los celíacos no siguen una dieta estricta libre de gluten, a pesar del hecho de que su enfermedad requiere de una dieta sin gluten para tratar su condición. (Barratt, Leeds, & Sanders, 2011, Matoori, Fuhrmann, & Leroux, 2013).[57, 58] Mientras que una pequeña cantidad de contaminación de la dieta podría ser debida a causas accidentales, al parecer, algunos celíacos creen que: "un poco no hace daño". Desafortunadamente, un poco sí que afecta negativamente a su salud.

Por supuesto, no se han publicado estudios sobre el cumplimiento de la dieta con respecto a los pacientes con CM porque la comunidad médica aún no ha reconocido el tratamiento dietético de la CM como un método de tratamiento médico oficial para la CM. Sin embargo, seguramente se producen problemas similares de cumplimiento de la dieta con los pacientes con CM, al igual que con los pacientes celíacos, debido a problemas de contaminación accidental e intencional de la dieta.

Por supuesto, no todo fracaso es debido a una contaminación en la dieta. En muchos casos, la dieta podría no funcionar correctamente porque incluye sensibilidades alimentarias sin descubrir. O, en algunos casos, una combinación de ingredientes que van bien individualmente pueden causar problemas cuando se combinan. Los problemas de este tipo pueden ser muy difíciles de monitorear porque cuando un ingrediente es conocido como generalmente seguro, acostumbramos a asumir que debería ser seguro en todas las situaciones.

Si solamente incluimos un producto procesado en nuestra dieta y todo lo demás lo hacemos desde cero, de forma que sea natural y libre de gluten, entonces si hay algo de gluten en ese producto procesado, se verá diluido por los demás alimentos. Incluso si el contenido de gluten resulta excederse ligeramente del límite legal de 20 partes por millón, probablemente estaremos bien, debido a que se diluye con los demás alimentos.

Pero si, por ejemplo, elegimos comer todos los alimentos procesados, y cada producto contiene el límite legal de 20 ppm, entonces, todo lo que comemos está empujando el límite legal del gluten de forma que no habrá dilución. Si uno de esos productos está mal etiquetado y accidentalmente contiene más gluten del límite legal, entonces probablemente tengamos problemas. O, tal vez, simplemente somos alguien más sensible de lo normal, y tendemos a reaccionar ante cualquier cosa que exceda los 10 ppm de gluten. Sin la dilución de otros alimentos seguros, tendremos más probabilidades de reaccionar.

El tema es que, cuando se permite que los alimentos sin gluten tengan un nivel legal de tolerancia incorporado, el porcentaje total de alimentos procesados en nuestra dieta es importante: el gluten es acumulativo a pesar de que se permite en porcentaje del peso total. Reaccionamos en función de la cantidad total de gluten consumida, en lugar del porcentaje contenido en un alimento individual. Si utilizamos productos o ingredientes que contienen casi el límite legal permitido de gluten, entonces la cantidad total de gluten consumida puede ser demasiada para ser tolerada por algunas personas, mientras que otras pueden no tener ningún problema. Esta es solo una de las razones por las cuales los pacientes que siguen una dieta de recuperación tienen más probabilidades de alcanzar la remisión y llegar antes, si evitan todos los alimentos procesados.

A los "expertos" en salud les encanta hablar sobre comida "saludable" y dietas "saludables".

Pero, ningún alimento puede ser realmente saludable cuando se come, porque está muerto (o lo estará pronto). El alimento puede haber sido saludable en algún momento (cuando todavía estaba vivo), pero ese momento ha pasado cuando llega al plato de una persona. Entonces, referirse a ello como saludable es incorrecto. Lo que realmente queremos es comida nutritiva, porque si nuestra comida es nutritiva, entonces estaremos saludables, siempre y cuando nuestro sistema digestivo sea capaz de extraer y absorber los nutrientes contenidos en esos alimentos.

Ahí radica el problema principal porque desafortunadamente la mayoría de las personas que tienen CM o cualquier otra EEI tienden a tener una digestión comprometida cuando la enfermedad está activa. Y algunos pacientes han comprometido su digestión hasta tal punto en todo momento, debido al daño permanente a varios órganos del sistema digestivo. Cuando sucede esto, no importa cuán nutritivos puedan ser los alimentos, solo una fracción de los nutrientes que normalmente podrían ser utilizados (por uns sistema digestivo saludable) serán digiridos y absorbidos adecuadamente. Esto puede no ser un problema a corto plazo, pero si la mala absorción de nutrientes continúa lo suficiente, eventualmente se desarrollarán otros problemas de deficiencia, especialmente con respecto a ciertas vitaminas y minerales.

Y, si el sistema inmune produce anticuerpos a ciertos alimentos, resultando en una reacción adversa, entonces esos alimentos ya no se pueden considerar como opciones nutritivas. En su lugar, deben ser considerados como tóxicos, porque de hecho suponen una amenaza tóxica para el cuerpo. En consecuencia, ya no deberían considerarse como "comida", porque ya no son una opción de comida segura.

A pesar del hecho de que la colitis colágena fue descrita hace más de 4 décadas, la enfermedad todavía no se conoce bien.

Parte del problema de la colitis colágena es que fue descrita originalmente en la literatura médica como asociada con una diarrea frecuente, y debido a ello, muchos médicos todavía creen incorrectamente que la enfermedad está asociada solamente con diarrea. Sin embargo, muchos casos implican diarrea y estreñimiento alternantes o incluso solamente estreñimiento. Esto fue documentado finalmente en 2003 por Barta, Toth, Szabo, & Szegedi, y la descripción original de la enfermedad también fue cuestionada.[59] Pero, algunos profesionales médicos nunca han podido superar la descripción original, y todavía piensan en la enfermedad como si solo se asociara con diarrea.

No es sorprendente que los médicos tengan problemas para comprender la enfermedad. Gran parte de lo que les enseñan en la escuela médica es engañoso. Una gran parte del problema se puede encontrar en el hecho de que, al igual que con la CM, la enfermedad celíaca se describe incorrectamente. A los médicos se les enseña que la enfermedad celíaca es una enfermedad del intestino delgado. Pero, eso simplemente no es cierto. Como hemos hablado anteriormente, la enfermedad celíaca puede realmente (y lo hace con frecuencia) afectar tanto al intestino delgado como al intestino grueso, y la inflamación puede estar presente en ambos cuando no se trata adecuadamente la enfermedad celíaca.

Y, en muchos casos de enfermedad celíaca no existen síntomas clínicos significativos asociados con el sistema digestivo (al menos no al principio). En su lugar, la enfermedad afecta en primer lugar al cerebro y al sistema nervioso central. En algunos casos, los síntomas gastroenterológicos no se desarrollan nunca. La investigación ha mostrado que esto es algo bastante común. (Hadjivassiliou et al., 1997, Hadjivassiliou, Grünewald, & Davies-Jones, 2002).[60, 61] Pero, por desgracia, la mayoría de los médicos parecen desconocerlo por completo debido a su inadecuada preparación.

Las pruebas obsoletas actualmente en uso para diagnosticar la enfermedad celíaca son tan poco sensibles que incluso la gran mayoría de celíacos que tienen síntomas gastrointestinales con frecuencia no suelen ser diagnosticados correctamente. Algunas autoridades se precipitan en destacar que solo 1 de 20 celíacos suelen ser diagnosticados oficialmente. Y, uno de los problemas más desconcertantes y frustrantes, asociados con ese dilema, es la costumbre bastante poco profesional que muchos médicos parecen desarrollar al dar por hecho de que cualquier paciente que obtenga un resultado negativo de la prueba de celiaquía no puede tener sensibilidad al gluten. Si bien es cierto que un resultado positivo en una prueba de detección de celiaquía es una muy buena evidencia de sensibilidad al gluten, nadie ha demostrado jamás que un resultado negativo descarte una sensibilidad al gluten. Entonces, ¿por qué hay tantos médicos que cometen un error tan grave? Esto tiene que vincularse con una preparación inapropiada. La verdad es que, en un porcentaje inaceptablemente alto de casos, la prueba clásica de detección de celiaquía simplemente no es lo suficientemente sensible como para detectar la enfermedad; un hecho que ha sido verificado por la investigación médica (Abrams, Diamond, Rotterdam, & Green, 2004).[62]

Pero, más allá de los problemas por una sensibilidad pobre en las pruebas en sangre utilizadas para la detección de la enfermedad celíaca, podemos encontrar un desastre incluso mayor en el criterio de la endoscopia superior considerada como la "prueba estándar de oro" para el diagnóstico de la enfermedad celíaca. Con el fin de confirmar un diagnóstico de enfermedad celíaca, las biopsias tomadas del intestino delgado de un paciente deben mostrar una atrofia total de las vellosidades. En otras palabras, las vellosidades deben estar, a todos los efectos prácticos, aplanadas y ya no funcionales. Pero, ¿por qué tendría que esperar un médico hasta que las vellosidades del intestino delgado de cualquier paciente lleguen a estar totalmente inoperativas? En la práctica, ese grado de daño puede tardar años en desarrollarse. ¿Por qué se debe obligar a un paciente a sufrir tanto tiempo para conseguir un diagnóstico simple? Debería ser lo suficientemente obvio que la enfermedad celíaca se encuentra en progreso desde mucho antes de que las vellosidades se destruyan por completo.

Es desafortunado que, a menos que el paciente esté dispuesto a sufrir mucho, deba buscar ayuda fuera de la comunidad médica para obtener una pronta resolución de los síntomas. Y, ¡pobre de cualquiera que se atreva a adoptar una dieta libre de gluten sin la bendición de la comunidad médica! Serán ridiculizados y despreciados por tratar de atender sus propias necesidades de salud sin un diagnóstico celíaco oficial.

En ocasiones, tan solo una simple digestión pobre puede impedir la remisión de los síntomas.

Tanto si es causado por una deficiencia de ácido estomacal, demasiada histamina, inflamación, o por algún otro problema digestivo, una digestión pobre puede prolongar los síntomas de la CM. Cuando somos incapaces de digerir la comida normalmente, el alimento parcialmente digerido tiende a fermentar en el cálido y húmedo medioambiente de nuestro sistema digestivo, resultando en la producción de gas, hinchazón y calambres. Obviamente, esto no puede ayudar al proceso curativo y podría añadir más tiempo al necesario para la recuperación.

La digestabilidad varía para diferentes tipos de almidón.

En general, la sobrecocción no puede cambiar las características básicas de ningún tipo de almidón. Por lo tanto, aunque la cocción excesiva posiblemente pueda reducir algunos de los nutrientes disponibles (si tiramos el agua después de cocer el alimento), no debería cambiar las enzimas necesarias para la digestión después de la cocción. Las características del almidón están determinadas por la genética de la planta, no por la coccion. Sin embargo, el almidón se puede convertir en azúcar, y viceversa, mediante las enzimas adecuadas. Pero, nuevamente, esto ocurre independientemente de la cocción. Por ejemplo, cuando una planta productora de semillas está creciendo, justo antes de la madurez, el azúcar en el endosperma de la semilla se convierte en almidón, para que tenga una vida de almacenamiento mucho mejor. Luego, cuando una semilla comienza a germinar, se libera una enzima que convierte progresivamente el almidón en el endosperma y en azúcar para que el brote en desarrollo pueda usarlo fácilmente como alimento. Un proceso similar ocurre en el sistema digestivo humano, cuando el almidón es degradado en azúcares y luego se divide en enzimas específicas.

Existen 2 tipos básicos de almidón, amilopectina y amilosa.

La amilopectina es mucho más fácil de digerir que el almidón de amilosa. El almidón común está compuesto aproximadamente de un 70% de amilopectina por peso, aunque esta fracción depende de la genética de la planta que lo produce. El resto es amilosa. Los porcentajes más altos de amilopectina se encuentran en el arroz de grano medio (que puede llegar hasta el 100% en el arroz glutinoso), las patatas cerosas y el maíz ceroso (maíz), por ejemplo, por lo que son más fáciles de digerir.

El arroz de grano largo, el amilomaiz, y las patatas rojas, son ejemplos de alimentos que contienen fracciones más bajas de amilopectina y más altas de amilosa, de manera que son más difíciles de digerir. Las patatas cerosas, que incluyen papas rojas y amarillas, por ejemplo, son más fáciles de digerir que las patatas pelirrojas.

El almidón de amilosa, en ocasiones, es referido como "almidón resistente" debido a su mayor resistencia a la digestión, resultando en ocasiones en una digestión incompleta. Debido a estas características, los alimentos que contienen almidones resisentes (alto contenido en amilosa) suelen considerarse como alimentos de dieta, lo que implica que uno puede comer más de ellos, al mismo tiempo que se reduce el riesgo de ganancia de peso (porque normalmente no se suelen digerir por completo). En mi opinión, esta es una manera muy pobre de hacer dieta, ya que los alimentos parcialmente digeridos o sin digerir son una invitación a las bacterias oportunistas que fermentarán en el colon, resultando en gases, hinchazón, y posiblemente en diarrea. En cualquier caso, cualquier persona que intente recuperarse de un brote de CM debe evitar los almidones resistentes.

En realidad, los carbohidratos están contraindicados no solo para las EII, sino también para la salud humana en general.

El periodo neolítico de nuestra historia marcó el comienzo de una tendencia poco saludable hacia la adición de cantidades crecientes de carbohidratos en nuestra dieta. Es de conocimiento común que las dietas bajas en carbohidratos mejoran la digestión y previenen la acidez estomacal, el reflujo ácido, la ERGE, y otros problemas digestivos. Sin embargo, principalmente debido al estímulo de varios autodenominados como "alimentos policía", hemos agregado los carbohidratos a nuestra dieta hasta que dominan la dieta.

Como ya hemos hablado, la inflamación asociada con las EII, resulta en la pérdida progresiva de la habilidad de producir las enzimas digestivas necesarias para los carbohidratos complejos (azúcares complejos). Esta es una de las razones principales, junto con la producción de los anticuerpos relacionados con ciertas proteínas resultantes de un intestino permeable, por la que la digestion va cuesta abajo, y los problemas de malabsorción van escalando, conforme se desarrolla la CM.

Este punto de vista (dificultad digestiva) también sugiere que la fibra está contraindicada para la CM. Este es un tema con la fibra que prácticamente casi todo el mundo pasa por alto: la fibra es un carbohidrato complejo. En otras palabras, como sucede con todos los carbohidratos, cuando son digeridos, los metabolitos son azúcares. Debido a que la fibra es un azúcar complejo (a pesar del hecho de que la mayoría de las personas no lo piensan de esa manera), tiende a ser difícil de digerir. Por supuesto, esto se refiere a las fibras digeribles (las fibras solubles), las fibras insolubles (como la celulosa) no son digeribles por el sistema digestivo humano, por lo que son fermentadas en el colon por la bacteria.

Esto importa porque los azúcares/carbohidratos son totalmente innecesarios en la dieta humana.

La proteína y la grasa son esenciales para una buena salud, y también para nuestra supervivencia, a largo plazo. Los humanos no solo pueden sobrevivir perfectamente sin carbohidratos, sino que tienden a ser más saludables sin ellos. Esto le fue demostrado a una comunidad médica escéptica allá en los años 30, y a continuación, olvidado rápidamente por dicha comunidad médica.[63]

Cuando todo lo demás fracasa, y las dietas de eliminación ordinarias rehusan llevar a la remisión, una dieta con todo tipo de carne podría proveer un tique a la remisión. Definitivamente vale la pena intentarlo cuando no hay otra cosa que funciona.

¿Los probióticos son útiles para tratar la CM?

La Fundación de la Colitis Microscópica insiste en que para la mayoría de las personas, no son útiles, y que en algunos pocos casos incluso pueden impedir que algunos pacientes puedan ser capaces de alcanzar la remisión.[64] Y, años después de aclamar que los probióticos eran beneficiosos cuando se incluían en el programa de tratamiento de la CM, incluso el American Gastroenterological Association Institute está de acuerdo ahora que en la mayoría de los casos, los probióticos no son útiles para conducir a un paciente con CM hacia la remisión y específicamente recomiendan en contra del uso de los probióticos para tratar la colitis microscópica.[65]

Esta intolerancia a las bacterias probióticas puede reflejarse en el hecho de que los pacientes con CM probablemente no puedan tolerar las verduras en la dieta a menos que estén bien cocidas. Las verduras crudas son casi siempre mal toleradas. Si bien esto generalmente es atribuido a la inhabilidad de tolerar los efectos irritantes de la fibra mientras el intestino se encuentra inflamado, también puede deberse a las bacterias que se encuentran dentro y en muchas verduras crudas. Los investigadores han descubierto que las verduras contienen muchas más especies de bacterias de las que nos dimos cuenta previamente. Por ejemplo, una sola hoja de espinaca puede contener más de 800 especies diferentes de bacterias.

El algunos casos, los medicamentos son la causa primaria por la que un paciente es incapaz de alcanzar la remisión.

Asegúrese de considerar todos los medicamentos que toma si se encuentra en un brote y no puede encontrar la razón. Hace unos años, se sospechaba de muchos medicamentos como causa de la CM.

Pero ahora hay investigadores que afirman que después de estudio adicional, parece ser que no solo los medicamentos antiinflamatorios no esteroideos (AINES) y los inhibidores de la bomba de protones (IBP)(IBP) causan CM (Masclee, Coloma, Kuipers, & Sturkenboom, 2015).[66] Sin embargo, los investigadores reconocen que otros medicamentos pueden empeorar ciertos síntomas. En ausencia de ensayos aleatorios controlados publicados, solo podemos hacer conjeturas fundamentadas.

Lactosa en productos farmacéuticos.

En teoría, la lactosa pura en los medicamentos no debería ser un problema porque el único problema con la lactosa es que no podemos digerir cantidades significativas de ella en nuestro intestino cuando se encuentra inflamado. La lactosa es un azúcar y los azúcares (con solo una excepción rara: el alfa-gal), no provocan que el sistema inmune humano produzca anticuerpos. Solo las proteínas pueden promover una inflamación al desencadenar una reacción del sistema inmune. La caseína es una proteína láctea conocida por causarnos una reacción (aunque también podríamos reaccionar a algunas proteínas contenidas en el suero).

Los azúcares no digeridos simplemente deberían pasar a través del intestino delgado sin absorberse al colon. Allí, generalmente, serán fermentados por las bacterias, causando algo de gases, pero las pequeñas cantidades (de azúcares) en las pastillas deberían ser relativamente insignificantes de forma que la fermentación de esa pequeña cantidad no debería causar ningún síntoma notable. Al menos, esa esa la teoría. Si las empresas farmacéuticas utilizan lactosa de grado farmacéutico, entonces debe ser pura, y la lactosa pura no debe contener caseína.

El problema es que en el mundo real, muchos pacientes con CM parecen reaccionar a la lactosa, en al menos algunos productos farmacéuticos. Esto sugiere la posibilidad de que algunas empresas farmacéuticas, en algunos productos, podrían estar engañando utilizando una lactosa de grado industrial más barata en lugar de la lactosa de grado farmacéutico. La lactosa industrial contiene trazas de caseína y suero porque no ha sido purificada tan bien como la lactosa de grado farmacéutico.

Muchos (posiblemente la mayoría) de los ingredientes farmacéuticos se obtienen de países lejanos estos días (China es un suministrador importante, por ejemplo), y de este modo, si se produce algún tipo de engaño, probablemente ocurra en las instalaciones del suministrador de estos ingredientes (mientras que las grandes empresas farmacéuticas miran hacia otro lado). Pero, por supuesto, no hay pruebas para corroborar esta sospecha. La conclusión es que probablemente algunos ingredientes pueden estar contaminados y algunos no. Si un producto funciona bien para la mayoría de los pacientes, entonces existe una buena posibilidad de que sea puro.

Es posible que sea necesario ajustar la dosis de medicación tiroidea durante y después de un tratamiento con corticosteroides.

Los corticosteroides suprimen la TSH, complicando los tratamientos tiroideos. Esto puede causar síntomas de hipertiroidismo mientras se sigue un tratamiento con un corticosteroide, y los síntomas de hipotiroidismo podrían regresar después de terminar el tratamiento con un corticosteroide. Por lo tanto, si está tomando medicación tiroidea con objeto de corregir un hipotiroidismo, puede prever que la medicación tiroidea sea más potente mientras esté tomando un corticosteroide. Podría ser necesario disminuir la dosis de su medicación tiroidea. Su TSH debería volver a los niveles normales después de terminar el tratamiento con el corticosteroide. Si, en su lugar, normalmente es hipertiroideo, es posible que necesite aumentar la dosis de su medicación tiroidea mientras toma un corticosteroide y bajarlo nuevamente después de finalizar el tratamiento con el corticosteroide.

Por supuesto, si no ha ajustado la dosis de cualquiera que sea el tipo de medicación que esté tomando para el tiroides después de comenzar el tratamiento corticosteroide, entonces no debería ser necesario cambiar la dosis después de que finalice el régimen de tratamiento corticosteroide. Normalmente, esto solo se convierte en un problema significativo en los casos en los que un paciente es muy hipotiroideo y se usa un corticosteroide durante un período de tiempo relativamente largo.No debería ser un factor para la mayoría de los pacientes.

Los utensilios compartidos son una causa común de contaminación cruzada.

En algunos casos, los utensilios utilizados para cocinar y comer son una causa frustrante de contaminación cruzada, especialmente cuando alguien en el hogar no sigue una dieta libre de gluten, de forma que los utensilios se ven expuestos al gluten regularmente. En esos casos, el primer lavado de platos realizado de forma incorrecta o incompleta puede resultar en una contaminación cruzada. Este problema puede ser muy difícil de descrubrir porque se tiende a asumir como una parte segura de la rutina diaria. Utilizar utensilios dedicados es la solución obvia porque elimina el riesgo de contaminación cruzada. Lavar los platos, cuchillos y tenedores, cazuelas y sartenes de forma separada de los utensilios contaminados con gluten ayudará a asegurar que los utensilios libres de gluten sigan totalmente sin gluten. La contaminación cruzada de los utensilios puede ser un riesgo de exposición a una cantidad mínima de gluten, pero resulta ser un añadido, y con el paso del tiempo puede convertirse en un problema mayor que fácilmente puede impedir una remisión.

¿Por qué todo el mundo debería intentar una dieta libre de gluten?

Obviamente, adoptar una dieta libre de gluten no debería hacerse como un capricho: se trata de un cambio importante en el estilo de vida, un compromiso que probablemente afectará cada parte del resto de su vida. Si bien probablemente sea cierto que la salud a largo plazo de todos se beneficiaría si evitaran el gluten, en este punto hay una advertencia a tener en cuenta. Si estamos predispuestos a ser sensibles al gluten, en otras palabras, si tenemos los genes que nos predisponen a una sensibilidad al gluten (y aproximadamente el 96 % de la población general lo es)), en muchos casos, eliminar el gluten de nuestra dieta aumentará la sensiblidad de nuestro sistema inmune a ello. Muchas personas (probablemente la mayoría de las personas) han desarrollado algún grado de sensibilidad al gluten, pero no tienen síntomas clínicos porque han estado comiéndolo durante toda su vida, por lo que su sistema inmune ha desarrollado una tolerancia al mismo. Una vez que el gluten ha sido eliminado de la dieta durante un período extenso de tiempo, sin embargo, las exposiciones futuras podrían desencadenar una reacción, a pesar de que fue bien tolerado antes.

Esto puede parecer una paradoja, pero es similar a los tratamientos de inmunoterapia oral en los que los alergólogos tratan las alergias al exponer al paciente a dosis pequeñas pero crecientes de un alérgeno hasta que su sistema inmunológico desarrolle tolerancia para que una exposición normal no desencadene una reacción. Sin embargo, la trampa de esta terapia es que el paciente tiene que continuar con exposiciones regulares (preferiblemente diarias) al alérgeno, o perderá la tolerancia y comenzará a reaccionar nuevamente. Mientras continúen ingiriendo una dosis de mantenimiento del alérgeno, estarán bien, posiblemente para el resto de su vida. Pero, si detienen la terapia de mantenimiento, es probable que pierdan su tolerancia. Muchas personas han inducido una tolerancia al gluten, por lo que la decisión de eliminarlo de la dieta puede convertirse en una necesidad permanente, por defecto. Por lo tanto, sin gluten no es solo una forma de vida, sino una opción irreversible, en la mayoría de los casos.

¿Cuáles son los riesgos de hacer trampa en la dieta?

Si en alguna ocasión ha tenido la tentación y ha hecho trampa en su dieta restringida, hacer trampa con el gluten no es una buena opción porque la vida media de los anticuerpos anti-gliadina (anti-gluten) es de 120 días. Esto significa que unos pocos minutos de indiscreción pueden resultar en meses de aumento de la inflamación. La vida media de la mayoría de los otros anticuerpos alimentarios, en comparación, es de solo unos 6 días. Y hacer trampas con la fibra tiene la menor cantidad de influencia extendida. Comer demasiada fibra puede resultar en una reacción adversa, pero la fibra no provoca que el sistema inmune produzca anticuerpos, lor lo que es menos probable que cause un revés importante.

Es natural querer experimentar reintroduciendo alimentos. Desafortunadamente, el intestino tarda más en sanar de lo que casi todo el mundo piensa: generalmente de 2 a 3 años para la mayoría de los adultos, y en algunos casos tarda más. Los niños sanan mucho más rápido: normalmente en menos de un año. Pero, debido a la larga vida media de los anticuerpos antigliadina, tienden a dominar el sistema inmune siempre que el nivel sea relativamente alto. A medida que disminuye ese nivel, entonces el sistema inmune puede volver a concentrarse en otros antígenos. Hasta que nuestro sistema inmunitario se recupere un poco de los efectos abrumadores del gluten, puede ser casi imposible dar sentido a los sintomas de una reacción.

El problema principal con intentar reintroducir alimentos demasiado pronto (además de la inconveniencia de una posible reacción) es que cada fracaso aumenta un poco el nivel de inflamación, lo que amplía el tiempo para lograr la recuperación. Hay una buena posibilidad de que la razón por la que atreverse a reintroducir un alimento y no tener una reacción adversa tenga un efecto tan gratificante es porque no solo demuestra que comer ese alimento puede ser seguro, sino que tiene un efecto muy calmante sobre los niveles de estrés. El estrés promueve la inflamación, y la ausencia de estrés ayuda a resolver la inflamación.

¿Por qué las pruebas en heces son mucho más confiables y precisas que las pruebas en sangre o cutáneas para detectar las sensibilidades alimenticias?

Los alergólogos suelen pedir análisis de sangre diseñados para detectar anticuerpos IgE (y tal vez IgG) en la sangre. Si él o ella solicita pruebas cutáneas, entonces probablemente serán pruebas de IgE. Como he mencionado en la página 3 de este capítulo, las pruebas de IgE se utilizan para detectar las reacciones alérgicas clásicas. Se trata de reacciones de mastocitos donde se liberan histaminas y otros mediadores proinflamatorios que causan picazón, enrojecimiento, inflamación, erupción cutánea o urticaria, y otros síntomas clásicos de una reacción alérgica. En los casos severos, los anticuerpos IgE también son los que causan reacciones anafilácticas potencialmente mortales donde la presión arterial puede disminuir y puede resultar difícil respirar debido a la constricción de las vías respiratorias. Los anticuerpos IgG son simplemente marcadores de reacciones cronicas basadas en IgE. Las pruebas cutáneas son útiles mayormente para las alergias cutáneas, y tienen poco valor para la mayoría de los pacientes con CM.

Si bien muchos de nosotros también tenemos problemas de anticuerpos IgE, estos no son la causa de la inflamación intestinal asociada con la CM. El mecanismo descrito en la literatura médica como causa clásica de la CM es la inflamación promovida por las células-T. La activación de células-T puede tener muchas causas cuando la enfermedad se desencadena inicialmente. Pero, a medida que los síntomas se vuelven crónicos, este modo de inflamación se perpetúa por los anticuerpos producidos en respuesta a las sensibilidades alimenticias dentro del sistema digestivo. La proliferación de la infiltración de células-T en el revestimiento de la mucosa de los intestinos es en respuesta a los anticuerpos IgA producidos por el sistema inmune en respuesta a las sensibilidades alimenticias.

Debido a la falta de entrenamiento en este campo en el colegio de medicina, la mayoría de los alergólogos no suelen preocuparse de los anticuerpos IgA, ya que ni siquiera conocen el hecho de que los anticuerpos IgA promueven la inflamación intestinal. Mayormente conocen los anticuerpos IgE e IgG, debido a su entrenamiento y experiencia. Como resultado de ello, sus métodos de pruebas por lo general no son especialmente relevantes en cuanto a las sensibilidades alimenticias que están asociadas con la CM, aunque de forma ocasional algunos de los alimentos que dan resultados positivos en los análisis de sangre o pruebas cutáneas también dan resultados positivos cuando se comprueban los anticuerpos IgA (en heces). Pero, incluso si los alergólogos comprobaran los anticuerpos IgA (en sangre), los anticuerpos son producidos en el intestino, no en la sangre, por lo que el nivel de anticuerpos IgA causados por sensibilidades alimenticias generalmente es tan bajo que los análisis de sangre no son muy confiables para detectar anticuerpos causados por sensibilidades alimenticias en el intestino. Y las pruebas cutáneas son incluso menos apropiadas para detectar sensibilidades alimenticias.

Por ejemplo, suele tardarse años en acumularse el nivel de anticuerpos en sangre necesario para que sea probable que produzca un resultado positivo en la prueba de celiaquía (baseda en anticuerpos IgA e IgG) en celíacos. Para ese momento, el paciente ha sufrido síntomas clínicos durante muchos meses y años, y su intestino ha acumulado daños graves. Pero, una prueba en heces detectará los anticuerpos incluso antes de que aparezcan los síntomas clínicos. Las pruebas en heces son varios grados más sensibles y detectarán la enfermedad celíaca varios años antes (en la mayoría de los casos) que los análisis de sangre celíacos clásicos. Actualmente, las pruebas de sensibilidad alimenticia precisas y confiables (pruebas en heces) solo están disponibles en Internet, en EnteroLab.

¿Por qué la prueba de calprotectina no detecta de manera confiable la inflamación asociada con la CM?

Si bien la prueba de calprotectina es útil para detectar la inflamación asociada con la enfermedad de Crohn y la CU, rara vez muestra un resultado elevado par la colitis microscópica. ¿Por qué sucede esto? Sucede prque el resultado de la prueba de calprotectina indica una migración significativa de neutrófilos a la mucosa intestinal. La infiltración significativa de neutrófilos no suele ocurrir normalmente con la CM, aunque los neutrófilos realmente sí que están implicados de forma significativa con el patrón de inflamación asociado con la enfermedad de Crohn y la CU. Por lo tanto, un resultado negativo en una prueba de calprotectina descarta la enfermedad de Crohn y la colitis ulcerosa, pero no descarta la colitis microscópica.

Resumen

En el capítulo uno hablamos sobre las numerosas posibilidades que pueden contribuir o causar que un programa de tratamiento fracase. Un solo problema puede ocasionar que un tratamiento fracase, o la falta de éxito puede ser debido a una combinación de factores. Pero, lo principal que hay que recordar es que en los casos dificiles, cada sensibilidad necesita ser atendida. En los casos fáciles, la remisión viene fácilmente y los problemas en ocasiones pueden ser ignorados. Mientras que, en otros casos, virtualmente todo podría necesitar ser atendido de forma que pueda conseguirse un control completo sobre los síntomas.

Capítulo 2

Contaminación cruzada y Otros Problemas Dietéticos

Si los cambios en la dieta no ayudan, la contaminación cruzada o las sensibilidades no reconocidas son las razones comunes del fracaso del tratamiento.

Muchos pacientes con CM son incapaces de lograr una remisión, y todavía cuando son preguntados acerca de la posibilidad de que exista contaminación cruzada en su dieta por gluten, normalmente responden algo así, como: "Pero, soy extremadamente cuidadoso. No veo cómo podría verse contaminada mi dieta con gluten". Créame, puede ser una contaminación cruzada, a pesar del hecho de que esté siendo extremadamente cuidadoso. El gluten es tan omnipresente que puede colarse bajo nuestro radar para contaminar nuestra dieta. En ocasiones, está donde menos esperamos que esté, justo delante de nuestras narices. Aunque, en ocasiones le facilitamos una entrada fácil al gluten.

¿Hay una bolsa de harina de trigo en su casa?

¿Alguien en su hogar no sigue una dieta sin gluten? Si hay una bolsa de harina de trigo en su hogar, su dieta sufrirá contaminación cruzada. El riesgo es tan alto que resulta ser un hecho virtualmente seguro, en mi opinión.

Para ver el riesgo, abra una bolsa de harina temprano o al final del día, cuando el sol está bajo y se cuela la luz del sol a través de la ventana. El número de partículas que se pueden ver a la deriva en todas las direcciones de esos rayos de luz le sorprenderá. O simplemente deje caer una bolsa de harina sin abrir un par de centímetros sobre la encimera y observe toda la harina que sale al aire, aunque la bolsa aún no se haya abierto. La harina de trigo es tan fina que se hincha y va a todas partes. Y se asienta en todo, no solo en las mesas y encimeras y en todo lo demás que está expuesto, sino que cantidades más pequeñas también se depositan en platos y utensilios almacenados en armarios y cajones. Y cada vez que se abre la puerta de un armario, las corrientes de aire barren algunas partículas de harina en el aire. Cada vez que alguien camina por la habitación, las partículas de harina se hinchan en las corrientes de aire causadas por el movimiento. La harina de trigo es algo insidiosa. Cualquier celíaco que viva a unos cien metros de un molino harinero seguramente siempre mostrará niveles relativamente altos de anticuerpos antigliadina, independientemente de la dirección de los vientos predominantes, simplemente porque el polvo de la harina va a todas partes y nunca se va por completo, simplemente tiende a ser reubicado continuamente por las corrientes de aire. Sí, se puede limpiar de las encimeras para eliminar una gran cantidad, pero no se puede limpiar el aire sin sistemas de filtración sofisticados.

La contaminación procedente de los alimentos procesados es relativamente fácil de contener, porque ese gluten permanece quieto. Solo tiene que retirar todas las migas y mantenerlas alejadas de su comida, lavarse las manos, y mantener lejos cualquier cosa que pueda entrar en contacto con su comida. Pero, la harina de trigo no se queda quieta. Siempre está en movimiento, buscando otro lugar donde ocultarse, y otro plato de comida que contaminar. Los celíacos que tienen niveles relativamente altos de tolerancia podrían ser capaces de tolerar la harina de trigo en su casa si se siguen unas buenas prácticas de limpieza, pero muchas personas son demasiado sensibles para tolerar esas trazas, a pesar de las mejores precauciones. Y esto también se aplica a los pacientes con CM.

Las reacciones contra el gluten son debidas a una respuesta antigua del sistema inmune que se desarrolló durante nuestra evolución.

Ciertos patógenos como las bacterias que causan el cólera (vibrio cholerae) causan una mayor permeabilidad intestinal (conocido también como intestino permeable), por lo que no es sorprendente que nuestro sistema inmune responda a una infección de ese tipo. Curiosamente, el cólera causa el mismo tipo de diarrea acuosa (diarrea secretora) que la CM. La rápida deshidratación y el consiguiente riesgo de muerte que causa es el motivo por el que el cólera desarrolló una reputación como enfermedad tan temida. Sin embargo, la colitis microscópica está clasificada como una enfermedad benigna por la comunidad médica. Por supuesto, rara vez es fatal, pero ocasionalmente puede causar síntomas a veces fatales, como la deshidratación.

En cualquier caso, el trigo desafortunadamente causa algunos de los mismos tipos de síntomas en nuestro intestino que el cólera, es decir, aumenta la permeabilidad intestinal, lo que conduce a la diarrea secretoria. Y aumenta la permeabilidad intestinal no solo para los celíacos, sino para todos. El Dr. Fasano y su equipo de investigadores de la Facultad de Medicina de la Universidad de Maryland lo demostraron hace más de 10 años (Drago et al., 2006). La permeabilidad intestinal solo aumenta más rápido en los celíacos.

Esto sucede cada vez que alguien come gluten y, con el paso del tiempo, pasa factura y las uniones estrechas se abren cada vez más a medida que pasa el tiempo. Los celíacos, por supuesto, y aquellos que tienen al menos uno de los dos principales genes celíacos, tienen una respuesta mucho más pronunciada que los no celíacos, por lo que tienden a llegar a un punto en el que el intestino permeable comienza a permitir que los péptidos de los alimentos parcialmente digeridos entren en el torrente sanguíneo mucho antes que los no celíacos. Una vez que esos péptidos empiezan a entrar en el torrente sanguíneo, las respuestas del sistema inmune comienzan a convertirse en un problema importante.

Por lo tanto, sí, el intestino permeable activa las respuestas del sistema inmune que fueron diseñadas para combatir los patógenos que causan una mayor permeabilidad intestinal (como el cólera). Los alimentos nunca quisieron activar esa respuesta porque el alimento nunca desencadenó una mayor permeabilidad intestinal antes de que el gluten entrara a formar parte de la dieta humana. Y, ningún alimento en la dieta humana podía activar esa respuesta hasta que se desarrolló el trigo en el período neolítico de nuestra historia. Ahora que el trigo se ha arraigado en la dieta humana, el sistema inmune de todos se ha convertido innecesariamente inquieto y propenso a reaccionar cuando no debería, porque estamos comiendo un alimento que imita una de las acciones patógenas de la bacteria del cólera.

Considere la historia de la sensibilidad al gluten y la enfermedad celíaca.

Como mencionamos en el capítulo 1, la sensibilidad al gluten, en la forma de enfermedad celíaca, fue descrita por primera vez en la literatura médica aproximadamente hace 2.000 años (Guandalini, 2007, verano. p. 1). Pero, no ha habido un gran avance médico hasta la década de los años 30, cuando Willem Dicke empezó una serie de experimentos utilizando dietas libres de trigo, después de leer los informes de un niño que había experimentado diarrea después de comer pan o galletas (Peña & Rodrigo, 2015).[67] Publicó sus resultados en 1947 y los presentó en el

Congreso Internacional de Pediatría. Pero, su trabajo no fue tomado en serio. Así que, con la ayuda de algunos compañeros, mostró que cuando se retiraba el trigo de la dieta de los pacientes celíacos, la grasa fecal se veía reducida. Y reintroducirlo resultó en un exceso de grasa en heces, una condición llamada esteatorrea, que se sabe que está asociada con la enfermedad celíaca.

Estos datos de nuevos se presentaron en el Congreso Internacional de la Asociación de Pediatría en Zurich, en 1950, y se publicaron en el Acta Pediátrica de Escandinavia (Dicke, Weijrs, & Van De Kamer, 1953).[68] Debido al rechazo del artículo por una importante publicación americana, su publicación final se retrasó. Aparentemente hubo un sesgo de publicación contra los artículos médicos que contradecían la opinión popular incluso en la década de los 50. Al mismo tiempo, otro grupo de investigadores demostró que la esteatorrea era debida a una corrupción del proceso de absorción intestinal (Anderson et al., 1954).[69] Así que, finalmente, después de unos 2.000 años, se hicieron algunos progresos en la comprensión de la enfermedad celíaca. Pero, a pesar del progreso reciente, todavía queda mucho por hacer con respecto a la comprensión médica de la sensibilidad al gluten.

La investigación muestra que hay más de 300 péptidos reactivos en varias moléculas de proteína del trigo, centeno y cebada. ¿Alguna vez se ha preguntado por qué tantos? Resulta que el trigo posiblemente era la peor opción de grano posible para la designación de "personal de vida". La evidencia está en el genoma del trigo: contiene muchas más oportunidades para las proteínas que pueden causar reacciones. El trigo tiene varios órdenes de magnitud más de genes que cualquier otro grano. De hecho, el trigo tiene entre 8 y 15 veces más genes que los humanos. Con una cantidad tan enorme de genes, las probabilidades estadísticas de corrupción se disparan. Por lo tanto, no es de extrañar que haya tantas posibilidades de péptidos que causen que tanta gente reaccione.

Ocasionalmente, el etiquetado es la causa de la contaminación cruzada en la dieta.

En algunos casos, una dieta con contaminación cruzada es el resultado de que algo se ha pasado por alto, que algo se ha asumido incorrectamente, falta de información, o alguna otra razón que ha causado que un producto sea mal etiquetado. En ocasiones, los fabricantes cambian los ingredientes, y este tipo de cambio en el etiquetado puede pasarse por alto fácilmente. Es propio de la naturaleza humana asumir que un producto que era seguro la última vez que lo compramos debería ser seguro la siguiente vez que lo compremos. Pero, desafortunadamente, esto no siempre es el caso y, muy a menudo, habrá cambios en el etiquetado de los productos o productos mal etiquetados en las estanterías de alimentacion. Si este error es debido a una falta de coordinación entre los cambios en el ingrediente y los cambios en el etiquetado, o una falta de comunicación entre el suministrador del ingrediente y el fabricante del producto, el efecto sobre el consumidor es el mismo: una reacción adversa no esperada, si resulta que el consumidor es sensible a un ingrediente que se ha omitido o representado incorrectamente en la etiqueta.

Algunos ingredientes de alimentos no son seguros para los pacientes con CM a pesar de las afirmaciones de los "expertos" de lo contrario.

Uno de los problemas de etiquetado más insidioso es el caso en el que se comete un error en base a la opinión incorrecta de un "experto". Por ejemplo, la mayoría de los "expertos" de la industria, están de acuerdo en que el aceite de soja y la lecitina de soja no contienen ninguna proteína de soja,y, por ello, son seguros para cualquier persona que sea sensible a la soja. Desafortunadamente, esta opinión está basada en un malentendido de los hechos, y en las experiencias del mundo real de muchas personas que son sensibles a la soja, se demuestra que mientras que la lecitina de soja podría ser segura para algunos, el aceite de soja podría ser un problema para la mayoría.

Los ingenieros de procesos diseñan y desarrollan tales procesos de separación, y cualquier ingeniero de procesos es consciente de que los procesos de separación perfectos solo existen en la teoría. En el mundo real, todos los procesos de separación mecánicos y químicos son imperfectos, y cada uno de ellos da como resultado un cierto porcentaje de residuos que generalmente son ignorados, porque simplemente se descartan como "dentro de las tolerancias permitidas" para el proceso. Y así, los "expertos" que no son ingenieros son lo suficientemente ingenuos como para creer que, mientras se mantengan los límites de tolerancia, el proceso dará como resultado productos "puros".

Pero, por supuesto, los productos en realidad no son puros. Esos pequeños niveles de contaminación que se encuentran dentro de los límites de tolerancia especificados podrían parecer tan ínfimos como para ser irrelevantes, pero no son irrelevantes para los sistemas inmunes, donde cantidades minúsculas pueden ser suficientes como para desencadenar una reacción en muchos casos.

Las tolerancias suelen especificarse en milésimas o en miles de milésimas, mientras que las sensibilidades generalmente se espefican en partes por millón (ppm). Una milésima es mil veces más grande que una ppm, y una diezmilésima es cien veces más grande que una ppm. Por lo tanto, las tolerancias utilizadas para los procesos son demasiado grandes (muchos órdenes de magnitud) para garantizar la pureza a cualquier persona que sea sensible a estas proteínas. En el caso de la lecitina de soja, el proceso generalmente neutraliza la proteína en el producto final de forma que se vuelve inofensivo. Pero ese no es el caso de los aceites de soja. La conclusión es que, a pesar de que los expertos afirman lo contrario, lo cierto es que la mayoría de los productos que contienen aceite de soja no son seguros para los pacientes con CM que son sensibles a la soja. Y, como se explicó en la primera edición de *Colitis Microscópica,* esa advertencia también se aplica a los productos utilizados en la piel, el cabello, y el cuero cabelludo, nuevamente a pesar de las afirmaciones de los "expertos" de lo contrario.

Y, en muchas situaciones de contaminación cruzada, entra en juego una complicación inesperada. Investigaciones recientes, basadas en advertencias sobre la seguridad de los alimentos que involucran toxinas en ciertos alimentos, sugieren que la mayoría de las personas tienden a modificar su percepción de las advertencias sobre los riesgos alimenticios si la información entra en conflicto con sus creencias personales o preferencias personales (Cornell Food & Brand Lab, 24 de noviembre de 2015).[70] El efecto neto es que si implica un alimento favorito, entonces para la mayoría de las personas, el riesgo percibido se considera significativamente más bajo que el riesgo real. Algunas personas incluso ignorarán completamente una advertencia si entra en conflicto con sus creencias. La implicación es que la información sobre los riesgos no es suficiente como para convencer a algunas, o posiblemente a la mayoría, a cambiar su actitud, y mucho menos convencerlas de cambiar su comportamiento.

Está claro que, si las advertencias de seguridad alimentaria sobre posibles toxinas en los alimentos no son suficientes como para cambiar el comportamiento de la población en general, entonces no es de extrañar que las advertencias sobre sensibilidades alimenticias personales no siempre se reconozcan como lo importantes que deberían ser. Y, por supuesto, el riesgo con los tratamientos basados en cambios en la dieta es que una percepción más baja del riesgo, o una opinión más baja sobre la importancia de una recomendación, puede conducir a una menor atención a los detalles que pueden dar como resultado que el tratamiento no logre la remisión.

Ciertas lagunas en las leyes de etiquetado pueden causar problemas a quienes tienen sensibilidades alimenticias.

Por ejemplo, muchas personas son sensibles a los sulfitos. Los sulfitos no son uno de los alérgenos que la ley exige que se enumeren específicamente como alérgenos en las etiquetas. De hecho, las trazas de sulfitos están exentas incluso de ser mencionadas en las etiquetas, de acuerdo con la ley en los EE.UU. En los Estados Unidos, las trazas no están definidas por las regulaciones, de manera que, ¿qué se supone que hacen los fabricantes y procesadores de alimentos? En general, cuando un ingrediente está presente en lo que la FDA se refiere como cantidades "incidentales", y no tiene ningún efecto funcional o técnico en el producto final, entonces no es necesario que aparezca en la etiqueta.

Un ingrediente incidental, por lo general está presente porque se encuentra normalemente en otro ingrediente. Esta convención no exime a los ocho alérgenos alimenticios principales (incluso si están presentes en cantidades como trazas: tienen que mencionarse específicamente en el etiquetado, en todas las circunstancias). Los sulfitos que han sido añadidos a cualquier tipo de alimento o ingrediente son considerados como un nivel incidental cuando suponen 10 pmm o menos del producto final.[71] Este es un límite bastante ajustado. Pero, los sulfitos que ocurren de forma natural al parecer son considerados exentos de este requisito.

Cuidado con los aromas naturales.

El término "aroma natural" implica una laguna en las leyes de etiquetado de ingredientes actualmente en vigor. Los "aromas naturales" pueden sonar como algo seguro, pero un aroma natural escasas veces suele ser "natural". En realidad, los aromas naturales suelen ser químicos altamente procesados que, por ellos mismos o en combinación con otros químicos, añaden aroma al alimento. Se permite denominarlos como "naturales" porque la fuente original del aditivo químico no ha sido fabricada por el hombre.

La FDA dice (CFR - Title 21, 9 de septiembre de 2016):[72]

> El término *aroma natural* o *saborizante natural* significa el aceite esencial, oleorresina, esencia o extracto, hidrolizado de proteínas, destilado, o cualquier producto de tostado, calentamiento o enzimólisis, que contiene los componentes aromatizantes derivados de una especia, fruta o zumo de frutas, vegetal o zumo de vegetal, levadura comestible, hierba, corteza, brote, raiz, hoja o material vegetal similar, carne, marisco, ave de corral, huevos, productos lácteos, o productos de fermentación de los mismos, cuya función significativa en los alimentos es dar sabor en lugar de ser nutricional. [Sec. 501.22, Item (3)]

Tenga en cuenta que debido a que, los fabricantes de los alimentos no están obligados a revelar los ingredientes de los "aromas naturales" añadidos, puede ser cualquier cosa, incluso cualquier cosa a la que pueda ser gravemente alérgico o intolerante. Por favor, tenga presente también que cualquier comida servida en un restaurante también podría contener "aromas naturales", que seguramente no estarán relacionados en el menú.

La fructosa puede ser un problema para algunos pacientes con CM, incluso en los vegetales.

Algunas autoridades afirman que aproximadamente el 30 % de la población general tiene problemas para absorber la fructosa. De forma similar a los problemas digestivos causados por la intolerancia a la lactosa, la fructosa no absorbida pasará al colon, donde se verá fermentada por las bacterias. Esto puede resultar en gases, hinchazón, calambres, y diarrea. El calor degrada la fructosa a mayor velocidad que otros azúcares, por lo que asegurarse que los vegetales están bien cocidos ayuda a minimizar, o al menos a reducir, los problemas de intolerancia a la fructosa. Los vegetales que contienen cantidades significativas (pero no amplias) de fructosa incluyen los espárragos, alubias, brócoli, coliflor, apio, pepino, y verduras de hojas verdes. Las cantidades más altas de fructosa se encuentran en el maiz, batatas, y tomates. Técnicamente, el tomate es una fruta, y no un vegetal, y por supuesto, una vez madura, el maiz es un cereal de grano y no un vegetal.

Los vegetales en la categoría de bajos en fructosa son los más seguros para las personas que son intolerantes a la fructosa. Los vegetales en esta categoría, que parecen tener el menor riesgo de causar problemas a los pacientes con CM, incluyen las coles de Bruselas, remolacha, judías verdes, patatas, calabaza y calabacín. Cuando se cocinan demasiado, los espárragos, brócoli, coliflor, apio, zanahorias, y batatas, también son adecuados para la mayoría de las personas.

Tenga en cuenta que la mayoría de las personas que son intolerantes a la fructosa no necesariamente tienen que evitar la fructosa en su totalidad. Y, eso es ser afortunado, porque evitar la fructosa por completo supondría todo un reto. Solo tienen que limitar su ingesta total de fructosa de manera que la cantidad total en su sistema en todo momento permanezca por debajo de su límite personal (nivel de tolerancia) que podría empezar a desencadenar síntomas. Obviamente, esto se consigue más fácilmente si se evitan, o al menos se minimizan, en la dieta los alimentos con las mayores cantidades de fructosa.

El problema con la vitamina E.

La vitamina E se puede encontrar en las etiquetas de varias formas, incluyendo d-alfa tocoferol, dl-tocoferol, acetato de alfa tocoferol, tocotrienoles mixtos, acetato de tocoferilo, y succinato de vitamina E. La mayoría de estos (aparte de los dos primeros) son términos muy ambiguos. El tema de la seguridad de la vitamina E para cualquier persona que es sensible a la soja surge a menudo.

La vitamina E natural (en los alimentos) se presenta en ocho formas químicas diferentes, llamadas isómeros:

alfa tocoferol
beta tocoferol
delta tocoferol
tocoferol gamma
alfa tocotrienol
beta tocotrienol
delta tocotrienol
tocotrienol gamma

Tenga en cuenta que los 4 primeros son tocoferoles, mientras que los otros 4 son tocotrienoles. En un principio se pensaba que para la nutrición humana solo se necesitaban alfa tocoferoles. De modo que los suplementos que contienen vitamina E natural solamente contienen alfa tocoferol, y esto se menciona en las etiquetas como d-alfa-tocoferol. Desafortunadamente, la mayoría de estos suplementos son derivados del aceite de soja debido a su relativamente bajo precio.

Pero, aproximadamente un 99 % de los suplementos de vitamina D que están disponibles, utilizan alfa tocoferol sintético, designados como dl-alfa-tocoferol. La investigación ha demostrado que la mayoría de los suplementos sintéticos de vitamina E se absorben muy poco, por lo que la mayoría de los defensores de salud, evitan los suplementos sintéticos de vitamina E. Las formas sintéticas de vitamina E solo son la mitad de efectivas que las formas naturales de vitamina E. Y, desafortunadamente, prácticamente todos los suplementos de vitamina E (ya sean naturales o sintéticos) contienen un solo isómero de vitamina E (basado en alfa tocoferol).

Pero, la investigación muestra que el tocoferol gamma en realidad es el isómero más común presente en los alimentos. De hecho, cerca del 70 % de la vitamina E presente de forma natural en los alimentos lo hace en forma de tocoferol gamma. Esta predominancia en sí misma sugiere que, ignorar por completo este isómero en los suplementos de vitamina E, probablemente sea contraproducente. Realmente es contraintuitivo, por lo menos. ¿Por qué es importante? Porque cuando solo se suplementa el alfa tocoferol, esto tiende a disminuir de forma significativa los niveles de tocoferol gamma que hay en el cuerpo, porque el tocoferol gamma se necesita en el cuepro para reducir la inflamación y regular ciertos factores que protegen contra determinadas enfermedades (incluidos ciertos tipos de cáncer) (Moyad, Brumfield, &Pienta, 1999, Jiang, Christen, Shigenaga, & Ames, 2001).[73,74] El tocoferol gamma también es conocido por activar genes que protegen contra el Alzheimer.

Claramente, prácticamente todos los suplementos de vitamina E (tanto si son naturales como si son sintéticos) están contraindicados para la prevención de ciertas enfermedades, incluidos el cáncer y el Alzheimer, simplemente porque excluyen el tocoferol gamma, y debido a esa deficiencia, tienden a agotar los suministros de tocoferol gamma en el cuerpo. El objetivo obvio debería ser tratar de obtener la vitamina E de los alimentos, no de los suplementos, y no de los alimentos procesados que han sido enriquecidos con vitamina E mediante tocoferoles diversos.

La vitamina E está presente en varios alimentos, incluidas las almendras, semillas de girasol y aceite, aceite de cártamo, aceite de oliva, espinacas y otras verduras de hojas verdes oscuras, brócoli, calabaza, marisco, muchos pescados, aguacates, y ciertas frutas y bayas. La mayoría de las personas con CM pueden tolerar muchos de esos alimentos, por lo que no sería necesario usar suplementos de vitamina E. Y, por supuesto, la vitamina E también se encuentra presente en el cacahuete o maní y en el aceite de soja, y en los tomates, pero a la mayoría de nosotros nos resulta necesario evitar esos alimentos.

Pero, la mayoría de las personas que tienen CM no están tan preocupadas por obtener vitamina E de los alimentos: están mucho más preocupadas por ingerir accidentalmente alguna forma de tocoferol derivado de la soja. En lo que respecta a los alimentos procesados, en general, demasiados de ellos están "enriquecidos" con alguna forma de vitamina E, y el truco es descubrir qué forma de vitamina E se usa, para determinar si es seguro o no usarlo. No se puede confiar en una etiqueta que diga "Sin Soja", porque la mayoría de los diseñadores de etiquetas no reconocen las formas naturales de tocoferoles como derivados de la soja.

Cuando se utilizan formas naturales de vitamina E (d-tocoferol), a menos que se especifique la fuente del ingrediente, es más seguro y generalmente es mucho más preciso asumir que la fuente es la soja (porque es de lo que suele estar hecho). Cuando se menciona el tipo de vitamina E en la entiqueta como dl-alfa-tocoferol, o como vitamina E sitnética, entonces no contiene ningún tipo de derivado de la soja.

Cualquier ingrediente en forma de "extracto" debería ser visto como sospechoso, porque en muchos casos, el medio de extracción utilizado es el aceite de soja. Un buen ejemplo de esto es el extracto de romero que se encuentra en la mayoría de los pavos procesados en estos días. El romero puro debería ser seguro para la mayoría de las personas con CM, pero el extracto de romero puede causar problemas a cualquier persona sensible a la soja.

Comer en restaurantes puede resultar todo un reto.

El problema es que solo existe una manera básica en que la preparación de alimentos pueda ir bien y miles (o tal vez decenas de miles) de maneras en que puede salir mal. Y, la raíz del problema es el hecho de que no hay manera en la que la mayoría de las personas que no tienen la enfermedad puedan comprender el alcance de la atención al detalle que se requiere para mantener los alimentos seguros con éxito. Y eso implica cada una de las porciones de comida incluidas en la comida. Por lo tanto, las probabilidades matemáticas que hay de recibir una comida completa que realmente sea segura (y sin contaminación cruzada), en un restaurante, tendrían que ser increíblemente escasas.

¿Qué sucede con las enzimas digestivas de las que se dice permiten la digestión del gluten y de la caseína?

Algunos de estos productos se promocionan como si pudieran permitir al usuario ignorar las sensibilidades alimenticias y comer los alimentos que le eran prohibidos previamente. Desafortunadamente, de forma similar a lo que sucede con el aceite de soja y la lecitina de soja, estas enzimas no permiten procesos de digestión perfectos. Algunos de los péptidos asociados con el gluten y de los péptidos asociados con la caseína, que causan reacciones a los pacientes con CM están hechos para pasar sin dividirse. Y aunque esto pueda representar solo un pequeño porcentaje, generalmente será suficiente como para hacer que la mayoría de los pacientes con CM reaccionen si consumen suficiente gluten o caseína.

E incluso si el número de péptidos sin digerir está por debajo del umbral personal en el que se desencadena una reacción, existe una muy buena posibilidad de que la cantidad sea más que suficiente como para mantener un estado de inflamación crónica de bajo nivel en el cuerpo si la práctica de usar una ayuda digestiva para justificar el consumo de sensibilidades alimenticias se convierte en una rutina. Es bien sabido que incluso un nivel de inflamación crónica de bajo nivel es muy indeseable debido al mayor riesgo que supone para el desarrollo de enfermedades autoinmunes. Por lo tanto, utilizar estos productos como una solución alternativa para las sensibilidades alimenticias sería una opción muy poco práctica. Hacerlo, seguramente pondría en peligro la salud a largo plazo.

Sin embargo, productos como estos podrían ser útiles como una especie de "red de seguridad" en aquellas situaciones en las que existe riesgo de contaminación cruzada, como por ejemplo, cuando se come en restaurantes o en otros lugares fuera de casa, donde las trazas de gluten o de caseína podrían encontrarse debido a que no estuvieran disponibles instalaciones dedicadas (o una formación adecuada) para la preparación de alimentos libres de gluten o libres de caseína. Aunque este tipo de productos deberían funcionar mejor si se consumen antes de este tipo de comidas, podrían ayudar a prevenir, o al menos a reducir la severidad de una reacción en situaciones en las que se sospeche que podría haberse ingerido gluten o caseína de forma no intencionada.

¿Por qué es tan importante minimizar la fibra en la dieta?

La fibra es considerada tradicionalmente como una parte necesaria de la dieta humana. Se cree que mejora la motilidad. Y, de hecho, para muchas personas funcionará tal y como se afirma. Pero, una de las últimas cosas que necesitan la mayoría de los pacientes con CM es una mayor motilidad. Necesitan menos motilidad, no más.

Como destaca el doctor Michael Eades en su blog, la fibra funciona "promoviendo la regularidad" (como reclaman los fanáticos de la fibra) irritando las células de la mucosa del intestino (Eades, 2006, 30 de agosto). En realidad, la fibra desgarra todas estas células físicamente y cuando sucede eso, el sistema inmune marca esas células para su destrucción y reemplazo, porque es más fácil reemplazarlas que intentar repararlas (Miyake, Tanaka, & McNeil, 2006, Underwood, 2006).[75, 76] Una vez que la célula ha quedado marcada para su destrucción (un proceso conocido como apoptosis), descarga todo su suministro de mucina de inmediato.

Cuando se combina con agua, la mucina produce moco, que ayuda a lubricar el interior de los intestinos, y esto acelera la motilidad ayudando a inducir una evacuación intestinal. Y esto emociona a los fanáticos de la fibra porque les evita tener que rastrear cuál es su problema en la dieta que está causando el estreñimiento en primer lugar. Señalaría que hay dos causas muy comunes para el estreñimiento y estas causas son especialmente probables para la mayoría de los pacientes con CM: deshidratación y deficiencia crónica de magnesio. La mayoría de las personas con CM tienden a ser propensas a tener estos dos problemas.

El punto principal aquí es que lo último que necesitan la mayoría de los pacientes con CM es una motilidad más rápida y otro movimiento intestinal, y ciertamente no necesitan ningún daño adicional en sus intestinos. La mayoría de los pacientes con CM ya tienen daño intestinal más que suficiente, por lo que las recomendaciones de los médicos que aconsejan a los pacientes con CM que tomen suplementos de fibra son claramente contraproducentes.

La política más segura con respecto a los productos horneados es evitarlos todos durante la recuperación.

Pruebas aleatorias de harinas sin gluten en los estantes de las tiendas muestran que la contaminación cruzada de estas harinas con gluten es algo bastante común (Thompson, Lee, & Grace, 2010).[77] En algunos casos, la cantidad de contaminación por gluten es solo ligeramente superior al límite máximo permitido por las regulaciones de la FDA. Pero, en otros casos, la cantidad es mucho más significativa y podría ser suficiente como para hacer que algunas personas reaccionen si son sensibles al gluten.

Además, algunos pacientes tienden a reaccionar con ciertas combinaciones de harinas, aunque las harinas a nivel individual puedan no causar problemas. Debido a que las harinas sin gluten normalmente funcionan mejor cuando se combinan, en lugar de utilizar harinas de forma indivual, combinar distintos tipos de harinas SG normalmente suele mejorar siempre el horneado y las características de la textura del producto final. Pero, por supuesto, combinar ingredientes aumenta las probabilidades de introducir contaminación en la mezcla. Cuanto mayor sea el número de ingredientes, más probabilidades hay de que el producto final pueda tener contaminación cruzada con gluten.

Durante un brote (y también durante la fase inicial de recuperación) el sistema inmune es extremadamente sensible, y tenderá a reaccionar a niveles bajos de antígenos que probablemente estarían por debajo del umbral necesario para desencadenar una reacción después de que se haya establecido una remisión estable durante unos meses o más. Por lo tanto, es necesario tener especial cuidado para evitar incluso pequeñas cantidades de trazas de alimentos que se sabe o se sospecha que son un problema, durante la fase de recuperación. Cualquier cosa que se pueda hacer para acelerar la recuperación o para acortar el tiempo de recuperación, generalmente vale la pena el esfuerzo extra.

Debido a ese riesgo, normalmente suele ser una buena idea evitar hornear productos durante el periodo de recuperación. Una vez alcanzada la remisión estable y haya transcurrido un tiempo razonable para permitir una curación intestinal significativa, de forma experimental, se pueden intentar productos horneados para comprobar si podrían añadirse de forma segura a la dieta. Pero, recuerde que cada lote de harina podría ser diferente.

Se trata de un procedimiento mucho más seguro que permitir productos horneados en la dieta durante la recuperación, porque cualquier fuente de contaminación cruzada en la dieta puede impedir la remisión. Y, en ese tipo de situación, no suele existir forma de averiguar exactamente qué causó que el tratamiento con la dieta fracasara. Una reacción a un alimento concreto solo puede detectarse de forma confiable cuando existe una remisión estable. Si la reacción ya está en marcha, entonces no hay manera de decir si un alimento en concreto está causando una reacción, o si los síntomas simplemente forman parte del brote actual.

¿Está bien tomar café?

La mayoría de los médicos recomiendan que los pacientes con CM eviten el café. La experiencia en el mundo real muestra que la mayoría de los pacientes con CM descubren que si el café les envió directamente al aseo antes de que comenzaran los síntomas de su CM, es muy probable que haga lo mismo después de que se desarrolle la CM. Pero, por otro lado, si el café no inició el viaje rápido al aseo antes de que se desarrollara la enfermedad, entonces probablemente no causará problemas una vez se desarolle la CM. El mayor riesgo con el café parecen ser los productos que se agregan al café en lugar de el café en sí. Tenga en cuenta que, a pesar del hecho de que muchos cafés de crema están etiquetadas como "Sin lácteos", contienen el ingrediente "caseinato de sodio" o alguna variación de ese nombre. El caseinato de sodio es el nombre bioquímico de la caseína que, por supuesto, es el ingrediente principal de todos los productos lácteos que, por lo general, hacen que el sistema inmune de muchos pacientes con CM producza anticuerpos.

Por ello, algunos pacientes con CM beben su café negro, algunos usan bebida de almendra, unos pocos usan bebida de coco, o algunos otra alternativa de la leche de vaca, y algunos usan una pequeña cantidad de azúcar de caña o de terrones de azúcar. Lo mejor es evitar los edulcorantes artificiales como el aspartamo porque prácticamente todo el mundo que tiene CM parece tener problemas con la mayoría de los edulcorantes artificiales, especialmente durante el período de recuperación, y la experiencai demuestra que el aspartamo parece ser la peor de las opciones que hay disponibles. Algunas personas afirman que la sucralosa (Splenda) podría ser más segura porque es un derivado del azúcar pero, desafortunadamente, todos los edulcorantes artificiales afectan a la población bacteriana intestinal. Pero las interrupciones de la población bacteriana intestinal ya son un problema para la mayoría de los pacientes con CM, por lo que no es probable que sean beneficiosos los problemas adicionales en este área.

¿Es el ghee un sustituto seguro para la mantequilla para quienes son sensibles a la caseína?

Muchas personas que son sensibles a la caseína suelen usar ghee, mantequilla clarificada, pensando que es sin caseína. Pero, el problema es que la manera en la que supuestamente lo convierten en un producto libre de caseína es mediante un proceso que no suele ser de fiar. Hacer ghee implica empezar con una mantequilla común y calentarla hasta que se derrita la mantequilla, de modo que el líquido se separe de los sólidos lácteos que precipitan la extracción y se depositan en el fondo del recipiente como globos de caseína. A continuación, se vierte el líquido (ghee), o las gotas de caseína simplemente se filtran para eliminar la caseína. En esencia, se trata de un proceso simple, pero en realidad está lleno de peligros. Existe un riesgo sustancial de que la separación no se complete, y si no lo es, entonces el producto final se contaminará con caseína.

Si hace un poco de investigación basada en los comentarios publicados en los numerosos blogs o foros de "gracias a Dios por el ghee", descubrirá que muchas, muchas personas, de hecho reaccionan al ghee. Y cuando mencionan este hecho, alguien inevitablemente recomendará una marca diferente. Pero, esa no es la solución. La acción más apropiada es simplemente alejarse del ghee, porque básicamente es un riesgo para cualquiera que sea sensible a la caseína. Fue diseñado originariamente para los gourmets, no para los pacientes con sensibilidades alimenticias. Esto es especialmente importante para las personas que tienen una o más enfermedades autoinmunes, porque como sucede con el gluten, la caseína, en ocasiones, puede causar síntomas muy sutiles para las personas que son sensibles a ella. A menudo causa problemas como la osteoartritis, pero la reacción es tan lenta que a menudo se pasa por alto la conexión.

El ghee muy puro tiene una pureza del 99.0 al 99.5 %. Los mejores productos comerciales de ghee se encuentran en esta categoría. Pero, esto deja una contaminación de un 0.5 a 1.0 %, y un 1.0 % (0.01) son 10,000 ppm. Una cantidad masiva, en lo que se refiere a contaminantes alimentarios. Usar ghee es algo parecido a un celíaco comiendo pan bajo en gluten: definitivamente, no es una buena práctica. Y no se sabe qué más podría haber en ese 0.5 a 1.0 %.

La reactividad cruzada podría ser un problema para algunas personas.

La Sociedad Americana de Alergia, Asma e Inmunología, define la reactividad cruzada como: "La reactividad cruzada en las reacciones alérgicas ocurre cuando las proteínas en una sustancia (típicamente el polen) son similares a las proteínas encontradas en otra sustancia (típicamente un alimento) (La Sociedad Americana de Alergia, Asma e Inmunología)."[78] La reactividad cruzada puede provocar reacciones cruzadas de acuerdo con ciertos patrones. Por ejemplo, si uno es alérgico al polen de abedul, tambien puede reaccionar a las manzanas, zanahorias, apio, avellanas, duraznos, peras, y patatas crudas (Mayo Clinic staff, 2017).[79] De manera similar, una sensibilidad al polen de ambrosía puede hacer que uno reaccione también a los plátanos y a los melones, como el melón, el melón dulce y la sandía. Una alergia al polen de la hierba también puede hacer que uno sea sensible a los melones, naranjas, cacahuetes, tomates y a la patata blanca. Y una alergia al polen de artemisa puede causar reactividad cruzada con manzanas, pimientos morrones, zanahorias, apio, ajo, cebolla, y ciertas especias como las semillas de alcaravea, perejil, cilantro, semillas de anís y semillas de hinojo.

Según la doctora Amy Myers, al menos seis alimentos son capaces de producir una reacción cruzada con gluten (Myers, n.d.).[80]

- Maíz
- Productos lácteos como la leche y el queso (alfa-caseína, beta-caseína, casomorfina, butirofilina, proteína de suero)
- Mijo
- Avena
- Arroz
- Levadura

¿Las intolerancias y alergias alimenticias son permanentes?

Durante muchos años, los especialistas han afirmado que muchos niños "superan" sus intolerancias alimenticias infantiles. Pero, el problema es que la mayoría no los supera (Palmer, 14 de abril de 2014).[81] Parece ser que los cambios químicos que tienen lugar en el cuerpo, posiblemente asociados con los virus o quizás con los cambios hormonales que ocurren durante la adolescencia, podrían ser responsables de la supresión de los síntomas de las alergias infantiles durante la adolescencia y la edad adulta temprana, en algunos casos.

Sin embargo, esta teoría aún no ha sido investigada, por lo que debe ser demostrada por la investigación médica. Pero, las estadísticas médicas muestran que cuando estas personas alcanzan los 20 o 30 años, los síntomas suelen regresar. En ocasiones, vuelven con síntomas diferentes.

Por ejemplo, se sabe que algunos niños que superan una alergia alimentaria posteriormente desarrollarán síntomas de eosofagitis eosinofílica a ese mismo alimento (Smith, 18 de marzo de 2014).[82] Por lo tanto, la intolerancia alimenticia obviamente permanece, aunque los síntomas puedan ser diferentes. Esto sugiere que una vez que el sistema inmune de alguien comienza a reaccionar a un alimento, esa intolerancia probablemente durará el resto de la vida de esa persona, independientemente de si siempre tiene síntomas clínicos o no después de comer el alimento.

Conforme se haga más investigación en el futuro, otros desórdenes del sistema inmune que suceden más adelante en la vida serán descubiertos como asociados con las intolerancias alimenticias de la infancia que se había pensado que se habían "superado". Cada vez hay más profesionales médicos que se están dando cuenta de que la inflamación, incluso cuando está oculta, es la causa de cualquier enfermedad. Esto significa que, cualquier cosa que pueda hacerse para minimizar la inflamación en todo momento, podría impedir el desarrollo de una enfermedad en el futuro. La forma más simple y segura para prevenir el desarrollo de estos problemas es evitar esos alimentos y no añadirlos nunca en la dieta.

Al seleccionar un aceite de oliva, el aceite de oliva virgen extra es el más seguro para quien tenga sensibilidades alimenticias.

Esto es debido a cómo se procesa ese aceite. El aceite de oliva virgen extra se extrae simplemente aplastando las aceitunas. Otros tipos de aceites de oliva podrían ser extraídos mediante un proceso que implica el uso de químicos. No hay pistas de ello en la etiqueta. La diferencia en los grados del aceite se puede apreciar por el color del aceite.

El aceite de oliva virgen extra es más oscuro que los otros tipos, y no brilla tanto. ¿Por qué es mejor que los demás? Contiene menos químicos y más antioxidantes. También contiene menos radicales libres. Pero, los investigadores han descubierto también otra razón por la que el aceite de oliva virgen extra es superior a los otros tipos (NDTV Food Desk, Updated: 11 de abril de 2017).[83] El aceite de oliva virgen extra contiene mucho más hidroxitirosol, que tiene la capacidad de reducir la resistencia a la insulina y la enfermedad del hígado graso no alcohólico.

Pero, según los resultados de las pruebas publicadas a finales de 2016, aproximadamente el 70 % del aceite de oliva que hay disponible en los Estados Unidos se encuentra adulterado (Natural Cures House, 13 de febrero de 2017).[84]

Diluir el aceite de oliva con aceites más baratos significa que podría contener un aceite que le haga reaccionar, y que el aceite con el que se ha diluido ciertamente no aparezca en la etiqueta. Esto convierte el aceite de oliva en un elemento de riesgo relativamente alto cuando se intenta seleccionar un aceite para la dieta de recuperación de un brote de CM. Es una buena elección que benificia a la salud cuando es puro, pero no lo es cuando está adulterado con un aceite más barato. Podrían usarse aceites como el aceite de girasol o de canola, y esto simplemente limitaría los beneficios para la salud. Pero, el aceite utilizado podría ser de soja, lo que causaría una reacción a quien sea sensible a la soja.

La moda probiótica.

El consumo de yogur y otros alimentos probioticos es muy popular hoy en día. Las ventas de probioticos están en auge. Las ventas comerciales de yogur son un negocio multimillonario. Prácticamente todo el mundo quiere tener el mismo tipo de bacteria intestinal que uno de los miembros de las tribus de cazadores recolectores que existieron hace un siglo, más o menos, en Tanzania, Venezuela y Perú. Sus doctores y todos los argumentos de venta de los fabricantes les han hecho creer que esto no solo mejoraría su salud, sino que también pueden lograrlo ingiriendo probióticos todos los días.

La realidad es que eso no va a suceder porque no solo las bacterias que serán capaces de adherirse a las paredes intestinales y a reproducirse para establecer una colonia son las que anteriormente ocuparon el intestino de alguien y se adhirieron con éxito allí. El resto se eliminan, a pesar de lo que pueden haber costado. Y seguirán viéndose arrastradas fuera, siempre que críen en un laboratorio en lugar de en los intestinos de alguien.

Pero, esta es una búsqueda inútil de todos modos, porque el perfil bacteriano intestinal de todos está determinado a corto plazo por los antibióticos que puedan haber tomado, y a largo plazo su microbioma está determinado por su dieta. Entonces, a menos que uno coma exactamente lo que comieron esos cazadores recolectores, las poblaciones de bacterias que se encuentran en los intestinos de los cazadores recolectores no van a sobrevivir en el intestino de nadie más. Si se colocan allí, los perfiles de población irán cambiando lentamente para adaptarse a la dieta del huésped. Esto se demuestra fácilmente. Cuando las personas que han llevado un estilo de vida de cazador recolector se pasan a una dieta de estilo occidental, pronto desarrollan un microbioma similar a todos los que comen una dieta de estilo occidental.

Comparar el bioma intestinal de las tribus de cazadores recolectores primitivos con el nuestro podría proporcionar alguna lectura interesante, pero cualquier información que provenga de ello es bastante irrelevante. En 2016, Los Ángeles Times publicó un artículo titulado: "La extinción dentro de nuestros intestinos". Ten presente este extracto de ese artículo. (Sonnenburg & Sonnenburg, 25 de febrero de 2016).[85]

> *Los cazadores recolectores de Tanzania, Venezuela y Perú tienen una microbiota que es notablemente similar entre sí y, sin embargo, muy*

> *diferente de la nuestra en Occidente. Sus intestinos albergan hasta un 50% más de especies bacterianas y el doble de genes bacterianos que los nuestros.*

Naturalmente, el perfil de bacterias intestinales de la mayoría de las tribus primitivas es similar: son cazadores recolectores y cazan y recolectan básticamente los mismos alimentos. Obviamente, su demografía de bacterias intestinales debería ser similar. Y, naturalmente, su intestino proporcionará alojamiento a muchas más especies bacterianas: no tienen refrigeración, antispéticos, ni conservantes de alimentos. Ni siquiera tienen platos donde colocar su comida. Están obligados a comer muchas cosas que usted y yo nunca tocaríamos. Por lo tanto, es probable que tengan una diversidad bacteriana mucho mayor en sus intestinos, debido a su estilo de vida. Pero, una comparación con nuestra fauna y flora intestinal es irrelevante, porque las poblaciones de bacterias en nuestros intestinos están determinadas por nuestra dieta. Si esos sujetos de las tribus de cazadores recolectores son alimentados con la misma dieta que estamos comiendo, dentro de unos meses su bioma intestinal se parecerá mucho al nuestro.

La conclusión es que la mayoría (quizás todo) el dinero gastado en probióticos se desperdicia. Los probióticos comerciales, el yogur, y productos similares terminarán siendo arrojados al inodoro. No es probable que cambien nuestra microbiotica durante más de unos días.

El artículo de Los Ángeles Times refleja un punto de vista común para perpetuar el punto de vista erróneo de que la extinción, de algún modo, es un evento antinatural. Pero, el hecho es que de todas las especies que han existido en algún momento u otro en la Tierra, el 99.9 % ahora están extintas. Y, la mayoría de las extinciones se produjeron durante cinco eventos de cataclismos. Entonces, la extinción es una parte natural de la evolución. ¿Hay alguna razón para creer que las bacterias no deberían estar sujetas a las mismas leyes de la naturaleza que el resto de nosotros? Por lo tanto, es natural que se extingan también.

Los autores de artículos como ese no entienden el sistema digestivo humano ni tampoco comprenden las bacterias intestinales. Las bacterias intestinales simplemente son parásitos oportunistas que andan siempre por ahí mientras haya algo en nuestros intestinos que les atraiga. Si cambiamos nuestra dieta y el artículo que les atrajo desaparece de su menú, hacen las maletas y se marchan, para ser reemplazadas por especies nuevas de parásitos que encuentran atractiva la nueva dieta. Es así de simple: la supervivencia del más apto todavía gobierna en el intestino humano.

Los investigadores están de acuerdo en que los probióticos son un desperdicio del dinero de los adultos sanos.

Un equipo de investigadores de la Universidad de Copenhagen analizaron siete ensayos con productos probióticos y no pudieron encontrar prueba alguna de que los productos alteraran el perfil de la bacteria intestinal en los adultos sanos.[86] Dicho esto, algunas revisiones han descubierto que existe alguna prueba de que en el caso de personas con desequilibrios bacterianos debido a ciertas enfermedades, un régimen de tratamiento con un probiótico ha demostrado ser beneficioso en algunos casos. Algunas de las pruebas del éxito del tratamiento son conflictivas.

Pero, dado que los probióticos no ayudan o empeoran los síntomas de la mayoría de los pacientes con CM, y el Instituto de la Asociación Americana de Gastroenterología ahora recomienda expresamente no usarlos para el tratamiento de la CM, los probióticos no solo están contraindicados para tratar la CM, sino que también se ha encontrado que son ineficaces para alterar el microbioma de los adultos sanos. Esto significa que son un producto para el que prácticamente no se ha encontrado un uso práctico, y como la mayoría de las personas, la mayoría de los pacientes con CM están mejor sin ellos.

¿Qué hay de las afirmaciones de que cuando el ganado o las aves de corral comen gluten o soja en su alimentación, puede aparecer en su carne?

Algunas autoridades afirman que la soja (o el gluten), se puede transferir al cuerpo de las aves o de los animales. Esto no aparece en la literatura médica porque no se ha investigado científicamente, de manera que los datos no se han publicado, pero la lógica dice que la transferencia de péptidos inflamatorios a la carne solo puede suceder si esas aves o animales experimentan una digestión incompleta, porque a menos que tengan una digestión incompleta, el resultado final de la digestión son los aminoácidos. Los aminoácidos no son la causa de ninguna reacción adversa o intolerancias conocidas. Las reacciones alérgicas o de intolerancia son causadas por cadenas de aminoácidos, conocidos como péptidos que, de alguna manera, son capaces de entrar en el torrente sanguíneo.

Los péptidos son el resultado de una digestión incompleta. La digestión incompleta puede causar dos cosas: una digestión comprometida o la incapacidad inherente de digerir ciertos elementos de la dieta. Para que un péptido cualquiera pueda entrar en el torrente sanguíneo, debe haber niveles más altos de lo normal de permeabilidad intestinal. Y, una vez que los péptidos entran en el torrente sanguíneo, se depositarán en las articulaciones, en los músculos, y en varios órganos, como sucede con la CM. Esto haría que los péptidos estén disponibles en la carne procesada.

Y todo esto parece bastante posible. No ha habido ninguna investigación para verificar que suceda, ni para descartarlo, por lo que esto es estrictamente especulativo, pero lo cierto es que parece plausible. La digestión incompleta ciertamente es bastante común, y la enfermedad o inflamación puede causar un intestino permeable. Además, la materia fecal, a veces, contacta con la carne durante el proceso de sacrificio. Eso se contrarresta con el lavado y los enjuagues desinfectantes, pero el lavado con agua y los enjuagues desinfectantes no siempre elimina los residuos de gluten, por lo que la posibilidad de contaminación cruzada durante el sacrificio, especialmente durante el proceso de evisceración, todavía existe en algunas situaciones.

El riesgo general de tener una reacción debido al sacrificio de las raciones de animales probablemente es bajo. Es difícil asegurar el riesgo involucrado debido a la falta de datos sobre la prevalencia de intestino permeable entre las aves de corral o de los animales destinados al sacrificio, y los datos sobre posibles residuos de gluten que quedan en los cadáveres como resultado del proceso de evisceración no están disponibles.

En ocasiones, el fracaso de una dieta de recuperación es debido a intentar hacer demasiadas cosas al mismo tiempo.

A algunas personas les resulta imposible seguir con una dieta el tiempo suficiente como para obtener resultados. Debido a que el gluten y la caseína en realidad tienen la capacidad de ser adictivos (como aprendimos en la primera edición de *Colitis Microscópica*), podría haber muchos síntomas de abstinencia cuando son excluidos de la dieta. Por ello, algunas personas pueden encontrar útil evitar múltiples cambios en la dieta al mismo tiempo y, en cambio, realizar cambios en la dieta en múltiples pasos.

Si se retira el gluten de la dieta en primer lugar, esto a menudo puede traer la remisión tras unas pocas semanas, y la remisión durará durante semanas hasta que el sistema inmune empiece a reaccionar a los anticuerpos generados por otros alimentos reactivos en la dieta. En este punto, todos los productos lácteos, o huevos, o productos que contengan soja (o cualquier otro alimento del que se piense pueda ser un problema), también se puede excluir de la dieta. Subsecuentemente, otros alimentos inflamatorios se pueden eliminar también hasta que la dieta esté libre de alimentos que se haya descubierto o se sospeche que son inflamatorios. A algunas personas esto les resulta más fácil de hacer que tener que eliminar todos los alimentos inflamatorios de una vez, aunque pueda tardarse más tiempo en alcanzar la remisión haciéndolo de este modo.

Cada vez que se cambia la dieta, el cuerpo tiene que hacer modificaciones en el proceso digestivo. Si se hacen cambios leves en la dieta, entonces solo harán falta ajustes leves (automáticamente por el sistema digestivo). Sin embargo, si se hacen cambios drásticos en la dieta, entonces tendrán lugar grandes cambios en el sistema digestivo, especialmente cambios químicos (cambios en la producción de enzimas). El sistema digestivo necesita su tiempo para "aprender" a producir más de determinadas enzimas, y a mantener alta esta producción, especialmente en cuanto a enzimas que no han sido requeridas anteriormente en cantidades importantes. Y este proceso se convierte en más difícil si la digestión se ve comprometida por una EII. El sistema digestivo es como una línea de producción compleja: necesita tiempo para alterar los métodos de producción, o para aumentar las cantidades de la producción, especialmente si la maquinaria tiene problemas mecánicos. Y, cada vez que cambia la dieta, la diversidad bacteriana y el equilibrio en el intestino podría cambiar, lo que a su vez podría tener algún efecto en la digestión. Todo esto sugiere que hacer cambios de forma más gradual en la dieta podría tener ventajas en algunos casos.

Pero, cuando la inflamación está implicada, todo el ambiente digestivo cambia.

La inflamación interfiere en la producción de enzimas y, por ende, interfiere en la digestión. También interfiere en la absorción de nutrientes. Esto da como resultado grandes cambios en la cantidad de alimentos parcialmente digeridos o no digeridos que se mueven a través del sistema digestivo. Los carbohidratos no digeridos, en particular, dan como resultado grandes cambios en las poblaciones de bacterias, ya que las bacterias oportunistas aprovechan todos los alimentos parcialmente digeridos y no digeridos disponibles para su fermentación en un ambiente cálido y húmedo ideal. Por lo tanto, las poblaciones de bacterias atraídas por los alimentos en descomposición pueden acumularse rápidamente. Todo esto generalmente sucede antes de que cambiemos nuestra dieta para tratar la enfermedad.

Entonces, cuando cambiamos nuestra dieta, nuestro proceso digestivo ya comprometido se enfrenta a cambios adicionales (debido a la eliminación de alimentos familiares y la adición de alimentos desconocidos). Inicialmente, la eficiencia digestiva puede disminuir, debido al retraso en la producción de las enzimas necesarias. Pero, a medida que aumentan las cantidades de enzimas necesarias y los niveles de anticuerpos y los niveles de inflamación asociados comienzan a disminuir, los alimentos mal digeridos se vuelven menos disponibles, por lo que las poblaciones de bacterias que están ahí solo para ayudar a pudrir los alimentos no digeridos comienzan a disminuir. Y, finalmente, la producción de enzimas y de las poblaciones y equilibrios de bacterias intestinales se estabilizarán en un nivel óptimo para la dieta actual, a medida que el sistema digestivo continúe sanando.

Cualquier agricultor o granjero le dirá que la dieta de cualquier animal nunca debe cambiarse drásticamente, ya que eso a menudo hará que el animal "deje de comer" (deje de comer o restrinja su alimentación y pierda peso), debido al estrés del sistema digestivo. Los productores de ganado que son prudentes nunca hacen cambios drásticos en las raciones de alimento en un solo paso. Siempre realizan cambios graduales durante un período de unos pocos días a unas pocas semanas, dependiendo de la extensión de los cambios en la dieta que deben realizarse en la ración del animal.

Para algunas personas, eliminar el gluten y los lácteos, y posiblemente otros alimentos, podría no ser difícil, porque esos alimentos no estaban incluidos en nuestra "ración" evolutiva, para empezar. Pero, para la mayoría de las personas que anteriormente dependían en gran medida de carbohidratos y alimentos procesados (que es prácticamente todo el mundo en estos días), los cambios en la dieta necesarios para sanar el intestino pueden equivaler a cambios bastante drásticos. Entonces, tal vez sería beneficioso usar cambios graduales en la dieta, para reducir alguna holgura en nuestro sistema digestivo cuando se necesiten cambios importantes en la dieta.

Si sospecha de algún alimento, pruebe este sencillo test.

Una forma rápida y sencilla de detectar alimentos que posiblemente causen una reacción es medir su ritmo cardíaco antes y durante el tiempo que tenga una muestra del alimento a ser testado en su boca, manteniéndolo ahí. El alimento será testado inmediatamente por su sistema inmune a través de la mucosa bucal y, si es sensible a ello, su ritmo cardíaco aumentará de forma significativa. Si su ritmo cardíaco aumenta más de aproximadamente un 10 % (generalmente entre 6 y 7 latidos por minuto), entonces, probablemente sea alérgico a ese alimento. No se trata de una prueba segura, pero en ocasiones es útil para tomar decisiones espontáneas al comer fuera o cuando tenga una razón para sospechar contaminación cruzada.

Y recuerde, las sensibilidades más difíciles de detectar son las que comemos cada día, o a las que nos exponemos cada día. Esto sucede porque cuando algo se convierte en parte de nuestra rutina habitual, se convierte en un "viejo amigo" cómodo y aprendemos a confiar en él.

Resumen

En este capítulo hemos descubierto que existen muchas razones posibles por las que la contaminación cruzada en la dieta puede impedir una remisión. Estas razones incluyen (pero no están limitadas a) descuido, etiquetado incorrecto de los alimentos procesados, alimentos que los expertos afirman son seguros, pero que no lo son, lagunas en las leyes de etiquetado, aromas naturales, fructosa, vitamina E, adulteración del producto, reactividad cruzada, y otras causas.

Capítulo 3

Deficiencias nutricionales

La mayoría de los pacientes con CM tienen deficiencias de vitaminas y minerales.

Cuando son preguntados acerca de su dieta, la mayoría de las personas en la población general insisten en que comen una dieta saludable (nutritiva). Y muchos leen las etiquetas y hacen un esfuerzo consciente para comer una dieta relativamente bien equilibrada que contenga los nutrientes que necesitan para una buena salud. Los "expertos" en salud, la FDA y la USDA, nos dicen que si seguimos su consejo, estaremos sanos. Pero, en el mundo real, los problemas de salud están siendo cada vez más prevalentes y muchas enfermedades y deficiencias nutricionales continúan en aumento. Por lo tanto, ¿dónde está el fallo? ¿Por qué no funcionan todos esos buenos consejos?

En primer lugar, algunos de los consejos son técnicamente incorrectos o intencionalmente engañosos. Están basados en información obsoleta o simplemente incorrecta. Afirmaciones tales como: "Deberían evitarse las grasas", o "Cuando los no celíacos evitan el gluten ponen innecesariamente en riesgo su salud", simplemente están equivocadas. Las grasas animales son algunas de las grasas más saludables que hay disponibles para nosotros, porque evolucionamos comiéndolas. Y, ciertamente no hay nada de malo en que cualquiera evite el gluten. Al contrario, evitar el gluten es una de las mejores cosas que cualquiera puede hacer por su salud.

Y gran parte de los consejos son incorrectos por omisión. Vitaminas y minerales importantes que deberían ser recomendadas, no lo son. Por lo tanto, si confiamos en el asesoramiento "experto" para toda nuestra información de salud, es probable que obtengamos un punto de vista unilateral. Y es doblemente probable que acumulemos deficiencias de ciertas vitaminas y minerales que se agotan porque tenemos una enfermedad inflamatoria intestinal.

¿Cómo de precisa es la información nutricional que figura en la mayoría de las etiquetas de los productos?

Esas etiquetas podrían haber tenido información precisa hace varias décadas cuando los valores nutricionales de los alimentos eran determinados por los científicos del USDA (en los Estados Unidos), pero hoy en día, los suelos se han agotado tras numerosas décadas de cultivo intensivo y, consecuentemente, muchas plantas podrían no tener los nutrientes que estaban disponibles hace décadas, especialmente el magnesio. Pero, ingenuamente suponemos que la mayoría de los alimentos todavía contienen los niveles de nutrientes que se encontró que contenían hace décadas. ¿Los contienen?

Además, si buscamos el valor nutricional de ciertos alimentos, encontramos todo tipo de valores dependiendo de la fuente de información utilizada, porque todos los lotes se prueban de manera diferente. ¿Quién tiene la información correcta? Todo es muy confuso, y la conclusión es que realmente no sabemos cuán precisa podría ser la información nutricional etiquetada porque puede variar mucho. Así que solo confiamos en su palabra al respecto, para bien o para mal.

Las etiquetas nutrionales constituyen un análisis garantizado por el fabricante. La etiqueta garantiza que el producto contienen al menos las cantidades de esos nutrientes mencionados en la etiqueta. Si contiene más, el exceso es irrelevante (para la FDA).

Pero, si el producto en realidad contiene menos de las cantidades mencionadas en la etiqueta, y alguien alerta a la FDA, entonces la FDA tomará cartas en el asunto y enviará una carta al fabricante con todo tipo de amenazas feas. La mayoría de los fabricantes intentan subestimar el contenido de nutrientes de sus productos de manera que no tengan que preocuparse por el incumplimiento de las leyes de etiquetado en caso de que alguno de los nutrientes en un lote ocasional se encuentre en niveles ligeramente inferiores a lo normal. Entonces, realmente, a todos los efectos prácticos, la FDA determina los niveles de nutrientes que figuran en muchas etiquetas.

Para complicar las cosas todavía más, muchos productos procesados son enriquecidos con ciertos nutrientes. Debido a que la mayoría de esos productos tienden a contener las formas más baratas de esos suplementos nutricionales disponibles pueden, o no, proporcionar beneficios significativos para el consumidor.

Cumplen con los requisitos de la FDA, pero no significa que cualquiera pueda utilizar todos los suplementos nutricionales que son añadidos. Así que no es de extrañar que muchas personas no obtengan nada parecido al valor nutricional de sus alimentos como les gustaría pensar que están obteniendo.

Para la mayoría de las personas, hoy en día no se satisfacen las necesidades de magnesio.

Los médicos han olvidado lo importante que es el magnesio para la salud porque estos días reciben gran parte de su educación continua relacionada con nuevos tratamientos por cortesía de los representantes de los medicamentos. Y estos representantes de medicamentos nunca les recuerdan nada que no requiera el uso de medicamentos costosos. De manera que, los remedios tradicionales que han funcionado desde el comienzo de la historia de la humanidad quedan apartados, para ser reemplazados por el uso de medicamentos nuevos y costosos. Hace más de dos décadas, Ma et al. (1995) mostraron que la deficiencia de magnesio se encuentra asociada con muchos problemas de salud graves a largo plazo, como enfermedades cardiovasculares, hipertensión, diabetes mellitus, insulina, y engrosamiento de la pared arterial carotídea.[87]

Escribiendo acerca del doctor Norman Shealy, un conocido neurocirujano y pionero en el campo de la medicina para el dolor, el doctor Mark Sircus destacó que el doctor Shealy mencionó una vez que: "Cualquier enfermedad conocida se encuentra relacionada con una deficiencia de magnesio" (Sircus, 8 de diciembre de 2009).[88] El doctor Shealy destacó también que: "El magnesio es el mineral más crítico requerido para la estabilidad eléctrica de cada célula en el cuerpo. Una deficiencia de magnesio podría ser responsible de más enfermedades que cualquier otro nutriente."

Los síntomas asociados con una deficiencia de magnesio podrían incluir (pero no están limitados a) (Sircus,8 de diciembre de 2009):

- calambres en las piernas
- dolor de pie
- espasmos o espasmos musculares
- estreñimiento
- pérdida de apetito
- náuseas
- vómitos
- cansancio
- debilidad

- entumecimiento
- hormigeo
- convulsiones
- espasmos
- tensión muscular
- dolor muscular
- dolores de espalda
- dolor de cuello
- dolores de cabeza tensionales
- espasmos urinarios
- calambres menstruales
- dificultad para tragar o nudo en la garganta
- insomnio
- ansiedad
- hiperactividad e intranquilidad con movimiento constante
- ataques de pánico
- agorafobia
- irritabilidad premenstrual
- cambios de personalidad
- ritmos cardíacos anormales
- espasmos coronarios
- palpitaciones
- arritmias cardíacas
- angina debido a espasmos de las arterias coronarias
- tensión arterial alta
- prolapso de la válvula mitral
- irritabilidad
- sensibilidad al ruido
- hiper-excitabilidad
- aprensión
- incapacidad para controlar la vegija
- nistagmo (movimientos oculares rápidos)
- pérdida de audición

- osteoporosis.
- Disfunción de la articulación de mandíbula (o TMJ)
- opresión en el pecho
- una sensación peculiar de que uno necesita respirar profundamente pero no puede

Los síntomas de una deficiencia severa de magnesio pueden incluir:

- Sed extrema
- hambre extrema
- micción frecuente
- llagas o hematomas que sanan lentamente
- piel seca, que produce picor
- pérdida de peso inexplicable
- visión borrosa que cambia de día a día
- cansancio o somnolencia inusual
- hormigueo o entumecimiento en las manos o pies
- infecciones frecuentes o recurrentes en la piel, encías, vegija o levaduras vaginales

Tenga en cuenta que los síntomas de una deficiencia severa de magnesio también son síntomas comunes de la diabetes mellitus o de lo que se conoce como prediabetes.

Normalmente, menos de un 1 % de nuestro magnesio se encuentra localizado en nuestra sangre.

Sin embargo, al evaluar los niveles de magnesio, la mayoría de los médicos ingenuamente ordenan la prueba de magnesio en sangre, presumiblemente porque es más rápida y fácil. Pero, es de conocimiento común que la prueba de suero es lamentablemente inexacta. Los Institutos Nacionales de Salud enumeran las estadísticas importantes para el magnesio de la forma siguiente.[89] Observe la última oración en la cita, que he destacado en negrita:

> *Un cuerpo adulto contiene aproximadamente 25 g de magnesio. De un 50% a un 60% se encuentra presente en los huesos y la mayor parte del resto en los tejidos blancos. Menos de un 1% del magnesio total se encuentra en el torrente sanguíneo, y estos niveles se mantienen bajo un control estricto. Las concentraciones normales de magnesio en sangre varían entre 0.75 y 0.95 milimoles (mmol)/L. La hipomagnesemia se define como un nivel de magnesio en sangre menor a 0.75 mmol/L. La homeostasis del magnesio es controlada ampliamente por el riñón, que normalmente excreta unos 120 mg de magnesio en la orina cada día. La excreción en la orina se reduce cuando el estado del magnesio es bajo.*
>
> *Comprobar el estado del magnesio es difícil porque la mayor parte del magnesio se encuentra dentro de las células o en el hueso.* ***El método más comúnmente utilizado y más disponible para evaluar el estado del magnesio es midiendo la concentración de magnesio en sangre, incluso a pesar de que los niveles en sangre guardan poca correlación con los niveles o concentraciones corporales totales de magnesio en tejidos específicos.***

Mejor utilizar la prueba de glóbulos rojos (RBC) en lugar de la prueba de magnesio en suero.

Cuando hace falta comprobar los niveles de magnesio, la prueba más práctica que se puede hacer es la prueba de magnesio RBC. Esta prueba sanguínea mide la cantidad de magnesio en los glóbulos rojos, lo que es representativo con la cantidad de magnesio que hay en otras muchas células del cuerpo. Aunque no es una prueba perfecta, tiende a ser mucho más precisa que la prueba sérica que suele usarse. Como un ejemplo extremo (si, por ejemplo, acaba de tomar un suplemento de magnesio), es posible que la prueba de magnesio sérico muestre un nivel alto, o incluso muy alto de magnesio, aunque el nivel de magnesio RBC (que es el equivalente al nivel de magnesio que hay dentro de las células del corazón) podría ser tan bajo que esté en riesgo de sufrir un ataque cardíaco fatal.

Y tenga presente que, según la experta en magnesio, la doctora Carolyn Dean (quien ya escribió varios libros sobre el magnesio) y que tiene su propia línea altamente absorbible de suplementos de magnesio, el llamado "rango normal" de resultados incluso para la prueba de RBC, es inexacto. Ella señala correctamente que los resultados "normales", se basan en grupos de sujetos que tenían un 80 % de deficiencia de magnesio en ese momento, lo que provoca que los resultados estén sesgados en el nivel más bajo. Insiste en que el nivel correcto para un resultado normal debe ser 6.0–6.5 ng/ml (15–16.2 nmol/l), en lugar del rango amplio (y generalmente más bajo) utilizado por la mayoría de los laboratorios.

¿Por qué hay tantas personas con una deficiencia de magnesio hoy en día?

Nuestro ancestros bebían agua que proporcionaba la mayor parte de sus necesidades de magnesio porque procedía de arroyos, ríos y lagos. Como resultado, nos acostumbramos a obtener nuestra mayor cantidad de magnesio de nuestra agua potable. El agua de superficie naturalmente contiene altas cantidades de magnesio y otros minerales porque se arrastra sobre terrenos con un contenido relativamente alto de minerales. Hoy en día, la mayoría de las personas beben agua que está filtrada, aereada, y tratada de formas distintas para eliminar los minerales y varios contaminantes químicos. Y las tierras se han agotado de muchos minerales debido a la agricultura intensiva, por lo que es mucho menos probable que el agua que se mueve sobre ellas recoja cantidades significativas de magnesio y otros minerales que en el pasado. Como resultado, hemos perdido gran parte del magnesio en nuestra agua potable, y prácticamente no se ha hecho nada para reemplazar esos minerales perdidos.

Se afirma que solo sobre un 30 % del magnesio RDA se encuentra disponible en dos litros del agua (la cantidad media necesaria para una buena salud) suministrada por las ciudades en las que el agua contiene las mayores cantidades de magnesio (Kiefer, 2007, Febrero).[90] En la mayoría de las ciudades, solo sobre un 10 a un 20 % de magnesio RDA se encuentra disponible en el agua. Y, encima de esto, muchos hogares no se fían del agua suministrada, por lo que utilizan filtrado adicional y equipos de purificación de agua que elimina la mayoría de los minerales restantes. La cantidad de magnesio que probablemente consigue superar estos sistemas de filtrado es prácticamente cero (historyofwaterfilters.com, n.d.).[91]

Muchas personas dependen del agua embotellada para su agua potable. El agua potable varía ampliamente en cuanto a pureza, pero desgraciadamente, excepto algunas marcas europeas, la mayor parte del agua disponible en América del Norte, tanto la embotellada como la del grifo, contiene muy poco magnesio (Azoulay, Garzon, & Eisenberg, 2001).[92]

Este problema se amplifica en gran medida por el fracaso general de la comunidad médica para reconocer y abordar la defiencia generalizada de magnesio que prevalece entre el público en general. Parte de este problema es que el llamado rango "normal" de un nivel aceptable de magnesio en sangre parece ser demasiado bajo (Liebscher & Liebscher, 2004).[93] Pero, el problema principal es que la prueba utilizada universalmente para evaluar el nivel de magnesio de un paciente (la prueba de magnesio sérica) está muy débilmente asociada con el nivel de magnesio real del cuerpo. Como ya hemos visto, los Institutos Nacionales de Salud señalan que menos de un uno por ciento del suministro total de magnesio del cuerpo se encuentra disponible en el suero sanguíneo, lo que hace que esta prueba sea un indicador muy pobre del nivel real de magnesio en el cuerpo. Los médicos seguramente lo saben y, sin embargo, continúan usando la prueba alegremente, mayormente porque es barata, fácil y de uso tradicional.

Si bien la comunidad médica convencional sigue ignorando el problema, algunos creen que simplemente corrigiendo las deficiencias de magnesio se podrían eliminar muchos problemas de salud graves, incluidas las enfermedades de corazón e hipertensión (Touyz, 2004).[94] Incluso podría eliminar muchas condiciones menos graves pero debilitantes. Muchas personas creen, por ejemplo, que debido a que muchos pacientes con fibromialgia tienen deficiencia de magnesio, la fibromialgia podría ser un síntoma de una deficiencia de magnesio (Deans, 11 de septiembre de 2012).[95] Incluso se han publicado investigaciones que muestran que el magnesio trata la fibromialgia (Engen et al., 2015).[96]

Las mujeres culpan del SPM a los cambios hormonales.

Pero, durante la segunda mitad del ciclo menstrual, cuando los niveles de estrógeno y progesterona aumentan, el nivel de magnesio disminuye dramáticamente (Matthews, septiembre de 2013). [97] Esto puede causar espasmos en las arterias que suministran sangre al cerebro, resultando en sintomas SPM y en migrañas. Pero, todos estos síntomas pueden reducirse impulsando significativamente las reservas de magnesio aumentando la ingesta de magnesio antes de que se desarrollen los síntomas. Es común tener deseos de chocolate antes de las menstruaciones. Esto ocurre porque el chocolate negro (con al menos un 80% de cacao), contiene más magnesio que cualquier otro tipo de alimento. Por lo tanto, ¿los SPM son debidos a cambios hormonales o en realidad son debidos a una deficiencia de magnesio?

¿Por qué la deficiencia de magnesio es un problema tan grande en la colitis microscópica?

Aproximadamente el 11 % del magnesio es absorbido en el duodeno y el 22 % es absorbido en el yeyuno (Albion Laboratories, Inc., n.d.).[98] Pero, aproximadamente un 56 % del magnesio es absorbido en el íleo y otro 11 % es absorbido en el colon, los cuales, ambos están inflamados en la mayoría de los pacientes con CM (Albion Laboratories, Inc., n.d., Koskela, 2011).

Esto significa que dos tercios de la absorción de magnesio tiene lugar normalmente en el íleo y en el colon. La inflamación presente ahí limita severamente la absorción del magnesio, tanto si procede de alimentos como de suplementos. La deficiencia de magnesio es un resultado inevitable. Aunque el magnesio se encuentra implicado en manejar la actividad de mas de 350 enzimas y es utilizado por más del 80 % de las funciones metabólicas del organismo, continúa siendo poco entendido y poco apreciado por la comunidad médica.

Para agregar al problema, la ingesta de magnesio disminuye con la aparición de la colitis microscópica. La mayor parte del magnesio que recibimos normalmente en nuestra dieta se encuentra en los vegetales de hoja oscura. Y, por supuesto, cuando el intestino está inflamado, no podemos tolerar cantidades normales de estos vegetales.

El magnesio es importante para un correcto funcionamiento del sistema immune.

Cojocaru, Cojocaru, Tănăsescu, Iacob, & Iliescu, (2009). han descubierto que durante y después de episodios de infecciones bacterianas importantes, los niveles de magnesio mostraban una disminución importante a los pocos días de la aparición que persistía durante varias semanas.[99] Esto sugiere que el magnesio es utilizado por encima de las tasas normales por el sistema inmune para combatir las infecciones bacterianas. Debido a que la CM suele asociarse con cambios importantes en los equilibrios de bacterias intestinales, y que las infecciones bacterianas hace tiempo que se sospecha son una causa potencial del desarrollo de la CM, la disponibilidad de las cantidades adecuadas de magnesio podría ser muy importante para facilitar la recuperación de la enfermedad.

Y, lo más importante, el magnesio reduce los niveles de PCR.

En 2005, King, Mainous, Geesey y Woolson demostraron que el magnesio reduce el riesgo cardiovascular, al reducir los resultados de los niveles de la proteína C reactiva (PCR).[100] En el estudio, mostraron que las personas que ingieren menos de la dosis diaria recomendada de magnesio son significativamente más propensas a tener un nivel elevado de PCR. Esto implica que es probable que una deficiencia de magnesio aumente el nivel de PCR. Un año más tarde, King, Mainous, Geesey, Egan y Rehman (2006) publicaron otro documento detallado sobre el proyecto de investigación que concluía que en las personas con bajo consumo de magnesio en la dieta, la suplementación al tomar más de 50 mg de magnesio al día, se asoció con una menor probabilidad de tener un nivel elevado de PCR.[101]

Ciertos alimentos comunes y ciertos medicamentos son conocidos por mermar el magnesio.

Como ya hemos hablado, debido a la reducción del contenido de magnesio en muchos terrenos de granja sometidos a un cultivo intensivo, muchos alimentos hoy en día pueden no contener la cantidad de magnesio que se cree que contienen. Y se sabe que algunos alimentos que comúnmente forman parte de la mayoría de las dietas, en la actualidad son conocidos porque en realidad obstaculizan la absorción de magnesio o, por el contrario, lo merman. Esos alimentos o bien no estaban disponibles durante los tiempos del paleolítico, o bien no se comían habitualmente durante la evolución humana. Alimentos como el café, el té, las bebidas carbonatadas, el azúcar y los alimentos endulzados, por ejemplo, son conocidos por disminuir el magnesio. Muchos medicamentos o bien disminuyen el magnesio o interfieren en su absorción, y obviamente esos medicamentos no estaban disponibles en tiempos del paleolótico. Algunos ejemplos son ciertos antibióticos, corticosteroides, y PPIs, todos ellos conocidos por disminuir severamente el magnesio. Y, por supuesto, estos medicamentos suelen ser prescritos a menudo para el tratamiento de la CM.

La deficiencia de magnesio asociada con el uso de los PPIs es un problema tan importante que la FDA ha publicado esta advertencia sobre los PPIs.[102]

> ***[3-2-2011]*** *La. Administración de Medicamentos y Alimentos de Estados Unidos (FDA) está informando al público que los medicamentos prescritos inhibidores de la bomba de protones (PPI) pueden causar niveles bajos de magnesio en suero (hipomagnesemia) si se toman por períodos prolongados de tiempo (en la mayoría de los casos, más de un año).* ***Aproximadamente en una cuarta parte de los casos revisados, la administración de suplementos de magnesio por sí sola no mejoró los niveles bajos de magnesio en suero y tuvieron que suspenderse los PPI.***

Tenga en cuenta la última frase en esa advertencia especial (he utilizado la negrita para destacarla). Si toma PPI durante un período amplio, es prácticamente seguro que tendrá una deficiencia de magnesio.

Una norma general para recuperarse de la CM es recuperarse primero, corregir las deficiencias después.

Al recuperarse inicialmente de la colitis microscópica, una regla importante para recordar es que es mejor dejar la corrección de las deficiencias de vitaminas y minerales en general hasta despúes de lograr la remisión. El problema al tratar de corregir las deficiencias en la dieta durante la recuperación es que muchos de los suplementos que hay disponibles tienden a contener ingredientes que pueden impedir la remisión en muchos casos, simplemente porque pueden aumentar la inflamación.

Siempre es mucho más seguro esperar hasta haber alcanzado la remisión, y entonces, si existe una razón válida por la que es necesario hacerlo, se pueden intentar los suplementos, de uno en uno, de manera que no causen problemas, puedan ser identificados inmediatamente y eliminados. Intentar ajustar todo de una vez, antes de que se produzca la remisión, suele resultar en un proceso de recuperación largo, que puede traer mejoras, pero que en realidad no permite alcanzar nunca la remisión.

No obstante, el magnesio y la vitamina D son excepciones a esa regla general porque son muy importantes para la curación. Una deficiencia de magnesio o de vitamina D debe ser corregida lo antes posible, porque los niveles adecuados de magnesio y de vitamina D son vitales para la recuperación, y hay infinidad de fuentes de confianza disponibles para obtener estos suplementos.

Tendemos a pensar que si comemos una dieta que proporcione todos los nutrientes recomendados por las directrices oficiales del gobierno, estaremos haciendo todo lo posible para garantizarnos una salud óptima. Pero, el problema con este punto de vista es que las dosis recomendadas de muchos nutrientes en realidad no son adecuadas para mucho más que para una protección mínima contra la enfermedad. Por ejemplo, las pruebas estadísticas muestran que el rango de los valores aceptables en sangre de la vitamina D (según las directrices) solo pueden ser adecuados para la prevención de la enfermedad conocida como raquitismo. Hace falta un nivel significativamente más alto de vitamina D si a uno le preocupa minimizar las posibilidades de desarrollar otras enfermedades (GrassRootsHealth, 23 de marzo de 2010[103]

Tomar suplementos versus obtener vitaminas y minerales de los alimentos naturales.

El sistema digestivo humano fue diseñado para derivar la nutrición de los alimentos naturales, donde los nutrientes generalmente se difunden a través de los alimentos. En muchos casos, las combinaciones de nutrientes pueden ofrecer efectos sinergéticos que no se encuentran disponibles en los suplementos concentrados. Los humanos evolucionaron comiendo alimentos naturales durante más de 2 millones de años. Cuando aparecieron los laboratorios de alimentos, los investigadores innovadores decidieron que si los alimentos eran nutritivos para la salud humana, entonces los nutrientes individuales en los alimentos tenían que ser la parte más importante de los alimentos, y aislarlos y utilizarlos como suplementos debería ser incluso mejor que comer alimentos naturales. Al menos ese es el razonamiento que hay detrás del concepto de muchos suplementos de vitaminas y de minerales.

Pero, en el mundo real, comer alimentos naturales casi siempre proporciona una salud, a largo plazo, mucho mejor que intentar obtener nutrición de una botella. El sistema digestivo puede extraer nutrientes de la comida real mucho más eficazmente que de suplementos concentrados. Esta es la razón por la que cuando se toman suplementos, las dosis tienen que ser mucho más altas que las definidas por la RDA y las proporcionadas por los alimentos naturales. Y, ¿qué sucede con todos esos nutrientes en exceso que son absorbidos de los suplementos pero que no son utilizados por el organismo? Tienen que ser eliminados de la circulación por el hígado o por los riñones y purgados del cuerpo, posiblemente sobrecargando estos órganos porque no han sido diseñados para hacerlo a tiempo completo. Eso no quiere decir que los suplementos sean siempre malos: cuando son la única opción, obviamente son mejores que nada. Pero, no deben verse como una fuente primaria de nutrición a largo plazo, a menos que el sistema digestivo esté permanentemente comprometido hasta el punto de que los alimentos ya no sean una fuente confiable de nutrición completa. Siempre que sea posible, satisfacer las necesidades nutricionales con los alimentos es mucho mejor que tomar suplementos.

Dicho esto, existen un par de excepciones a esa regla general. Las vitaminas B-12 y ácido fólico pueden ser absorbidas más eficientemente por el tipo correcto de suplementos que por los alimentos naturales, especialmente por individuos que tienen problemas de metilación. Analizaremos los problemas de metilación en el próximo capítulo.

Tipos de magnesio.

Existen muchas opciones de suplementos de magnesio para elegir. Elegir el tipo correcto puede significar la diferencia entre resolver una deficiencia o simplemente aumentar la diarrea. El magnesio no es estable en estado puro. De hecho, es altamente combustible cuando se encuentra en estado de polvo. Puede ser más combustible que los tipos más comunes de pólvora, por lo que siempre se ofrece como un compuesto seguro cuando se vende como un suplemento para la salud. Los compuestos de magnesio comúnmente disponibles incluyen (entre otros) estas formas:[104]

óxido de magnesio
cloruro de magnesio

carbonato de magnesio
magnesio quelado (glicinato de magnesio)
oroato de magnesio
citrato de magnesio
maleato de magnesio
gluconato de magnesio.

El porcentaje de magnesio disponible en estos compuestos varía, y así lo hace la capacidad de absorción. Por ejemplo, para los productos que se pretende sean absorbidos a través de la piel, Ancient Minerals dice que sus productos contienen estas cantidades de magnesio elemental:[105]

*Aceite de magnesio : 560 mg por cucharadita**
Gel de magnesio: 490mg por cucharadita
Escambas de baño de magnesio: 15g por taza
Loción de magnesio : 185 mg por cucharadita

**8 pulverizaciones de aceite de magnesio equivalen aproximadamente a 100 mg de magnesio.*

El óxido de magnesio es el compuesto de magnesio más denso y el más barato, de manera que es el más utilizado en los suplementos minerales y en las multivitaminas. También es el más utilizado por los hospitales. Contiene una gran cantidad de magnesio (300 mg de magnesio elemental por cada 500 mg de tableta), pero su capacidad de absorción es extremadamente pobre. Como mucho, solo se puede absorber aproximadamente un 4% de su magnesio elemental, lo que lo convierte mas bien en un laxante que en un suplemento de magnesio.
El cloruro de magnesio (soluble in agua, y comúnmente encontrado en el agua marina) se utiliza a menudo como líquido para pulverizarlo o aplicarlo en la piel, o como un baño o remojo para los pies, siempre que se desee una absorción del magnesio a través de la piel. El cloruro de magnesio contiene aproximadamente un 25 % de magnesio elemental,

pero cuando está en solución, la cantidad de magnesio disponible depende de la dilución. El carbonato de magnesio contiene aproximadamente 125 mg de magnesio elemental por 500 mg de tableta, pero se absorbe mal.

El magnesio quelado (glicinato de magnesio) se une a los aminoácidos glicina y lisina. Por lo tanto, se absorbe fácilmente y es altamente biodisponible. Por lo general contiene 100 mg de magnesio elemental en cada tableta. La mayoría de las personas consideran que este es un suplemento de magnesio muy bueno.

El oroato de magnesio solo contiene 31 mg de magnesio elemental por 500 mg de tableta, pero suele absorberse bien. El citrato de magnesio contiene 80 mg de magnesio elemental por 500 mg de tableta. Se absorbe mucho mejor que el óxido de magnesio, pero a dosis altas puede actuar como laxante. El maleato de magnesio no suele usarse habitualmente, pero contiene 56 mg de magnesio elemental por 500 mg de tableta. El gluconato de magnesio contiene 27 mg de magnesio elemental por 500 mg de tableta. Se absorbe fácilmente y es de actuación rápida. Todas los tipos de suplementos de magnesio son absorbidos mejor cuando se toman con comida.

La deficiencia de magnesio puede estar asociada con los niveles de colesterol.

Existe una buena evidencia de que el magnesio disminuye el colesterol y los triglicéridos (Massey, 7 de febrero de 2005, Rayssiguier, Gueux, & Weiser, 1981).[106, 107] De hecho, en los pacientes con diabetes mellitus, los problemas cardiovasculares son la principal causa de muerte o enfermedad. Una dieta rica en magnesio ha demostrado proporcionar efectos cardioprotectores (Olatunji, & Soladoye, 2007).[108] Por el contrario, una deficiencia de magnesio puede disminuir el colesterol HDL. Al menos esto es lo que se ha descubierto como cierto en las personas que tienen diabetes mellitus (Guerrero-Romero, & Rodríguez-Morán, 2000).[109] El magnesio puede ser un salvavidas cuando se administra en casos de infarto de miocardio causado por una deficiencia aguda de magnesio (Efstratiadis, Sarigianni, & Gougourelas, 2006).[110]

La depresión es una queja común entre los pacientes con CM.

Eby y Eby, (2006) sugieren que el magnesio en realidad alivia los síntomas de la despresión.[111] Los estudios de caso demuestran que la suplementación con magnesio suele conllevar una recuperación rápida de los síntomas de la depresión, y que además suele resolver otros muchos problemas médicos.

El magnesio puede ser beneficioso para resolver muchos problemas.

Existe una relación entre el estrés, la depresión, la ansiedad y el tinnitus. La asociación es tan común que en un alto porcentaje de casos de tinnitus, tratar los problemas de depresión y ansiedad puede resolver, al menos mejorar de forma significativa, los síntomas del tinnitus.[112] Debido a la asociación entre el tinnitus con la ansiedad y la depresión, existe alguna evidencia de que el magnesio podría ser utilizado como tratamiento para el tinnitus, en algunos casos.[113] Se está llevando a cabo investigación para verificar o descartar este concepto.

Deficiencia de magnesio y enfermedad de Hashimoto o hipotiroidismo.

La principal causa del hipotiroidismo en los EE.UU. es la enfermedad de Hashimoto, que es una enfermedad autoinmune. El magnesio es importante para la activación de la hormona tiroidea T4 (Kent, 11 de noviembre de 2015).[114] Sin la cantidad adecuada de magnesio, la T4 no se activa en la forma útil, T3. Por ello, si uno tiene una deficiencia de magnesio, incluso tomando un suplemento de T4 como la levotiroxina sódica (Synthroid) no es probable que proporcione alivio de los síntomas. Muchos médicos no comprenden esa relación: en consecuencia, se niegan a prescribir un producto natural disecado como tratamiento, insistiendo erróneamente en que la T4 sintética debería ser un tratamiento suficiente. Por supuesto, tampoco prescriben magnesio, de manera que su tratamiento no funciona para aliviar los síntomas de muchos pacientes con hipotiroidismo.

La deficiencia de magnesio se asocia claramente con la CM en formas adicionales que ni siquiera han sido consideradas por los investigadores. En el capítulo 5 profundizaremos en cómo una deficiencia de magnesio puede causar inflamación a nivel celular.

Las deficiencias de magnesio y hierro suelen ocurrir juntas.

Esto es debido a que el magnesio y el hierro suelen hallarse juntos en los mismos alimentos, por lo que si su dieta es corta en uno, podría ser deficiente en otro. Y la absorción del magnesio y el hierro parecen ser sinérgicos. Es decir, ingerirlos juntos parece resultar en una mejor absorción de ambos, en comparación con tomarlos por separado. Pero, la conclusión es que si es deficiente de uno, probablemente sea deficiente del otro. Tener demasido fósforo en la dieta puede interferir en la absorción del magnesio, calcio y hierro.[115] Si tiene anemia, probablemente tenga deficiencia de magnesio. Pero, corregir una deficiencia de magnesio casi siempre es más fácil que corregir una deficiencia de hierro. Corregir una deficiencia de hierro mientras se recupera de la CM también es una tarea ardua, porque la mayoría de los suplementos de hierro tienden a causar malestar en el sistema digestivo.

Una deficiencia de hierro podría ser debido a demasiado calcio en la dieta. El calcio es la única sustancia conocida que inhibe la absorción del hierro tanto en forma hemo como no hemo. Pero, por supuesto, también hay otros alimentos o sustancias que pueden interferir en la absorción de uno u otro tipo de hierro, como el cacao, el té y el café.

Cuando la deficiencia de magnesio causa ansiedad, en algunos casos puede causar problemas respiratorios.

La ansiedad tiende a ser autosuficiente y los síntomas pueden ser aterradores. Pero, ¿cómo podemos saber si un problema respiratorio es debido a ansiedad, causado por una deficiencia de magnesio, o por un problemo cardíaco o pulmonar?

En primer lugar tenemos que descartar cualquier problema de corazón o de pulmón. Esto solo lo puede hacer un médico... Es posible que no pueda señalar la ansiedad como la causa del problema, pero un médico sin lugar a dudas puede descartar un problema de corazón o de pulmón. Una vez estemos seguros de que nuestro corazón y nuestros pulmones no son responsables del problema, entonces podremos proceder a verificar si la causa es la ansiedad.

Los problemas respiratorios pueden ser engañosos.

Cuando la ansiedad se convierte en un problema, tendemos a respirar más rápido. Puede que tengamos la impresión de que necesitamos más aire, así que intentamos inspirar profundamente. Pero, somos incapaces de respirar profundamente. Así que lo intentamos de nuevo. De nuevo somos incapaces de inspirar profundamente. Es natural pensar que como somos incapaces de inspirar profundamente, posiblemente no podamos obtener la cantidad suficiente de oxígeno. Así que seguimos intentando, sin éxito, respirar profundamente. Y cuanto más intentamos y fracasamos, mas ansiosos nos volvemos.

Pero, en realidad, la razón por la cual no podemos inspirar profundamente en primer lugar es porque ya estamos inhalando demasiado oxígeno, y no demasiado poco. En realidad, nos falta dióxido de carbono, no oxígeno. Estamos hiperventilando. Conforme nuestra deficiencia de dióxido de carbono empeora, puede que experimentemos otros síntomas, como dolor en el pecho, mareo, debilidad muscular o taquicardia (un pulso cardíaco acelerado). Esta situación probablemente conduzca al clásico ataque de ansiedad (ataque de pánico).

Cuando intentamos controlar nuestra respiración conscientemente (para tomar una respiración profunda), estamos practicando una respiración consciente: somos conscientes de cada inspiración. Mientras respiramos normalmente, todo esto se hace de forma automática. Y solo inhalamos la cantidad de oxígeno que necesitamos, ni más ni menos que la necesaria. Pero, cuando tomamos control consciente de nuestra respiración, entonces tendemos a inhalar más oxígeno del necesario (naturalmente, tratamos de errar en el lado seguro).

Debido a que la ansiedad tiende automáticamente a hacernos respirar más rápidamente, comienza una cascada de eventos que podría hacernos creer que tenemos un problema respiratorio. Y, a medida que continuamos intentando respirar profundamente, muy pronto tenemos un problema respiratorio de verdad. Estamos hiperventilando, pero no nos damos cuenta de ello.

Por supuesto, la solución es tomar respiraciones más pequeñas, y respirar más lentamente. Respirar lentamente (respirar a través de la nariz), retenerlo por un tiempo, y luego exhalar lentamente, debería permitirnos recuperar el control de nuestra respiración, y los síntomas deberían desvanecerse lentamente.

¿Por qué prácticamente todos los médicos convencionales fracasan en reconocer la importancia del magnesio?

Antes de que dejemos el magnesio para hablar de la vitamina D, proporciono la explicación de por qué la medicina convencional pierde el barco en lo que se refiere a la importancia del magnesio para una salud óptima. En su página de información sobre el magnesio, El Centro Médico de la Universidad de Maryland dice en su primer párrafo:[116]

"Aunque no obtenga la cantidad suficiente de magnesio de su dieta, es muy raro que tenga deficiencia de magnesio."

¿Que qué? Es de conocimiento común que la mayoría de la población es deficiente en magnesio. ¿Podría la declaración de la Universidad de Maryland (que parece contradecirse a sí misma), ilustrar la ingenuidad de la medicina convencional con mayor precisión? ¿Dónde creen que se supone que debemos obtener nuestro magnesio? Si no lo obtenemos de nuestra dieta, ciertamente no es probable que absorbamos magnesio del aire que respiramos.

El magnesio se utiliza como cofactor para convertir la forma inactiva de vitamina D en la forma activa.

Según los datos publicados, si los suministros de magnesio son inadecuados, el cuerpo se verá incapaz de utilizar la vitamina D, porque se verá incapaz de convertirla a partir de la 25-hidroxivitamina D [25(OH)D] en la forma activa 1 alfa, 25 dihiroxivitamina D [1,25-(OH)2D] de manera que pueda usar la vitamina D para combatir la inflamación y hacer todas esas cosas maravillosas que le son atribuidas a la vitamina D (Reddy & Sivakumar, 1974, Rude et al., 1985).[117, 118] Se trata de una investigación antigua, pero es de vital importancia para la curación y la salud a largo plazo, y la medicina moderna tiende a ignorarla por completo. Esto probablemente define por qué algunos pacientes son incapaces de alcanzar la remisión. La curación se ve gravemente comprometida si el paciente tiene una deficiencia de magnesio, y si la deficiencia es lo suficientemente mala, la recuperación podría ser imposible a pesar de la atención meticulosa a los detalles de otros tratamientos. Esto claramente ilumina por qué es tan importante un nivel adecuado de magnesio cuando uno intenta recuperarse de la CM o de cualquier otra EII.

Asegúrese de mantenerse bien hidratado: es fácil deshidratarse cuando la colitis microscópica se encuentra activa.

La mayoría de las personas no piensan en el agua como un nutriente, pero el agua es esencial para la vida y para una buena salud en general. La mayoría de las personas pueden sobrevivir durante varios meses sin comida, si fuera necesario, pero sin agua, el límite de supervivencia es de unos 10 días. Los expertos insisten en que la mayoría de las personas de la población en general necesitan beber más agua, y esto es especialmente cierto para los pacientes con CM. La mayoría de los médicos fracasan habitualmente en reconocer el problema de una deshidratación. Según el doctor Mark Sircus, una de las razones más comunes de los pleitos en las urgencias médicas en las que se encuentran implicados pacientes pediátricos es la deshidratación (Sircus, 20 de septiembre de 2010).[119] La deshidratación puede ocurrir sorprendentemente rápido, especialmente cuando se encuentra activa la CM.

Y cuando ocurre la deshidratación, se produce una deficiencia de magnesio. Esto sucede porque la deshidratación tiende a causar diarrea y los electrolitos que normalmente deberían ser absorbidos durante el proceso digestivo, cesan de ser absorbidos cuando se activa la diarrea. Por lo tanto, los electrolitos se pierden con la diarrea. Y, por supuesto, el magnesio es uno de los electrolitos perdidos más importantes.

Cuando la diarrea, típicamente asociada con la colitis microscópica, permanece descontrolada durante largos períodos de tiempo (un año o más), los problemas de malabsorción que suelen acompañar a la diarrea crónica pueden conducir a graves deficiencias de vitaminas y minerales, en muchos casos. En concreto, las deficiencias de vitamina D y de magnesio son extremadamente común, pero también pueden producirse deficiencias de muchas de las vitaminas de tipo B y de otro tipo de vitaminas y minerales. Fracasar en atender estos problemas a su debido tiempo puede retrasar o impedir la remisión. Y, en algunos casos, estas deficiencias sin resolver pueden aumentar el riesgo de una recaída más grave de los síntomas, tras la exposición accidental a los alérgenos alimentarios o a la contaminación cruzada de la dieta.

La deficiencia de vitamina D es mucho más común de lo que cabría esperar.

Debido a que muchos alimentos ahora están fortificados con vitamina D durante el procesamiento, ser tan deficientes en vitamina D que corremos el riesgo de desarrollar raquitismo ya no es tan común, pero la deficiencia de vitamina D todavía está muy extendida hoy en todos los grupos de edades (Pfotenhauer, & Shubrook, 2017).[120] Muchas más personas permanecen en el interior durante más tiempo que en años anteriores, por lo que tienden a exponerse menos al sol. Además, algunos medicamentos y ciertas enfermedades (como las EII) interfieren en la absorción de los suplementos de vitamina D, incluyendo la vitamina D en los alimentos. Debido a que la vitamina D es utilizada por el sistema inmune para combatir una enfermedad, la vitamina D tiende a verse disminuida. Por muchas razones, la mayoría de las personas en la actualidad no suelen tomar tanta vitamina D como lo hacían sus ancestros.

El miedo al cáncer de piel y el uso excesivo de protección solar es responsable, al menos parcialmente, de la tendencia del público en general a ser deficiente en vitamina D en la actualidad. Lo más preocupante es que el problema está empeorando con el paso del tiempo. A pesar del hecho de que la mayoría de las personas asumieron que el problema de la deficiencia de la vitamina D se había resuelto hacía décadas, el problema hoy está muy presente con nosotros, y empeora con el paso del tiempo. Según la encuesta del Examen Nacional de Salud y Nutrición, administrada por el gobierno de EE.UU., los datos recabados entre los años 1988 y 1994, mostraron que aproximadamente el 45% del público tenía un nivel sanguíneo de al menos 30 ng/ml (75 mmol/l) (Encuesta del Examen Nacional de Salud y Nutrición. (30 de septiembre de 2013, Ginde, Liu, & Camargo Jr, 2009).[121], [122]

30 ng/ml (75 mmol/l) es considerado por muchas autoridades médicas como un nivel mínimo aceptable de vitamina D. Diez años más tarde, los datos mostraron que solo la mitad de estas personas (23 %) tenían al menos el mismo nivel sanguíneo (30 ng/ml) (75 nmol/l) de vitamina D (Encuesta del Examen Nacional de Salud y Nutrición. (30 de septiembre de 2013, Ginde, Liu, & Camargo Jr, 2009). No es necesario decir que esta tendencia debe corregirse para mantener un nivel aceptable de vitamina D para una buena salud.

La deficiencia de vitamina D existe incluso en los lugares más improbables.

Recientemente, la Academia Estadounidense de Cirujanos Ortopédicos realizó un estudio que reveló que más de la mitad de los jugadores de fútbol americano universitario tenían deficiencia de vitamina D.[123] Y, por supuesto, esto les pone en mayor riesgo de lesiones en los huesos y en los músculos. ¿Por qué demonios deberían los atletas universitarios ser deficientes en vitamina D? Esto ilustra el alcance del problema de la deficiencia de vitamina D.

Además de no obtener tanta vitamina D de la exposición de la piel al sol, hoy en día tenemos otras muchas posibilidades que podrían disminuir los niveles en sangre de vitamina D. La investigación ha demostrado cómo la exposición a ciertos químicos puede disminuir los niveles de vitamina D. El bisfenol A (también conocido como BPA) es lo que se conoce como un químico disruptor endocrino (EDC), y se ha demostrado que los EDC son capaces de reducir los niveles sanguíneos de vitamina D (ScienceDaily, 20 de septiembre de 2016, Johns, Ferguson, & Meeker, 2016).[124, 125] Los EDC se encuentran en ciertos plásticos y en otros productos a los que podríamos estar expuestos prácticamente todos los días. Se encuentran en muchos productos de cuidado personal y como paquetes de comida con BPA y ftalatos (ScienceDaily, 20 de septiembre de 2016, Johns, Ferguson, & Meeker, 2016).

La vitamina D está presente en el cuerpo en varias formas.

Los suplementos de vitamina D están disponibles en la forma de D2 y D3. En el cuerpo, la luz solar (en realidad el espectro ultravioleta B de la luz solar) es utilizada para convertir una forma siempre presente de colesterol (7-dehidrocolesterol), que se encuentra en la piel humana, en D3. El D3 se puede medir en la sangre, y la designación química correcta es 25(OH)D3. Por lo general, el 3 final se omite porque la vitamina D en el cuerpo es prácticamente todo D3 excepto una fracción muy pequeña de D2, lo que da como resultado la fórmula química 25(OH)D. Entonces, si no se especifica D2 ni D3, casi siempre es seguro asumir que la referencia es a D3.

Pero, el sistema inmune utiliza la forma activa de vitamina D (conocida como calcitriol) para defendernos de enfermedades e infecciones. Cuando se necesita la forma activa, el 25(OH)D es convertido en 1,25(OH)2D (calcitriol) por los riñones. En la fórmula química de la forma activa de D [1,25(OH)2D] los últimos "2" no se refieren al D2, sino al hecho de que esta forma tiene dos pares de hidrógeno y oxígeno. Si quiere aprender más sobre la vitamina D, el Colegio Médico Harvard hace un gran trabajo explicando los detalles (*Vitamin D and your health: Breaking old rules, raising new hopes*, febrero de 2007).[126] Cuando se mide el nivel de vitamina D de un paciente, siempre se debería medir como 25(OH)D, porque esta es la forma en la que se almacena la vitamina D en el cuerpo. La forma activa [1,25(OH)2D] solo se produce según se va necesitando, por lo tanto, el nivel varía significativamente.

¿Cuál es la diferencia entre vitamina D2 y vitamina D3?

La vitamina D2 es conocida como ergocalciferol. Es producida por las plantas y se utiliza para fortificar algunos alimentos porque es barata. Suele ser prescrita por los médicos cuando se diagnostica una deficiencia de vitamina D. Pero, el problema con la D2 es que suele ser mal absorbida por los humanos, en comparación con la D3 (colecalciferol). La D3 es la forma predominante encontrada en los humanos y en la mayoría de los otros animales. La investigación publicada muestra que la D3 es mucho más efectiva para elevar los niveles sanguíneos de 25(OH)D (Tripkovic et al., 2012).[127]

Además, este estudio mostró que la dosificación diaria es bastante superior a la dosificación semanal. Otra investigación ha descubierto que la D3 es al menos 3 veces más efectiva que la D2, para la mayoría de las intenciones con respecto a la salud humana (Group, 9 de junio de 2014).[128] Por lo que, obviamente, la D3 debería preferirse mucho más que la D2. Verá que cuando se mencione su nivel de 25(OH)D en sus pruebas, su nivel de D2 por lo general será informado como menor a cuatro (<4 ng/ml [<10 nmol/l], a menos que esté suplementando la D2). Parece inútil que todavía se informe de los niveles de vitamina D2, pero las viejas costumbres son difíciles de superar, por lo que la comunidad médica todavía sigue informando de los niveles de D2 en las pruebas, como si fuera una información útil.

Teniendo en cuenta que la vitamina D2 desempeña un papel tan insignificante en la salud humana, para simplificar la forma en la que se presenta esta información en este libro, la vitamina D3 será designada simplemente como "vitamina D" a menos que se especifique de otro modo. Y, por el contrario, cada vez que se escriba "vitamina D" se podrá asumir que se refiere a la vitamin D3.

El magnesio también se debería suplementar cada vez que se tome vitamina D.

Si el cuerpo no contiene suficientes reservas de magnesio, tomar vitamina D puede crear una deficiencia de magnesio. He aquí el motivo por el que puede suceder esto. El cuerpo utilizará la vitamina D adicional para absorber el calcio extra de la dieta. El magnesio es necesario (junto con la insulina) para transportar el calcio del torrente sanguíneo a su destino final en las células (en los huesos, o en otros órganos). (Takaya, Higashino, & Kobayashi, 2004).[129]

Si el magnesio de la dieta es inadecuado para satisfacer la demanda, el magnesio necesario se obtendrá de las reservas corporales (el magnesio extra suele almacenarse en los músculos). Cuando sucede esto por la noche, el magnesio por lo general es obtenido de los músculos de las piernas. El resultado suelen ser calambres de piernas y pies, o en ocasiones, lo que se conoce como "síndrome de piernas cansadas".

Si el problema es un calcio excesivo (normalmente causado por tomar demasiado suplemento de calcio), y la insulina y el magnesio no pueden satisfacer las demandas para transportar el calcio, allí donde pueda usarse, entonces el calcio extra en la sangre debe ser purgado de manera que pueda mantenerse un nivel normal de calcio en el torrente sanguíneo. Demasiado calcio en la sangre (conocido como hipercalcemia), puede conducir a consecuencias coronarias fatales. De manera que el cuerpo intentará eliminar el exceso de calcio del torrente sanguíneo. Retirarlo consume más magnesio.

Si la resistencia a la insulina ya es un problema, entonces cualquier magnesio adicional en la sangre tampoco puede ser almacenado adecuadamente en las células, por lo que gran parte de cualquier exceso puede ser purgado por los riñones y, por lo tanto, agotar aún más el magnesio (Sircus, 8 de diciembre de 2009).[130] Debido a esta interdependencia, siempre es una buena idea tomar un suplemento de magnesio cada vez que tomemos vitamina D (Dean, 15 de agosto de 2012).[131]

Por cierto, la evidencia contra tomar un suplemento de calcio (por cualquier razón) es bastante fuerte. Un amplio estudio que involucró a unos 24.000 hombres y mujeres, entre las edades de 35 y 64, mostró que aquellos que tomaban un suplemento de calcio tenían el doble de riesgo de sufrir un ataque cardíaco (Li, Kaaks, Linseisen, & Rohrmann, 2012).[132] Li, Kaaks, Linseisen, and Rohrmann (2012) mostraron que tomar un suplemento de calcio aumentaba el riesgo de un ataque cardíaco entre los hombres y las mujeres del estudio con un sorprendente 139 %. Por el contrario, la cantidad de calcio en la comida no implicaba diferencia alguna en cuanto al riesgo.

El conocido líder en medicina funcional e integradora, Chris Kressor, ha dicho esto sobre los suplementos de calcio: "Dicho esto, existen varios suplementos que suelen ser recomendados de forma habitual por los médicos convencionales y practicantes de la salud que son innecesarios en el mejor de los casos, y potencialmente dañinos en el peor. Quizás el mejor ejemplo de esto es el calcio".[133] En su blog explica con detalles el por qué esto es cierto.

La vitamina D es una grasa soluble.

La razón principal por la que posiblemente seamos deficientes de vitamina D en primer lugar es (aparte del problema general de la malabsorción) porque la vitamina D es una grasa soluble (no soluble en agua). Prácticamente todos los pacientes con EII tienen problemas para absorber la grasa, este es el motivo por el que la mayoría de los pacientes con CM tienen deficiencia de vitamina D, a menos que tomen un suplemento adecuado. Una cantidad significativa de vitamina D que de otro modo podría estar disponible en nuestra dieta se pierde por el inodoro con la grasa no absorbida.

La investigación ha demostrado que la vitamina D puede ser muy beneficiosa en el tratamiento de la enfermedad inflamatoria intestinal.

En un estudio doble ciego, aleatorio, controlado con placebo, Raftery et al. (2015) mostraron que los pacientes con la enfermedad de Crohn tenían un nivel más bajo de PCR (lo que significa menos inflamación), menos síntomas clínicos, y una mejor calidad de vida en general cuando su nivel de vitamina D en sangre aumenta en respuesta a la suplementación con vitamina D.[134] A los tres meses de tratamiento, el grupo que estaba tomando vitamina D había desarrollado un nivel en sangre de vitamina D significativamente más alto que el grupo que estaba tomando el placebo. No tenían indicios de un intestino permeable. Sin embargo, se encontró que el grupo de control tenía una mayor permeabilidad intestinal. Al parecer, la vitamina D trata el intestino permeable. Se trata de un descubrimiento muy importante si pudiera ser verificado por otros investigadores. Desafortunadamente, no parece que exista ninguna investigación en esta área dirigida específicamente hacia la CM, pero seguramente que la vitamina D tiene el mismo efecto beneficioso en la inflamación asociada con las otras EII, incluyendo la CM.

Además, los investigadores han demostrado que dosis relativamente altas de vitamina D pueden ayudar a los pacientes con la enfermedad de Crohn a permanecer en remisión durante más tiempo. En otro estudio aleatorio, doble ciego y controlado, Narula, Cooray, Anglin, y Marshall (2017) mostraron que los pacientes que tomaban una dosis diaria de 10.000 IU de vitamina D eran muy resistentes a las recaídas en comparación con los pacientes que estaban tomando 1.000 IU de vitamina D al día.[135] Ninguno de los pacientes que tomaron la dosis más alta sufrió una recaída durante los 12 meses que duró el estudio, en comparación con el 38 % en el grupo de baja tasa de vitamina D que tuvo una recaída de los síntomas. De forma similar al estudio realizado por Raftery et al. (2015), la mejora en la integridad de la remisión del grupo que tomaba la dosis más alta de vitamina D aparentemente fue debido a un mejor control de la permeabilidad intestinal. Los niveles en sangre de los pacientes que tomaban una dosis de 10.000 IU aumentaba de una media de 29 ng/ml (73 nmol/l) a 64 ng/ml (161 nmol/l) para finales de los 12 meses del estudio. Los niveles en sangre de los pacientes que tomaban 1.000 IU de vitamina D aumentaron de una media de 28 ng/ml (71 nmol/l) a 33 ng/ml (83 nmol/l) para finales del estudio. Aproximadamente la mitad de cada grupo ya estaba tomando un suplemento de vitamina D cuando se inscribieron en el estudio.

Entonces, ¿podrían utilizarse dosis altas de vitamina D3 para tratar la colitis microscópica? Quizás. Existe una buena evidencia epidemiológica de que la CM puede tratarse con una combinación de magnesio y vitamina D. Esto, por supuesto, es un añadido a los cambios necesarios en la dieta. En base a estos datos de investigación para los pacientes con la enfermedad de Crohn, parece ser que los niveles séricos de 25-hidroxivitamina D [25(OH)D] por encima de 40 ng/ml (100 nmol/l) posiblemente podrían ser beneficiosos para todos los pacientes con EII.

Y, en vista de toda la investigación publicada, parece también que los pacientes con EII pueden tomar de forma segura dosis relativamente altas de un suplemento de vitamina D, por períodos extensos de tiempo, sin un riesgo excesivo de problemas por sobredosis. En el segundo estudio mencionado arriba (Narula, Cooray, Anglin, & Marshall, 2017), los pacientes fueron tratados con dosis diarias de 10.000 IU de vitamina D3 durante 12 meses, y los investigadores informaron que el tratamiento se toleró bien.

Las náuseas son una queja común en muchos pacientes con CM durante un brote.

Las náuseas a menudo son causadas por la dismotilidad del sistema digestivo, concretamente por un fallo del estómago para vaciarse de manera oportuna. Esto ocasiona que los alimentos parcialmente digeridos (quimo) retrocedan en el estómago. En el ambiente cálido y húmedo del estómago, el quimo puede empezar a fermentar pronto, produciendo náuseas. Esto a menudo es un síntoma de diabetes mellitus, por lo que el problema podría ser peor si el paciente resulta tener diabetes mellitus. Si bien los medicamentos con prescripción pueden ayudar, también se puede ayudar a este problema tomando vitamina D.

De forma similar a los pacientes con diabetes mellitus, las personas que tienen la enfermedad de Parkinson, en ocasiones, se ven molestas por gastroparesia (vaciado retrasado del estómago) y un funcionamiento gastrointestinal comprometido en general (lento). No solo se ha demostrado que los pacientes con Parkinson suelen tener deficiencia de vitamina D, sino que los investigadores han determinado que la dismotilidad intestinal se correlaciona negativamente con los niveles de vitamina D en los pacientes con Parkinson (Kwon et al., 2016).[136] Es decir, cuanto menor es su nivel de vitamina D, es más probable que tengan problemas asociados con la motilidad gastrointestinal. La suplementación con vitamina D parece resolver sus problemas de motilidad.

Esto implica que la vitamina D es capaz de resolver ciertos problemas neurológicos que afectan al sistema digestivo. Esto es importante, y podría sugerir que la vitamina D puede deshacer algunos de los daños causados por los problemas neurológicos que son conocidos por ser el resultado de la sensibilidad al gluten asociada con la CM. Por supuesto, en este punto, esto tan solo es especulación, ya que no existe investigación que se haya realizado para confirmar o para descartar su posible importancia para la colitis microscópica.

La investigación reciente incluso sugiere que la deficiencia de vitamina D aumenta el riesgo de desarrollar la enfermedad de Alzheimer (Mokry et al., 2016).[137] Por lo visto, la vitamina D tiene efectos que van mucho más allá del cerebro y el sistema nervioso central: efectos mucho mayores que los que son reconocidos normalmente por la comunidad médica.

Pero, para volver a nuestro punto original, tenemos pruebas de que suplementar con vitamina D podría ayudar a resolver las náuseas en los pacientes con deficiencia de vitamina D que a menudo suelen acompañar a la CM y a otras enfermedades inflamatorias intestinales. Sabemos, por ejemplo, que los pacientes con colitis ulcerosa (CU) tienen más probabilidades de sufrir una recaída de sus síntomas si tienen una deficiencia de vitamina D. En un estudio de investigación científico ciego de pacientes de CU en remisión, Gubatan et al., (2017) determinaron que los niveles en sangre de vitamina D en, o por debajo de, 35 ng/ml (87 nmol/l) aumentaban el riesgo de recaída clínica.[138] Esto sugiere que mantener el nivel en sangre de vitamina D por encima de 35 ng/ml (87 nmol/l) podría ser una política prudente a seguir por cualquier tipo de EII.

Los medicamentos son más efectivos cuando no existe una deficiencia de vitamina D.

Cada vez más, los gastroenterólogos están prescribiendo medicamentos anti-factor de necrosis tumoral-α (anti-TNF-α) para tratar la enfermedad de Crohn y la CU. Esta clase de medicamentos funciona suprimiendo el sistema inmune del paciente. Winter et al. (2017) mostraron que los medicamentos anti-TNF-α tienen menos probabilidades de traer remisión en los pacientes con deficiencia de vitamina D .[139] En un estudio de Brigham and Women's IBD Center Data para pacientes que fueron tratados con medicamentos anti-TNF-α, Winter et al. (2017) descubrieron que tener suficiente vitamina D conllevaba probabilidades superiores a 2.64 de alcanzar la remisión dentro de los 3 meses, en comparación con los pacientes con deficiencia de vitamina D.

La vitamina D controla el equilibrio de los lípidos.

En un estudio de 5 años realizado a más de 13.000 personas, Faridi et al., (2017) mostraron que quienes tenían una deficiencia de vitamina D tenían un riesgo significativamente más alto de dislipidemia que quienes tenían un nivel suficiente de vitamina D.[140] La dislipidemia se define como tener un nivel elevado de lipoproteína de baja densidad LDL), un nivel bajo de lipoproteína de alta densidad (HDL), o un nivel alto de colesterol (CT) total.

La investigación muestra que el cuerpo utiliza lo que se conoce como proteínas de elementos reguladores de esteroles (SREBP) para crear y transportar colesterol y ácidos grasos (Asano et al., 2017).[141] Los SREBP son activados para aumentar la expresión de los genes que se requieren para crear las enzimas necesarias cada vez que se necesitan más lípidos. Pero, si la actividad de SREBP es excesiva, el resultado pueden ser varias enfermedades metabólicas, incluyendo arteriosclerosis, enfermedad del hígado graso, colesterol alto, resistencia a la insulina y obesidad.

La activación de los SREBP está regulada por un circuito de retroalimentación en el que los SREBP están unidos por una proteína activadora de escisión (SCAP), que actúa como una escolta especial para fines de activación. Asano et al. (2017) mostraron que el 25(OH)D degrada el SCAP, lo que lo convierte en un inhibidor de la activación de los SREBP. Las implicaciones de esto son que la vitamina D de alguna manera podría ser utilizada para prevenir o tratar las enfermedades metabólicas.

Incluso muchos médicos tienen deficiencia crónica de vitamina D.

Probablemente esta es la razón por la que muchos médicos no parecen estar preocupados por los niveles en sangre de vitamina D de sus pacientes. Ni siquiera les preocupa su propio nivel de vitamina D. Lo que sugiere que no son conscientes de la importancia de la vitamina D para un funcionamiento adecuado del sistema inmune.

Un estudio de Médicos de la India, por ejemplo, reveló que la mayoría de ellos son deficientes en vitamina D (Kalra, (2016, July 1).[142] Probablemente sea por eso por lo que el 69 % de los indios son deficientes en vitamina D, y otro 15 % son calificados como insuficientes.

India se encuentra situada donde está expuesta a mucho sol, pero aparentemente, como sucede en el resto del mundo, no hay muchas personas que se aprovechen de ese sol para mantener su nivel de vitamina D. Probablemente, si se hicieran estudios adicionales sobre los niveles de vitamina D de los médicos americanos o europeos, los resultados serían similares.

El problema parece ser mundial, y se encuentra especialmente extendido entre la población joven que tiene problemas digestivos. En Arabia Saudí, un estudio de pacientes con EII mostró que el 82 % tenía una deficiencia de vitamina D (Khayyat & Suzan, 2015).[143] El problema se ha convertido en lo suficientemente serio en los EE.UU como para que la Administración de Alimentos y Medicamentos decidiera, hace varios años, añadir la vitamina D a los requisitos de etiquetado de los alimentos procesados (Wilson & Christensen, 2014, February 27).[144]

A menudo, corregir las deficiencias nutricionales asociadas con las EII también puede resolver problemas de IA de largo plazo, como el asma.

En un ensayo aleatorio, doble ciego, controlado con placebo, Tachimoto et al., (2016) mostraron que, cuando se añadía a un programa de tratamiento regular, la suplementación a corto plazo, de dosis bajas, de vitamina D mejoraba el control del asma en los escolares japoneses.[145]

Se ha demostrado que la vitamina D reduce el dolor crónico de lumbago (Ghai et al., 2017).[146]

El dolor de lumbago es una queja común cuando se encuentra activa la CM. El hecho de que la vitamina D trate el lumbago no es algo sorprendente, considerando su récord en ayudar a construir masa muscular y ósea. Incluso se ha demostrado que la apnea obstructiva del sueño se encuentra relacionada con una deficiencia de vitamina D (Bozkurt et al., 2012).[147] Estos dos eventos, aparentemente no relacionados, podrían estar relacionados, después de todo.

Otra buena razón por la que mantener el nivel en sangre de vitamina D en la parte superior del rango de "suficiente" es el riesgo de desarrollar la enfermedad de Alzheimer.

Mokry et al. (2016) demostraron que ciertas mutaciones genéticas están asociadas con un mayor riesgo de desarrollar la enfermedad de Alzheimer, y el mayor riesgo es proporcional al nivel en sangre de vitamina D.[148] En otras palabras, cuanto más bajo sea el nivel de vitamina D, mayor es el riesgo de desarrollar la enfermedad de Alzheimer.

¿Cuánta vitamina D obtenemos de fuentes varias?

Se han publicado muchos estudios mostrando que normalmente obtenemos unos 120–180 IU de vitamina D al día, a través de nuestra comida. Algunos estudios muestran que obtenemos más. Eso no es mucho. El Consejo de Vitamina D dice que todo el mundo necesita una media de 5.000 IU al día.[149, 150] ¿Cuánta obtenemos realmente de nuestra comida, y cuánta conseguimos del sol? Heaney, Armas & French, (2013) analizaron ocho estudios en un esfuerzo por evaluar las situaciones típicas en varios países desarrollados del mundo.[151] Descubrieron que la media de ingesta de vitamina D en estos estudios era de unos 2.200 IU por día. Esto resultaba en unos niveles en sangre medios de 20–25 ng/ml (50–62 nmol/l). Encontraron que la contribución media de la luz solar fue solo de alrededor de 320–480 IU por día. Utilizando cantidades convencionales para la cantidad de vitamina D en los alimentos, encontraron que la comida solo contribuía en unos 120–160 IU por día. Esto significa que la comida y el sol juntos solo proporcionan una media de unos 400–600 IU por día. Eso deja aproximadamente al menos 1.600 IU por día sin contabilizar. Obviamente esa vitamina D adicional debe proceder de fuentes de alimentos no documentadas (Heaney, Armas & French, 2013).

Heaney, Armas & French, (2013) concluyeron que esta discrepancia en la cantidad de vitamina D atribuida a la comida podría ser debida al hecho de que la carne contiene 25(OH)D, y esta fuente de vitamina D se ha ignorado en estudios anteriores. De ser cierto, esto significaría que la contribución de vitamina D que obtenemos de nuestra dieta es mucho mayor de lo que se reconoció anteriormente. Implica que solo estamos obteniendo aproximadamente entre un 10–25 % de nuestras necesidades de vitamina D del sol durante el verano, cuando la disponibilidad de la energía solar se encuentra en su pico más alto, y por supuesto, estamos obteniendo menos durante el resto del año.

Pero, el tema es que esto solo nos hace llegar a un nivel en sangre medio de 20–25 ng/ml (50–62 nmol/l). El Consejo de vitamina D recomienda un nivel en sangre de vitamina D en la media de 40–80 ng/ml (100–200 nmol/l) para una salud óptima.[152] Nuestros ancestros del paleo evolucionaron para obtener una mayor proporción de vitamina D del sol. Y esto todavía se puede observar en la población nativa ecuatorial donde las personas que viven de forma tradicional obtienen mucha más vitamina D del sol y de sus alimentos. Está claro que, o bien necesitamos mucha más exposición al sol, o bien tenemos que tomar más suplementos de vitamina D, o ambos.

¿Cuánta vitamina D podemos conseguir del sol?

Investigadores en España estimaron cuánta vitamina D podemos esperar recibir por la exposición al sol (Serrano, Cañada, Moreno & Gurrea, 2017, Fuentes, 7 de marzo de 2017).[153, 154] Determinaron que en latitudes medias, durante los meses de primavera y verano podemos producir unas 1.000 IU de vitamina D en 10 minutes, si aproximadamente el 25 % de la piel de la superficie del cuerpo se encuentra expuesta al sol. Por lo tanto, si quiere generar la necesidad diaria de 5.000 IU, tardaría unos 50 minutos.

Pero, la pega es que los investigadores descubrieron que una exposición superior a 29 minutos aumentaba significativamente el riesgo de quemaduras por exposición al sol. Por ello, para lograr la cantidad necesaria, habrá que exponer más piel. Pero, aproximadamente el 50% es el límite práctico (una parte completa del cuerpo). Esto doblaría el ritmo de producción de vitamina D, si llega al límite (3 x 10 minutos), podría producir de forma segura unos 6.000 IU de vitamina D. Pero, todos sabemos que en el mundo real, las personas pueden exceder esa cantidad de forma frecuente.

Según el Consejo de Vitamina D, podemos obtener de 10.000 a 25.000 IU de vitamina D por menos de 30 minutos de exposición al sol antes de que nuestra piel se empiece a quemar.[155] Pero, eso depende de si estamos en una playa de Miami, Florida, o en un jardín en Calgary, en Alberta, Canadá. Obtener demasiada vitamina D del sol no sucederá en Calgary. E incluso en Miami, posiblemente tendremos que esforzarnos para conseguir la cantidad suficiente de vitamina D del sol. Es probable que no suceda accidentalmente, a menos que nuestro trabajo implique estar al sol gran parte del día, prácticamente todos los días. Para la mayoría de nosotros, ahí está el problema: no podemos conseguir una exposición suficiente al sol, a menos que hagamos un esfuerzo especial para ello, con regularidad.

Además, Serrano, Cañada, Moreno & Gurrea, (2017) determinaron que en enero, con un 10 % de la superficie de la piel expuesta, se tardaba una media de 130 minutos en producir 1.000 IU de vitamina D. El riesgo de quemadura por exposición al sol tenía lugar después de 150 minutos. Descubrieron que durante el otoño, en octubre, se necesitaban unos 30 minutos de tiempo de exposición para producir 1.000 IU de vitamina D, con un 25 % de piel expuesta.

Todos estos tiempos corresponden a individuos con un tipo de piel medio y cualquier tipo de color de ojos y de cabello. Los tiempos, obviamente, variarían para tipos de piel más claras o más oscuras y, por supuesto, los tiempos variarían según el tipo de calidad del aire o de nubes, dado que esos factores afectarán a la intensidad de la luz solar. Por lo que el problema para la mayoría de nosotros estos días es, que lo más probable es que no obtengamos la exposición suficiente al sol para conseguir nuestras necesidades de vitamina D, a menos que hagamos algo especialmente para asegurarnos que conseguimos la exposición al sol que necesitamos. E, incluso de este modo, en los meses de invierno, nuestro nivel de vitamina D probablemente disminuya, conforme la intensidad del sol se vea reducida, debido a la relación física entre la tierra y el sol. Es posible que sea necesario aumentar nuestro nivel de vitamina D en sangre con suplementación oral o tópica, especialmente durante los meses de invierno, y especialmente si vivimos en una latitud norte.

Considere los factores que limitan nuestra capacidad para obtener la vitamina D de la luz solar.

Para convertir el 7-dehidrocolesterol en nuestra piel en vitamina D es necesario que permitamos el tiempo suficiente para que tenga lugar la transformación química. La conversión es un proceso dependiente del tiempo que dura aproximadamente unas 48 horas en completarse. Prácticamente todo el mundo se ducha o baña con más frecuencia hoy en día que las personas hace cientos o incluso cincuenta años, y esa es una de las razones por las que ya no estamos obteniendo la mayor parte de nuestra vitamina D de la exposición al sol. Si lavamos la sustancia aceitosa que queda sobre nuestra piel tras la exposición al sol, estamos retirando la parte intermedia de la conversión, lo que significa que lo que estamos retirando, podría haberse convertido en vitamina D, si le hubiéramos concedido el tiempo suficiente. Un aclarado leve, solo con agua, puede que no retire todo el material, pero un lavado vigoroso con agua y jabón y una esponja, prácticamente eliminará todo y detendrá el proceso de conversión. Lo que se hubiese convertido en vitamina D se perderá por el desagüe.

Cuando se utilice la exposición al sol para generar vitamina D, existen muchos factores limitantes. Según el Consejo de Vitamina D (n.d.), deberíamos tener en consideración los factores limitantes siguientes:

1. Tiempo: en la mitad del día, la luz solar es mucho más intensa que en otro momento.

2. Ubicación: cuanto más cerca estemos del ecuador, más intensa será la luz solar.

3. Pigmentación: la piel de color clara tarda menos tiempo en producir una cantidad determinada de vitamina D.

4. Área: cuanta mayor sea la superficie de la piel expuesta al sol, mayor será la cantidad de vitamina D que podemos producir.

5. Edad: conforme nos hacemos mayores, normalmente somos menos capaces de producir vitamina D.

6. Crema solar: obviamente, la crema de protección solar bloquea la luz solar por lo que está contraindicada para la producción de vitamina D.

7.Altitud: la luz solar es más intensa en altitudes elevadas, lo que favorece la producción de vitamina D.

8. Nubes: la luz solar se ve dispersada por las nubes, lo que reduce la luz solar que se encuentra disponible para producir vitamina D.

9. Contaminación: la contaminación del aire disminuye la luz, de forma similar a las nubes, lo que reduce el potencial para producir vitamina D.

10. Cristal: el cristal bloquea la luz ultravioleta B, que se necesita para producir vitamina D

Tenga en cuenta que mientras hay evidencias de que la vitamina D aumenta el colesterol, la exposición al sol no lo hace.

Como ya hemos mencionado, la suplementación con vitamina D aumenta el colesterol. Según una investigación reciente, cuando aumenta la vitamina D por una exposición adicional a la luz solar, en comparación con aumentar los niveles de 25(OH)D tomando suplementos de vitamina D, en su lugar se ven reducidos los niveles de colesterol. (Patwardhan et al., 2017).[156] Con un aumento en la exposición al sol, Patwardhan et al. (2017) mostraron que el colesterol total (CT), la lipoproteína de baja densidad (LDL), y la lipoproteína de alta densidad (HDL), disminuían de forma significativa con un aumento del nivel de 25(OH)D, debido a una mayor exposición al sol. Por el contrario, mostraron que aumentando los niveles de vitamina D, por tomar suplementos convencionales de vitamina D, aumentaban ambos el CT y el HDL, pero solo causaban un aumento insignificante de niveles LDL.

¿Cuánto tiempo debería esperar alguien después de modificar las dosis antes de volver a comprobar los niveles de vitamina D?

Según el Consejo de Vitamina D, el período de "lavado" de la vitamina D es de aproximadamente 10 semanas (Tovey, 2016, 21 de octubre de 2016).[157] En otras palabras, si alguien deja de tomar vitamina D, o disminuye la dosis, 10 semanas más tarde, el nivel en sangre de 25(OH)D de esa persona debería volver al punto en el que estaba antes de tomar vitamina D, o antes de disminuir la dosis. Por el contrario, al aumentar la dosis, el nivel en sangre debería estabilizarse en el nuevo nivel reflejando completamente el cambio de dosis en unos 10 días.

¿Cómo debería tomarse la vitamina D oral?

La investigación publicada muestra que altas dosis semanales son contraproducentes (Owens et al., 2017).[158] En un estudio en concreto, un grupo de atletas tomó 35.000 IU de vitamina D a la semana, mientras que otro grupo tomó 70.000 IU de forma semanal (en una sola dosis semanal) (Owens et al., 2017). Mientras que los niveles de 25(OH)D y 1,25(OH)2D3 (vitamina D activada) aumentaron en ambos grupos, el segundo grupo (tomando la mayor cantidad) empezó a producir cantidades en aumento de una enzima que desactiva la vitamina D. Al parecer, sus organismos estaban intentando mantener un equilibrio entre el exceso de dosis elevadas con las que se sentía a gusto el cuerpo. Consecuentemente, el grupo que tomaba dosis más altas experimentó una disminución en la vitamina D activada, implicando que sus cuerpos eran menos capaces de llevar a cabo funciones biológicas importantes. Este efecto negativo persistió incluso varias semanas después de interrumpir la toma de vitaminas. Debido al efecto persistente de la disminución de los niveles de vitamina D, activada por la persistencia de la producción de la enzima desactivadora de vitamina D, las dosis altas de vitamina D no se deberían detener de forma repentina. En su lugar, debería irse disminuyendo gradualmente a lo largo de un período de varias semanas para darle tiempo al cuerpo a ajustarse. Ya sea por deficiencia o por una suplementación excesiva, los niveles crónicamente deprimidos de vitamina D en las células del cuerpo pueden conllevar a un aumento en el riesgo de enfermedades u otros problemas de salud. La evidencia sugiere que tomar vitamina D diariamente es muy preferible a tomar una cantidad equivalente semanalmente (tomar 7 veces la dosis diaria de una vez cada semana).

Algunos pacientes, podrían preferir tomar la vitamina D en forma de aerosol o como líquido oral.

Los pacientes que tienen CM generalmente tienen un problema de malabsorción intestinal, por lo que siempre están buscando maneras de poder evitarlo al suplementar con vitamina D o con otros nutrientes. Esto podría ser una situación en la podría ser más eficaz el uso de aerosoles orales, ya que suelen saltarse el problema de malabsorción intestinal.

En ensayos comparativos, los aerosoles orales de vitamina D han demostrado ser tan eficaces como las cápsulas orales (Todd et al., 2016) [159] En un ensayo de comparación lado a lado, en el que un grupo tomó cápsulas que contenían 3.000 IU de vitamina D diariamente, y otro grupo usó un aerosol oral, los resultados fueron muy similares. Después de 4 semanas de tratamiento, la diferencia en los niveles séricos de vitamina D en ambos grupos estuvo bastante cerca de ser considerada equivalente, para la mayoría de los propósitos prácticos.

Los sujetos en ambos grupos comenzaron el ensayo con un nivel medio en suero de 23 ng/ml (57 nmol/l) de vitamina D. Al final del ensayo, el grupo que usó las cápsulas mostró un nivel medio de vitamina D de 36 ng/ml (90 nmol/l), y el grupo que usaba el aerosol oral tenía una media de 34 ng/ml (85 nmol/l).

La aplicación tópica de vitamina D también es efectiva.

Sadat-Ali, Bubshait, Al-Turki, Al-Dakheel & Al-Olayani, (2014) demostraron que la vitamina D se puede suplementar de forma efectiva mediante su aplicación en la piel.[160] En un ensayo que implicaba la aportación de vitamina D mediante una crema con base de aloe vera, en comparación con el uso de una crema sin vitamina D, fueron capaces de aumentar la media de los niveles de 25(OH)D del grupo de estudio de 12 ng/ml (30 nmol/l) a 38 ng/ml (95 nmol/l), mientras que los niveles en sangre del grupo de control permanecieron en una media de 11 ng/ml (27 nmol/l).

¿Cuánta vitamina D es demasiado?

Tenga en cuenta que es imposible obtener demasiada vitamina D por medios naturales. No podemos obtener demasiada vitamina D por una exposición al sol (pero, sin lugar a dudas es posible quemarse si nos exponemos demasiado al sol) y no podemos obtener demasiada vitamina D por comer alimentos sin procesar. He especificado alimentos no procesados porque en la actualidad, se añade vitamina D a algunos alimentos procesados por mandato de la FDA.

Como resultado, en muchas situaciones, la vitamina D agregada probablemente no sea de importancia porque la mayor parte de la suplementación lo es forma de D2, lo que de todos modos no es bien absorbido por la mayoría de las personas. E incluso en los casos en los que la vitamina D es añadida en forma de D3, las cantidades agregadas son tan pequeñas que no son una amenaza para un posible riesgo de sobredosis prácticamente para todos.

Sin embargo, sí que es posible tomar demasiada suplementación de vitamina D. Ya hemos hablado sobre los efectos negativos de tomar dosis individuales demasiado altas de vitamina D (en comparación con tomar pequeñas cantidades diarias de forma habitual). Independientemente de cómo se tome cualquier tipo de suplemento de vitamina D, los niveles en sangre que excedan de 150 ng/ml (375 nmol/l) son considerados como un indicio de que existe demasiada vitamina D (The Vitamin D Council, n.d.).[161]

Esto, por lo general (pero, no siempre), sucede como resultado de tomar 40.000 IU, o más, de vitamina D de forma diaria, durante más de tres meses. El riesgo es un estado de hipercalcemia, lo que puede conllevar eventos cardíacos fatales, por lo tanto, resulta prudente mantener los niveles de 25(OH)D por debajo de 150 ng/ml (375 nmol/l). Esto puede suceder porque la vitamina D puede provocar una absorción de más calcio del que pueda regular de forma eficaz la sangre, especialmente en el caso de que exista deficiencia de magnesio.

Recuerde que una de las funciones del magnesio como electrolito es el eliminar el exceso de calcio de la sangre. Si el nivel de calcio en sangre resulta ser demasiado alto, puede provocar eventos cardíacos adversos (incluyendo un paro cardíaco).

Las principales administraciones médicas publican todo tipo de advertencias sobre tomar vitamina D.

La siguiente cita proviene de una de las páginas web de la Clínica Mayo, como ejemplo.[162] Aparentemente, estas advertencias se ofrecen como consejos para médicos.

> *La vitamina D puede causar reacciones alérgicas en la piel (inflamación, irritación, prurito, y adelgazamiento), acumulación de calcio en las arterias, cambios en los niveles de colesterol, somnolencia diurna, niveles excesivos de vitamina D, endurecimiento de las arterias, dolores de cabeza, excreción aumentada de calcio o de niveles de calcio,*

mayor riesgo de caídas y fracturas, mayor riesgo de ataque cardíaco y accidente cerebrovascular, mayor riesgo de tensión arterial alta durante el embarazo, mayor riesgo de infección del aparato urinario, piedras urinarias o de riñón, dolor muscular, infección del tracto respiratorio, y problemas de estómago (estreñimiento, calambres, diarrea, malestar estomacal, y vómitos).

La vitamina D podría afectar a los niveles de azúcar en sangre. Se recomienda precaución en personas con diabetes mellitus o con niveles de azúcar en sangre bajos, y en aquellos que tomen medicamentos, hierbas o suplementos que puedan afectar al azúcar en sangre. Los niveles de azúcar en sangre podrían tener que ser monitoreados por un profesional de la salud cualificado, incluyendo un farmacéutico, y podría ser necesario hacer ajustes en la medicación.

La vitamina D podría afectar a la tensión arterial. Se recomienda precaución en personas con desórdenes de la tensión arterial o en aquellas personas que tomen medicamentos o hierbas y suplementos que afecten a la tensión arterial.

Usar con precaución en personas con dolores de cabeza, enfermedad del corazón, desórdenes autoinmunes (incluyendo cáncer linfático y tuberculosis), enfermedad de riñón, desórdenes de los pulmones, desórdenes musculoesqueléticos, desórdenes de la piel, desórdenes estomacales, y desórdenes del tiroides.

Usar con precaución en mujeres embarazadas en riesgo de tensión arterial alta asociada con el embarazo.

Usar con precaución en mujeres que amamantan.

Evitar en personas con alergia o sensibilidad conocida a la vitamina D, a cualquier compuesto similar, o a cualquier parte de la fórmula.

Evitar en personas con excreción o niveles anormales de calcio.

Embarazo y Amamantamiento

Usar con precaución en mujeres embarazadas en riesgo de tensión arterial alta asociada con el embarazo. La dosis adecuada recomendada para mujeres embarazadas es la misma que para las adultas no embarazadas. La mayoría de las vitaminas prenatales proporcionan 400 IU de vitamina D diariamente como el colecalciferol, mientras que las poblaciones de alto riesgo podrían beneficiarse de cantidades mayores (2.000-4.000 IU diariamente).

Usar con precaución en mujeres que están amamantando. La dosis diaria recomendada de ingesta de vitamina D durante el amamantamiento es de 400 IU (10 micrograms) diarios. La vitamina D2 en dosis de 2.000 IU diarios o de 60.000 IU mensuales durante tres meses ha sido considerada como segura y eficaz. Los bebés amamantados exclusivamente pueden suplementarse con 400-2.000 IU diarios.

Por encima, estas afirmaciones parecen ser una acusación importante contra la vitamina D por varias razones de salud. Pero, si miramos a las acusaciones de manera individual, desde un punto de vista analítico, parece estar bastante claro que todos ellos están asociados con tomar vitamina D cuando existe una deficiencia de magnesio. Ya hemos establecido previamente que, a menos que uno ya esté tomando un suplemento de magnesio, las dosis significativas de suplementación de vitamina D se deberían tomar siempre acompañadas por un suplemento de magnesio. Pero, por supuesto, desde que la Clínica Mayo y todas las demás principales instituciones médicas cerraran los ojos por completo a la situación que entraña una deficiencia de magnesio, le echan la culpa a tomar vitamina D de los problemas debidos a una deficiencia de magnesio. Y, por supuesto, a largo plazo, esto resulta en menos personas tomando un suplemento de vitamina D, lo que les hace más vulnerables a muchos patógenos que, de lo contrario, podrían ser manejados fácilmente por su sistema inmune.

Concretamente, los médicos advierten contra los niveles de 25(OH)D que están significativamente por encima del estándar aceptado por la industria de 30 ng/ml (75 nmol/l).

Aparentemente, asumen que la falta de datos de investigación en ese rango, de alguna manera indica consecuencias negativas. En consecuencia, parecen sentir que el rango de 40–80 ng/ml (100–200 nmol/l) recomendado como óptimo para la mayoría de las personas por el Consejo de Vitamina D es demasiado alto, a pesar del hecho de que numerosos estudios muestran que ese nivel está asociado con beneficios para la salud para la mayoría de las personas. Tan pocas personas en los países desarrollados tienen un nivel en sangre de vitamina D por encima de los 40 o 50 ng/ml (100 o 125 nmol/l) estos días que, cada vez que se hace un estudio, no se pueden sacar conslusiones sobre dosis más altas debido a datos insuficientes. Por lo tanto, los médicos siguen asumiendo que, debido a que no existen datos de investigación, los niveles altos de vitamina D deben ser malos.

Sin embargo, incluso la investigación en pacientes con EII muestra que los síntomas mejoran significativamente tras un tratamiento con dosis relativamente altas de vitamina D (Abbasnezhad et al., 2016).[163] Entonces, ¿por qué existe esta oposición en toda la industria contra el uso de vitamina D para mejorar la salud? Si miramos la lista de los posibles efectos negativos atribuidos a la vitamina D, suelen incluir problemas como un ataque al corazón, accidente cardiovascular, piedras en los riñones, dolores de cabeza, náuseas, vómitos, diarrea, anorexia, pérdida de peso, y baja densidad ósea, (osteoporosis).

Pero, un momento: ya hemos visto estos síntomas antes. Son síntomas de deficiencia de magnesio, un síndrome que ni siquiera se encuentra en el radar de la mayoría de los médicos convencionales. De todos los síntomas relacionados, solamente la diarrea es un síntoma realmente asociado con la toxicidad de la vitamina D. El resto son síntomas de una deficiencia de magnesio. Pero, no estamos hablando de niveles de vitamina D que están en un rango tóxico, que serían los niveles excesivos de 25(OH)D de 150 ng/ml (375 nmol/l). Estamos hablando de niveles de vitamina D de aproximadamente la mitad, o menos. Quizás la falta de comprensión de la relación entre la vitamina D y el magnesio explique este prejuicio.

La vitamina A podría tener un efecto indirecto en la CM.

Estimaciones del porcentaje de la población que tiene hipotiroidismo se encuentran en el rango de un 5 % a alrededor de un 20 %, dependiendo de cómo se interprete el rango de los valores de TSH que la comunidad médica considera como normales. El rango de los valores de TSH que se consideran en la actualidad como normales por la mayoría de los profesionales médicos, por lo general, son de unos 0.5–5.0, pero muchas autoridades lo discuten y afirman que el rango normal del TSH debería ser de 0.3–3.0.[164] Según una encuesta extraoficial realizada entre los miembros de un foro de conversación y apoyo de la CM, los pacientes con CM pueden tener entre 3 y 10 veces más probabilidades de tener hipotiroidismo, en comparación con el público en general, de nuevo dependiendo de cómo se interpreten los valores de TSH "normales" (Persky, 4 de junio de 2008.[165] Farhangi, Keshavarz, Eshraghian, Ostadrahimi, & Saboor-Yaraghi, (2012) han demostrado que la vitamina A es capaz de aumentar la T3 y, por ende, disminuir los valores de TSH.[166] Esto puede disminuir los efectos del hipotiroidismo. Por ello, no tenemos ninguna prueba directa, pero existe la posibilidad de que los pacientes con CM se puedan beneficiar de una suplementación con vitamina A, especialmente si tienen síntomas de hipotiroidismo.

Pero, como mencionamos en nuestro primer libro (*Colitis microscópica)*, el ácido retinoico, que es un metabolito de la vitamina A, junto con la interleucina-15 (IL-15) en los intestinos de los pacientes con la enfermedad celíaca, ha demostrado por DePaolo et al, (2011) que puede causar la inflamación que resulta en la enfermedad celíaca.[167] A menos que se demuestre que estas investigaciones son falsas, podría ser prudente restringir cualquier suplemento de vitamina A que pueda estar tomándose, especialmente durante la recuperación, a formas de base de betacaroteno. Cualquier forma que contenga retinol o ácido retinoico podría posiblemente causar problemas en el caso de que este riesgo de inflamación pueda aplicarse a los pacientes con CM.

Las reservas de vitamina B-12 suelen ser almacenadas por el hígado durante períodos de hasta unos cinco años.

En consecuencia, el problema de malabsorción asociado con la CM no es probable que cause una deficiencia de B-12, a menos que la enfermedad no se controle pronto y los síntomas clínicos continúen durante más de unos cincos años. Por supuesto, existen excepciones, como en los pacientes que siguen o que han seguido una dieta vegetariana o vegana en un pasado reciente. La mayoría de las plantas contienen poca vitamina B-12, de manera que cualquiera que siga una dieta basada en plantas podría ser deficiente en vitamina B-12 a menos que haya seguido una práctica habitual de tomar un suplemento de vitamina B-12.

El ácido fólico es necesario para que el cuerpo pueda usar la vitamina B-12 de la forma adecuada, de manera que si se toma un suplemento de vitamina B-12, entonces debería tomarse también un suplemento de ácido fólico, para asegurarse que existe una cantidad adecuada de ácido fólico para facilitar el uso del suplemento de vitamina B-12.

¿Y si mis pruebas de vitamina B-12 se encuentran fuera del rango?

Algunas personas que toman un suplemento de vitamina B-12 porque piensan que su nivel podría ser bajo, descubren cuando les hacen la prueba, que su nivel de vitamina B-12 es sorprendentemente alto. Esto podría ser debido a que como la mayoría de las vitaminas, la B12 se encuentra presente en un número variado de formas en el cuerpo y la suplementación probablemente distorsiona el equilibrio entre las distintas formas. Hay que dejar de tomar el suplemento de vitamina B12 y esperar entre una semana y diez días para hacerse una analítica en sangre y comprobar la vitamina B-12. Esto permitirá a las distintas formas de la vitamina que alcancen la homeostasis (equilibrio), y que el resultado de la prueba en sangre sea más precisa.

Aproximadamente la mitad de la población puede tener problemas de metilación debido a una mutación genética. Los resultados de su prueba B generalmente serán de rango alto-normal o superior, debido a que su cuerpo es incapaz de convertir adecuadamente las formas inactivas de vitaminas en formas activas para que su cuerpo pueda usarlas para diversas transformaciones químicas. Esos individuos a menudo se benefician de tomar las formas activas de las vitaminas "B".

En el caso de la vitamina B-12, la forma que se usa normalmente en las vitaminas más baratas es la inactiva, y es conocida como cianocobalamina. La metilcobalamina es la forma activa que se absorbe mucho más fácilmente, y es la forma que los pacientes con CM deberían usar para evitar su problema de malabsorción. La metilcobalamina (en combinación con el ácido fólico) se encuentra disponible en forma sublingual, diseñada para disolverse bajo la lengua, donde es absorbida directamente por los tejidos mucosos de la boca.

Para los individuos que tienen problemas de metilación, tomar la forma activa de vitamina podría ser beneficioso.

La vitamina B-6 también se conoce como piridoxal 5′-fosfato (P5P). Al menos un centenar de procesos químicos en el cuerpo dependen de ella. Las EII tienden a disminuir los niveles de diamino oxidasa (DAO). Como hablamos en la primera edición de *Colitis microscópica,* la DAO parece ser una enzima usada principalmente por el cuerpo para purgar cantidades excesivas de histamina en circulación, para evitar la potencialmente dañina acumulación de histamina. Uno de estos numerosos usos de la P5P es la de promover la producción de la enzima DAO, de forma que la suplementación de la P5P podría ser beneficiosa en los casos en los que se desarrolla una deficiencia de DAO.

Vitamina B-2 (riboflavina):

La deficiencia de riboflavina no es reconocida por la comunidad médica convencional como relacionada con la CM ni con ninguna otra EII. Sin embargo, la vitamina B-2 es necesaria para que el cuerpo humano pueda utilizar la energía que hay en las grasas (y en otros nutrientes). La riboflavina es usada por el sistema digestivo para metabolizar la energía que hay almacenada en las proteínas, grasas, y carbohidratos para convertirla en una forma de energía que pueda utilizar el cuerpo.

Una deficiencia de vitamina B-2 es algo bastante común en la anorexia y en el alcoholismo. La razón por la que podría desarrollarse una deficiencia de vitamina B-2 en la anorexia es algo bastante obvio, debido a la naturaleza de la condición, que interfiere con el uso de muchos nutrientes en la dieta. Pero, la relación con el alcoholismo no es tan obvio. La relación común con la CM es la permeabilidad intestinal. El alcohol ha sido reconocido durante años por ser la causa principal de un intestino permeable.

Quizás una deficiencia de vitamina B-2 sea responsable, al menos parcialmente, del cansancio tan abrumador y falta de energía que suelen estar asociados con tanta frecuencia con la CM. Y puede que una deficiencia de vitamina B-2 sea, al menos parcialmente, responsable de la persistencia de los síntomas de cansancio incluso varios años después de alcanzada la remisión, en muchos casos. Aparte de la B-12, B-9 (ácido fólico), B-6, y B-2, normalmente, las otras vitaminas "B" son menos probables que causen problemas potenciales a los pacientes con CM. Dicho esto, en casos escasos podrían ser deficientes.

Las migrañas a menudo se asocian con brotes de CM.

La investigación ha revelado que las migrañas a menudo están asociadas con deficiencias de magnesio, vitamina D, co-enzima Q10, y vitamina B-2. Ciertos medicamentos, como los antidepresivos cíclicos (como la amitriptilina) y los medicamentos anticolinérgicos (como el Benedryl) y otros, interfieren en la absorción de la riboflavina o disminuyen el nivel de riboflavina en el cuerpo.

La deficiencia de zinc no es común, pero cuando sucede, uno de los síntomas puede ser la diarrea.

La deficiencia de zinc se asocia con muchas enfermedades intestinales, porque una deficiencia de zinc puede comprometer la capacidad de las uniones estrechas en el epitelio para funcionar correctamente (Skrovanek et al., 2014).[168] Un fallo de esta barrera puede conducir a sensibilidades alimenticias, y a otros problemas. Históricamente, las deficiencias de zinc rara vez eran un problema, pero el uso generalizado de PPI y de dietas que contienen cantidades significativas de alimentos que tienen un contenido relativamente alto de fitato (especialmente las dietas altas en fibra y en granos integrales), lo ha convertido en un problema moderno. No solo una deficiencia de zinc puede causar diarrea, sino que la diarrea puede causar una deficiencia de zinc. Entonces, una deficiencia de zinc puede convertirse en un problema que se perpetúa a sí mismo. Tomar un suplemento de zinc (en el equilibrio adecuado con el cobre) no es un tratamiento primario par la CM, pero cuando se utiliza como parte de un régimen de tratamiento bien pensado, el zinc definitivamente puede ayudar a lograr la remisión en ciertos casos difíciles. Si se usa la suplementación con zinc, debería hacerse con una proporción de 15 a 1 de zinc a cobre, según numerosas fuentes.

Tenga cuidado si toma un suplemento de calcio.

Si su médico le ha dicho que debe tomar un suplemento de calcio, debe asegurarse especialmente que no tenga una deficiencia de magnesio y que realmente necesita tomar un suplemento de calcio. En verdad, pocas personas necesitan realmente un suplemento de calcio. Pero, la mayoría de los médicos han desarrollado la desafortunada costumbre de promover de forma rutinaria (e inapropiadamente) el uso de suplementos de calcio en casos en los que no es útil. La mayoría de las personas obtienen más cantidad de la necesaria de calcio de su dieta, incluso cuando siguen una dieta restringida. El problema es que, o bien no lo absorben bien porque existe una deficiencia de vitamina D, o bien son incapaces de usarlo porque existe una deficiencia de magnesio, o ambos. Si toma un suplemento de calcio, asegúrese de que su nivel de vitamina D es el adecuado para facilitar que pueda absorber el calcio. Y es prudente tomar magnesio siempre que tome un suplemento de calcio porque la proporción de calcio a magnesio en su cuerpo está estrechamente relacionada con el riesgo de cáncer de colon.

Y, como hablamos anteriormente, también es una buena práctica tomar un suplemento de magnesio cada vez que se suplemente la vitamina D. Esto asegurará que exista disponible suficiente cantidad de magnesio para permitir que el cuerpo pueda convertir la vitamina D en la forma activa, tal y como necesita el sistema inmune.

Las recomendaciones tradicionales de proporción de calcio a magnesio 2:1 o 3:1, hechas por muchos médicos, son simplemente erróneas. Son el resultado de un error de traducción cometido hace muchos años (Mercola, 2013, diciembre de 2008).[169] Según el libro de la Dra. Carolyn Dean *The Magnesium Miracle,* citado por el Dr. Joseph Mercola, el investigador francés Jean Durlach declaró orginalmente que uno nunca debe ir más allá de una proporción de calcio a magnesio de 2:1 en la dieta. La comunidad médica interpretó erróneamente que esto significa que es preferible una proporción de calcio a magnesio de 2:1. Definitivamente, no lo es.

Es preferible una proporción cercana al 1:1 para la salud. De hecho, Dai t a., (207) descubrieron que no solo se asociaba una ingesta aumentada de magnesio con un menor riesgo de cáncer colorectal, sino que aquellos que tenían una mutación genética determinada (*1482Ile* allele) tenían significativamente más probabilidades de desarrollar cáncer de colon si aumentaba su proporción de calcio a magnesio.[170] Estos investigadores destacaron también que conforme se aumentaba la ingesta de magnesio, más disminuía el número de pólipos en el colon.

Y, como hablamos anteriormente, suele ser útil recordar que el calcio es el único ingrediente alimentario o nutriente común que se sabe interfiere en la absorción de todas las formas de hierro, tanto las presentes en la dieta de forma natural como en forma de suplemento. Tomar un suplemento de calcio no es tan beneficioso como nos quieren hacer creer la mayoría de los médicos.

Existen muchas otras vitaminas y minerales que afectan a nuestra salud de formas distintas, pero la mayoría de ellos no son un problema para los pacientes con colitis microscópica. Por lo tanto, no existe una razón en concreto para hablar de ellos ahora. No obstante, en general, las deficiencias de vitaminas y minerales de las que se ha hablado en este capítulo pueden tener un efecto pronunciado en nuestra capacidad para recuperarnos de los síntomas de la CM. Corregir esas deficiencias en concreto (si están presentes) podría mejorar de forma significativa la capacidad de nuestro sistema inmune para curar nuestros cuerpos y para ayudarnos a recuperarnos de la enfermedad. Y, por comparación, un fallo en corregir cualquiera de esas deficiencias posiblemente podría impedir, o al menos posponer, el logro de la remisión de los síntomas de la enfermedad.

Resumen

En este capítulo hemos descubierto que las deficiencias de magnesio y vitamina D suelen estar relacionadas con la CM y que una deficiencia podría interferir seriamente en la curación. Hemos hablado sobre cuánta vitamina D obtenemos probablemente de nuestra dieta y sobre cuánta podríamos conseguir del sol, y hemos considerado las limitaciones de estas fuentes. También hemos hablado sobre los riesgos asociados con los suplementos. Además, hemos comentado cómo tras años de síntomas activos, una deficiencia de vitamina B podría ser un problema. Y hemos hablado sobre cómo, en algunos casos, podrían desarrollarse deficiencias adicionales, como deficiencias de vitamina A, vitamina B-2, o zinc.

Capítulo 4

Mutaciones de Genes de Metilenotetrahidrofolato Reductasa (*MTHFR*)

Las mutaciones genéticas del MTHFR son comunes y pueden causar problemas de metilación a muchas personas.

En los últimos años, el interés por los genes y los genomas ha ido en aumento, pero el nivel de conocimiento que prevalece en esta área todavía es bastante limitado. Es de conocimiento común que los humanos normalmente tienen 46 cromosomas. Un individuo hereda 23 cromosomas de su padre o de su madre, y 23 de su padre. En comparación, el trigo tiene 42 cromosomas.[171] Pero, mientras que el trigo puede tener entre 164.000 y 334.000 genes, los humanos solo tienen 19.000.[172] La genética puede ser lo suficientemente dificil de entender, debido a las muchas variaciones posibles en los genes. Pero, este tema se vuelve francamente complicado cuando comenzamos a considerar las mutaciones genéticas.

Se conoce como mutación a un poliformismo de un solo nucleótido (SNP, pronunciado como snip) y los SNP están ubicados en posiciones precisas a lo largo de un cromosoma, donde el ADN de diferentes individuos puede variar. En general, se encuentran dos opciones alternativas (alelos) en cualquier SNP concreto. Según la Biblioteca Nacional de Medicina de los Estados Unidos, de los Institutos Nacionales de Salud, ocurren en el ADN humano aproximadamente cada 300 nucleótidos.[173] Un nucleótido simplemente es un bloque de construcción de ADN que contiene el código que define las opciones genéticas que están disponibles en esa ubicación en la cadena de ADN. Esto implica que hay aproximadamente 10 millones de SNP en el genoma humano. La mayoría de ellos tienen poco o ningún efecto en nuestra salud, pero se ha demostrado que algunos tienen efectos importantes en la salud.

La enzima metilenotetrahidrofolato reductasa modula el ciclo de metilación, y esta enzima está codificada por el gen MTHFR. Se recopilaron algunos conocimientos básicos sobre este gen en 2003, cuando se completó el Proyecto Genoma Humano. Se descubrió que más de la mitad de la población tiene una o más mutaciones del gen MTHFR (algunas estimaciones llegan incluso hasta un 60 %), pero se sabe tan poco sobre todo este tema que la mayoría de las personas desconocen qué efectos (si los hay) pueden tener estas mutaciones genéticas en ellos.

Debido a que se trata de un tema tan complejo y del que, en realidad, en general, se sabe poco al respecto, no sorprende que se sepa tan poco sobre cómo puede afectar este tema a los pacientes con CM. Aunque los investigadores solo han explorado la punta del iceberg en cuanto al gen MTHFR, han determinado algunas relaciones con varios aspectos de la salud, y esto nos permite especular sobre cómo algunos de estos SNP pueden afectar a una enfermedad como la CM.

En pocas palabras, cuando el gen MTHFR de uno está sano, estos son los procesos químicos importantes que inicia.

Tenga en cuenta que esto solo es una descripción general y, que si se desea más información, se puede encontrar online en muchas fuentes de Internet, incluida la página web: stopthethyroidmadness.com.[174] Básicamente, cuando todo funciona correctamente, el gen MTHFR inicia un proceso químico de varios pasos, conocido como metilación, que procede de la manera siguiente:

El primer paso es la producción de la enzima MTHFR. Esta enzima se sintetiza en vitamina B-9 (conocida como ácido fólico), cambiándola de 5,10-metilenotetrahidrofolato a 5- metilenotetrahidrofolato. El 5-metilenotetrahidrofolato es utilizado entonces para convertir homocisteína en metionina que es usada por el cuerpo para producir proteínas, usando antioxidantes, y procesando las grasas.

La metionina se puede usar para ayudar a suprimir los síntomas de inflamación y depresión. En el hígado, la metionina se convierte en S-adenosil metionina (SAM-e). La SAM-e también es un agente anti-inflamatorio. Se usa en la producción y posterior degradación de neurotransmisores como la serotonina y dopamina; y la melatonina, que es un compuesto similar a un neurotransmisor. La SAM-e también es importante para la reparación y mantenimiento de las células.

Y he aquí lo que puede suceder cuando muta el gen MTHFR.

Cuando el gen MTHFR es defectuoso, la enzima MTHFR que se produce funciona solo a un 70 % o 40 % de su capacidad normal, dependiendo de la naturaleza de la mutación del gen. Esto puede comprometer la capacidad del cuerpo para descomponer y eliminar toxinas y metales pesados, y puede conducir a una acumulación de metales pesados. La enzima defectuosa podría no ser capaz de descomponer y convertir el folato o ácido fólico correctamente, resultando en una acumulación de homocisteína, lo que a su vez incrementa el riesgo de enfermedad coronaria y enfermedades relacionadas. También puede aumentar el riesgo de desarrollar demencia.

La conversión de homocisteína en metionina podría verse comprometida, aumentando el riesgo de arteriosclerosis, enfermedad de hígado graso, anemia e inflamación. La producción de SAM-e estará disminuida, resultando en la posibilidad de un aumento de los síntomas de depresión. Debido a que las formas inactivas de folato y vitamina B-12 no pueden convertirse adecuadamente en las formas activas de manera que el organismo los pueda utilizar, las formas inactivas de folato y vitamina B-12 podrían acumularse y esto puede hacer que sus niveles en las analíticas sean altos. El riesgo de desarrollar ciertos tipos de cáncer podria aumentar. Muchas enfermedades han sido relacionadas con una o con más mutaciones del gen MRHFR.

Debido a que las mutaciones genéticas pueden ser heredadas de ambos, la madre y el padre, existen muchas posibles combinaciones de mutaciones. Los dos SNP que probablemente tienen los efectos más graves en nuestra salud son conocidos como C677T y A1298C. En ocasiones, se escriben como 677 y 1298, debido a que estos números se refieren a su ubicación en el gen. Si un individuo tiene dos copias, bien del 677 o de la mutación 1298, significa que esa persona ha recibido un SNP de cada progenitor y que él o ella es homozigoto para esa mutación en particular. Si un individuo tiene una copia del 677, o de la mutación 1298 de cada progenitor, además de un gen normal heredado del otro progenitor, entonces se considera que esta persona tiene una mutación heterozigota.

23andMe está a la vanguardia de los servicios de análisis genéticos que están fácilmente asequibles para el público en general.

Si desea saber qué SNP (si tiene alguno) puede tener, probablemente la forma más fácil (y más económica) de averiguarlo es solicitar la prueba que ofrece 23andme.[175] Los datos sin procesar que devuelven después de enviar su muestra puede parecer un galimatías para la mayoría de las personas, pero el sitio ofrece algunos servicios de intepretación, y varios servicios de interpretación están disponibles para brindar información valiosa sobre el significado de los resultados que recibe.

Sitios web asociados como geneticgenie.org ofrecen un análisis de metilación gratuito de sus datos sin procesar para que pueda ver fácilmente cómo podría verse afectado por las mutaciones del gen MTHFR.[176] Sitios como promethease.com ofrecen servicios que analizarán sus datos sin procesar de 23andME y le proporcionan varios informes, incluidos algunos que describen sus probabilidades estadísticas de desarrollar ciertas enfemedades como resultado de sus mutaciones genéticas.[177] Y hay muchos otros servicios, ofrecidos por otras empresas que proporcionan un análisis de sus datos sin procesar de 23andMe. Algunos informes son gratuitos, mientras que otros están disponibles a cambio de un pago. Ejemplos de ello pueden encontrarse en las web siguientes: livewello.com, codegen.eu, nutrahacker.com, infino.me, enlis.com, y geneknot.com.[178, 179, 180, 181, 182, 183]

¿Conoce la diferencia entre folato y ácido fólico?

Incluso muchos profesionales de la salud argumentarán que los dos términos son intercambiambles. Pero, no lo son, según Chris Kressor.[184]

Los términos "folato" y "ácido fólico" suelen intercambiarse con frecuencia pero no son uno, ni lo mismo. Los folatos son miembros de la familia de vitamina B (refiriéndose a varios derivados de tetrahidrofolato) presentes naturalmente en los alimentos, principalmente en los vegetales de hoja verde. El ácido fólico, por otra parte, es un compuesto sintético totalmente oxidado (ácido pteroilmonoglutámico), utilizado en los suplementos dietéticos y en la fortificación de alimentos. La diferencia importante a tener en cuenta es que el ácido fólico no se produce de forma natural.

No se puede reparar un gen defectuoso, pero ciertamente es posible ayudarlo a funcionar mejor.

En el caso de que tenga problemas de metilación (capacidad comprometida para convertir el folato y la vitamina B-12 en las formas activas), probablemente se beneficiará suplementando con las formas activas de folato y vitamina B-12 en lugar de utilizar las formas inactivas. Son 5-metiltetrahidrofolato y el metilcobalamina. Ya hemos hablado (en el capítulo anterior) sobre la vitamina B-6 y de cómo puede ayudar a manejar los niveles de histamina en el cuerpo. Para alguien con problemas de metilación, la forma correcta de usar sería la versión metilo de la vitamina B-6, que se llama piridoxal-5-fosfato, o (P5P).

Las personas que tienen mutaciones MTHFR suelen tener un nivel alto de cobre.

Normalmente esto causaría un nivel bajo de zinc. La proporción de estos dos metales es importante, pero cuando el cobre está alto, la hiperactividad, depresión, dolores de cabeza, acné, funcionamiento pobre del sistema inmune (resultando en resfriados frecuentes), sensibilidad en la piel (facilidad para hacerse moratones), funcionamiento de la tiroides bajo, o el estrés suprarrenal, pueden ser un problema. Y el nivel alto de cobre puede frustrar los esfuerzos por aumentar los niveles de hierro.

Los niveles altos de cobre normalmente se pueden disminuir tomando vitamina C, pero esto solo debería hacerse lentamente, para minimizar los síntomas de desintoxicación. Tomar zinc también puede ayudar, pero con las mismas precauciones en cuanto a hacerlo lentamente.

Es posible la sobremetilación (también llamada histapenia).

Los síntomas de sobremetilación pueden incluir dolor de cabeza o de cuello, cansancio, irritabilidad, ansiedad, insomnio, depresión, paranoia, y tendencia a reflexionar en exceso sobre los pensamientos. Las personas con sobremetilación tienen niveles elevados de serotonina, dopamina, y norepinefrina, y un nivel bajo de histamina en su sangre. Tienden a ser muy creativas, pero podrían reaccionar de forma exagerada ante situaciones comunes de la vida. Los personas sobremetiladas también tienden a tener muchas sensibilidades a los alimentos, pero es menos probable que reaccionen a las alergias estacionales.

Si sospecha tener un exceso de metilación, puede ser útil disminuir o dejar de tomar suplementos de metilación, al menos por un tiempo. Algunas autoridades sugieren que tomar 50 mg de cápsulas de niacina de liberación prolongada puede ayudar si la sobremetilación es causada por la ingesta de vitaminas metil "B".

Los problemas de metilación parecen estar relacionados con la CM , en base a la observación de que muchos pacientes con CM parecen tener problemas relacionados con la histamina.

Estadísticamente, se desconoce si los pacientes con CM tienen más probabilidades que alguien de la población general de tener mutaciones de MTHFR, pero parece que es más probable que experimenten síntomas debido a su nivel de inflamación provocado por su enfermedad. La submetilación (en otras palabras, una deficiencia de metilfolato) interfiere en la producción de SAMe, y una de las funciones del SAMe es la de desprenderse del exceso de histamina. Muchos pacientes con CM tienen problemas con el exceso de histamina. La experiencia (y los datos epidemiológicos) muestran que la suplementación con Histame casi nunca proporciona beneficios sustanciales. Histame se vende para reemplazar la DAO, y al menos en teoría, debería ser capaz de reducir el nivel residual (no utilizada/sobrente) de histamina y, por ello, evitar que los niveles de histamina alcancen niveles problemáticos en el organismo. ¿Por qué no funciona? Puede que no funcione porque el problema principal se debe a una submetilación. Tal vez no funcione porque el SAMe tiene un efecto mucho más potente sobre los niveles de histamina que de DAO.

Del mismo modo, relativamente pocos pacientes con CM reportan beneficios significativos por tomar Gastrocrom. Gastrocrom se vende como un estabilizador de mastocitos, y se afirma que ayuda a prevenir una degranulación inapropiada de mastocitos (que da como resultado el vertido de histamina y de otros agentes proinflamatorios en el torrente sanguíneo). Gastrocrom, en ocasiones, se prescribe para tratar el desorden de activación de mastocitos (MCAS), que se sabe causa una degranulación inapropiada de mastocitos. Pero, nuevamente, se suele informar que Gastrocrom no es beneficioso en el tratamiento de pacientes con la

CM en el mundo real. Y, como sucede con Histame, tal vez esto se deba a que SAMe es el principal regulador de los niveles de histamina en el organismo y, por tanto, productos como Gastrocrom, que no mejoran la producción o la funcionalidad de SAMe no tienen un efecto significativo en los niveles de histamina en el cuerpo.

Resumen

Los problemas de metilación son causados por mutaciones genéticas muy comunes del gen de la metilenotetrahidrofolato reductasa (MTHFR), resultando en una efectividad reducida de la enzima MTHFR. Esto puede conducir a numerosos problemas de salud porque, cuando la enzima MTHFR es deficiente, el cuerpo es incapaz de convertir correctamente ciertas vitaminas en formas activas de manera que pueda utilizarlas. Las pruebas pueden mostrar que algunos de los niveles de vitamina "B" afectados, son normales o altos, pero las personas que tienen problemas de metilación aún pueden mostrar síntomas de deficiencia. Las personas que tienen una o más de estas mutaciones generalmente se benefician de la suplementación con las formas activas (las formas metilo) de algunas de las vitaminas "B", en lugar de tomar las formas inactivas habituales de estas vitaminas.

Capítulo 5

Deficiencia de magnesio, Histamina, Bacterias Intestinales, Inflamación

La histamina es un arma de doble filo.

¿Por qué es tan efectiva la dieta Mediterránea en reducir el riesgo de enfermedad cardíaca, accidente cardiovascular, diabetes mellitus y otros problemas de salud? Probablemente porque la dieta Mediterránea contiene mucho magnesio (dailymail.co.uk,. Actualizado el 8 de diciembre de 2016).[185] ¿Por qué algunos estudios muestran que las dietas vegetarianas o veganas proporcionan beneficios para la salud similares? Porque el único nutriente que contiene en mayor cantidad una dieta vegana o vegetariana que una dieta convencional es el magnesio — un montón de magnesio. La deficiencia de magnesio es la norma en el mundo de hoy en día. Y esto significa que, cualquier grupo que sea capaz de evitar una deficiencia de magnesio (por cualquier medio), tendrá un riesgo menor de muchas, muchas enfermedades, incluyendo una enfermedad cardíaca, accidente cardiovascular y diabetes mellitus.

Anteriormente, en el capítulo 3, comentamos que se ha demostrado que el magnesio disminuye los niveles de CRP (King, Mainous, Geesey, & Woolson, 2005). En ratones de laboratorio, unos pocos días con deficiencia de magnesio tiende a crear una condición de inflamación crónica (Mazur et al., 2007).[186] Este síndrome está caracterizado por (entre otras cosas) una activación de leucocitos y macrófagos, y la liberación de citocinas inflamatorias. Los investigadores descubrieron que aumentando el magnesio en las células de la rata, disminuía la respuesta inflamatoria. Mazur et al. (2007) señaló que:

> *Además, la deficiencia de magnesio induce una respuesta sistémica de estrés mediante la activación de vías endocrinológicas. Como los sistemas nervioso e inmunológico interactúan de forma bidireccional, también se han considerado las funciones de los neuromediadores. Una deficiencia de magnesio contribuye a una respuesta exagerada al estrés inmunológico y el estrés oxidativo es la consecuencia de la respuesta inflamatoria. La inflamación contribuye a los cambios proaterogénicos en el metabolismo de las lipoproteínas, disfunción endotelial, trombosis, hipertensión y explica el efecto agravante de la deficiencia de magnesio en el desarrollo del síndrome metabólico.*

Así que la investigación publicada nos dice que una deficiencia de magnesio conduce a un estado de inflamación en el cuerpo. Y es cierto, independientemente de cualquier otra condición. Por sí misma, una deficiencia crónica de magnesio es suficiente para establecer un estado de inflamación crónica. Se trata de una observación bastante profunda.

La histamina tiene propiedades bastante singulares.

Se trata de un compuesto de nitrógeno orgánico que es liberado por el sistema inmunológico en respuesta a las provocaciones locales y sistémicas del sistema inmunológico. Y puede tener efectos tanto a nivel local como sistémico. Es liberado por los mastocitos, y por los glóbulos blancos como los basófilos y los eosinófilos para modular las respuestas posteriores del sistema inmunológico. Al hacerlo de este modo, la histamina actúa de las dos formas, como reguladora de la función fisiológica, y como neurotransmisor.

La histamina es responsable de la mayoría de los síntomas clásicos de alergia que experimentamos si tenemos alergia al polen o algún otro tipo de alergia común. La secreción nasal, los ojos llorosos, la picazón, y en las reacciones graves, síntomas anafilácticos como la restricción aérea y las dificultades respiratorias son causados por la liberación de histamina. El enrojecimiento y la inflamación que se produce tras la picadura de un mosquito o de una avispa son debidos a la liberación de histamina en los tejidos que rodean al lugar de la picadura.

La histamina aumenta la permeabilidad de los pequeños vasos sanguíneos (capilares) en el área para permitir que los glóbulos blancos pasen de los capilares a los tejidos circundantes para enfrentar cualquier patógeno o toxina que pueda estar presente. La inflamación resultante de la histamina y de los glóbulos blancos, junto con los fluidos del torrente sanguíneo que también fluyen hacia la zona, causan el enrojecimiento y la hinchazón.

En el cuerpo, la histamina se deriva de la histidina, que es un aminoácido esencial. Dado que los seres humanos no pueden producir histidina, debe estar presente en la dieta. Sin embargo, ciertas especies de bacterias intestinales pueden producir histidina, y es concebible que los cambios evolutivos que han tenido lugar en nuestros perfiles de bacterias intestinales, en las últimas décadas debido al aumento del uso de antibióticos y al uso extendido de ingredientes y productos químicos en los alimentos procesados, puedan influir en la tendencia hacia los crecientes problemas de histamina.

Sabemos que la histamina no solo es vital para el funcionamiento del sistema inmunológico, sino que también es esencial para una digestión adecuada. Por ejemplo, se libera histamina en el estómago para desencadenar la liberación del ácido gástrico por parte de las células parietales en anticipación de una comida inminente (Håkanson, & Sundler, 1991).[187] Sin embargo, demasiada histamina en circulación puede causar problemas y, en algunos casos, podrían ser capaces de interferir en la remisión de los síntoms de la CM.

¿Cuál es la relación entre la histamina y una deficiencia de magnesio?

Años atrás, en 1987, Nishio, Ishiguro, & Miyao demostraron que los ratones alimentados con una dieta deficiente en magnesio mostraban niveles significativamente aumentados de histamina en su orina tras 4 días, y la histamina alcanzó un nivel máximo el día 8.[188] Los niveles aumentados de histamina también se pudieron encontrar en los tejidos de los ratones, el día 8. Cuando el grupo deficiente en magnesio fue alimentado con una dieta que contenía una cantidad mayor de magnesio durante 2 días, sus niveles de histamina (y de magnesio sérico) volvieron a los mismos niveles de los grupos de control. Y, además, se detectó que en el día 8 de una dieta baja en magnesio, el nivel de diamino oxidasa en los ratones era aproximadamente la mitad del nivel de los grupos de control lo que, por supuesto, comprometía la habilidad del cuerpo en purgar el exceso de histamina. Entonces, el resultado de una dieta deficiente en magnesio es un aumento en el nivel de histamina, que al menos parcialmente es debido a un nivel disminuido de DAO.

¿Es posible que algunos casos de CM que son resistentes al tratamiento estén relacionados con una deficiencia de magnesio sin diagnosticar?

Una deficiencia de magnesio es algo muy común en la población general. De hecho, muchas autoridades insisten en que la mayoría de la población en los paises desarrollados tienen deficiencia de magnesio. Y la deficiencia de magnesio es incluso más probable entre los pacientes con CM (y otras EII) porque no solo el problema de malabsorción y la diarrea asociados con la enfermedad disminuyen el magnesio, sino porque la mayoría de los tratamientos médicos utilizados para suprimir la inflamación (corticosteroides), también reducen el magnesio.

La histidina descarboxilasa es la enzima utilizada por el organismo para convertir histidina en histamina. Es sabido que una deficiencia de magnesio aumenta la actividad de la histidina descarboxilasa, por ello, incrementando la conversión de histidina en histamina. Pero, una deficiencia de magnesio también puede tener un golpe doble en esta situación, porque también puede reducir la actividad de DAO (que normalmente es utilizada por el cuerpo para purgar el exceso de histamina).

Así que, con el potencial de un aumento significativo en la producción de histamina, y una capacidad reducida de eliminar las cantidades excesivas de histamina en el cuerpo, es obvio que una deficiencia de magnesio muy probablemente aumente de forma significativa el riesgo de acumulación de histamina que puede conllevar a problemas varios en el sistema digestivo y en otras partes. Y esto puede suceder con o sin un cambio en el equilibrio de las bacterias intestinales a un mayor porcentaje de bacterias productoras de histidina.

Si la histamina puede causar un aumento de la permeabilidad de los vasos sanguíneos, entonces no hace falta mucho esfuerzo de imaginación para reconocer que también podría ser capaz de causar una mayor permeabilidad de los intestinos, porque el revestimiento epitelial de los vasos sanguíneos y de los intestinos es bastante similar. Y, debido a que los intestinos están diseñados específicamente para que los nutrientes puedan pasar desde el lumen (el volumen interior de los intestinos) a los vasos sanguíneos presentes en las paredes intestinales, para su distribución por todo el cuerpo, es de esperar una similitud de diseño de las dos interfaces para acomodar esta función vital.

Obviamente, si las bacterias intestinales empiezan a promover un aumento en la producción de histidina concurrente con una deficiencia de magnesio, esto podría crear el potencial para una tormenta perfecta de inflamación debido a un nivel inapropiado de actividad mastocitaria. Y, la posibilidad de que esto pueda convertirse en una condición crónica significa que impondría un riesgo bastante mayor de desencadenar y/o de perpetuar un brote de colitis microscópica. Hace más de varias décadas, Watanabe et al. (1981) utilizaron embriones de ratones para mostrar que los mastocitos son los responsables principales de los niveles de histamina.[189] Lo demostraron al mostrar que cuando los mastocitos están ausentes, la actividad de histidina descarboxilasa permanece baja y el nivel de histamina permanece bajo.

Tenga en cuenta que debido a que esto puede suceder independientemente de cualquier inflamación basada en glóbulos blancos que pueda estar presente actualmente, teóricamente puede ocurrir incluso si no sucede infiltración de glóbulos blancos. O, puede ocurrir cuando una combinación de los dos modos de inflamación excede el umbral en el que se desencadena una reacción. Es posible incluso que exista un efecto sinergético entre los dos tipos de inflamación. Y, en este tipo de situación, la lógica dicta que, mientras la suma total de inflamación exceda el umbral en el que se mantiene una reacción, no es probable que se produzca una remisión.

Y debido a que la enzima diamino oxidasa requiere de vitamina B-6 para su activación, la deficiencia de vitaminas B que sucede de forma tan habitual a largo plazo debido a los problemas de malabsorción asociados con la CM y con otras EII, podría añadirse de forma significativa al problema de la acumulación de histamina, al impedir que el DAO funcione correctamente. Experimentos de laboratorio han demostrado que una ingesta aumentada de vitamina B-6 puede resultar en niveles mayores de actividad DAO. Queda por ver si esto se correlaciona o no con un rendimiento mejorado en el mundo real.

Como se mencionó anteriormente en el capítulo 3, muchos antibióticos y otro tipo de medicamentos tienden a disminuir significativamente el magnesio. Y muchos pacientes con CM señalan a los antibióticos como causa de su enfermedad. Así es cómo esta cascada de eventos podría desarrollarse para explicar por qué los antibióticos pueden desencadenar una colitis microscópica en muchas personas.

Los antibióticos no solo impiden que las poblaciones de bacterias intestinales puedan proporcionar la posibilidad de que las bacterias productoras de histidina se establezcan mejor, sino que muchos antibióticos también agotan gravemente el magnesio. Y, como hemos hablado en la sección anterior, la deficiencia de magnesio no solo aumenta la actividad de la histidina descarboxilasa, lo que aumenta la conversión de histidina en histamina, sino que también reduce la actividad de la enzima diamino oxidasa comprometiendo así la capacidad del cuerpo para purgar el exceso de histamina (Nishio, Ishiguro & Miyao, 1987). Esto establece un entorno ideal para un aumento significativo de la actividad de los mastocitos y una condición inflamatoria por histamina.

Forbes et al. (2008) han demostrado que cuando es estimulado por la interleucina-9 (IL-9), el aumento de la actividad de los mastocitos puede causar una mayor permeabilidad intestinal que conduce a sensibilidades alimenticias.[190] Tenga en cuenta que esto básicamente imita la acción de los péptidos de gliadina en el gluten del trigo, lo que activa la zonulina a provocar una mayor permeabilidad intestinal independientemente de la genética asociada con la autoinmunidad (Drago et al., 2006). En otras palabras, el gluten provoca una mayor permeabilidad intestinal en todos los individuos, no solo en aquellos que tienen un gen asociado con la enfermedad celíaca.

Igualmente, las condiciones mastocitos/histamina descritas anteriormente parecen proporcionar otro mecanismo que puede conducir a un intestino permeable.

Esto abre la puerta a una forma totalmente independiente para que las sensibilidades alimenticias no solo se desarrollen, sino que se perpetúen, y esto ha sido esencialmente inexplorado por los investigadores médicos. Y, mientras esto puede ocurrir independientemente de cualquier limitación genética, parece probable que la genética pueda desempeñar un papel debido al hecho de que la CM tiende a ser hereditaria. También es posible que la CM pueda manifestarse en familias debido a unas condiciones medioambientales similares, en lugar de por vínculos genéticos.

Pero, recuerde que una deficiencia de magnesio puede promover la conversión de histidina en histamina sin un cambio en la población de bacterias intestinales. Obviamente, se produciría un efecto mucho más robusto si el uso de un antibiótico promocionara la proliferación de bacterias productoras de histidina, pero también parece aparente que este mecanismo podría ser capaz de desencadenar CM independientemente de un evento asociado con el uso de antibióticos.

¿La inflamación provocada por los mastocitos podría ser el modo primario de inflamación asociado con la CM?

Si se puede verificar esta teoría, parece definir un mecanismo por el cual la CM puede activarse independientemente de la inflamación de los glóbulos blancos. En la actualidad, la inflamación basada en los glóbulos blancos se acepta generalmente como causa de inflamación, que se encuentra asociada con la enfermedad. Dado que la inflamación inducida por linfocitos es un marcador de diagnóstico de la enfermedad (CL), esto plantea una pregunta interesante: ¿Existen casos no diagnosticados de CM que solo involucren una inflamación inducida por mastocitos (aparte de la enterocolitis mastocítica), o todos los casos evolucionan por una inflamación de los glóbulos blancos?"

La descripción médica de la colitis microscópica atribuye la inflamación asociada tanto en la colitis linfocítica y la colitis colágena a un aumento de la infiltración de glóbulos blancos en las capas mucosas y submucosas del revestimiento epitelial del colon. Si bien las bandas de colágeno engrosadas en las capas de la submucosa conocida como lamina propria son marcadores diagnósticos de colitis colágena, no está claro si el aumento de espesor es un resultado directo de la inflamación o meramente un marcador coincidente de CC. Pero, la pregunta básica aquí es: "¿Qué pasa si el aumento del nivel de glóbulos blancos no siempre es la principal fuente de inflamación?"

Si todos los casos de CM implican inflamación promovida por linfocitos (por definición), entonces todos los casos iniciados por inflamación de mastocitos enseguida conducen a infiltración linfocítica, o la inflamación basada en mastocitos (como se describe anteriormente) es concurrente con la inflamación basada en linfocitos típicamente atribuida a la CM. De lo contrario, no hay forma de que los casos de CM puedan diagnosticarse según los criterios actuales. ¿Podría ser esta la razón por la que algunos pacientes sintomáticos muestran recuentos elevados de linfocitos que no son lo suficientemente altos como para cumplir con el requisito diagnóstico de mínimo 20 linfocitos por 100 enterocitos para calificar para un diagnóstico de CL?

No solo la CM, sino todas las demás EII, y todas las enfermedades de tipo autoinmune podrían ser debidas a una inflamación causada por mastocitos, en lugar de por una inflamación de base linfocítica.

¿Y si la inflamación que desencadena o perpetúa los síntomas clínicos de la CM es causada por tener demasiada histamina o una actividad de los mastocitos inadecuada que resulta en la liberación de histamina, citocinas y otros agentes proinflamatorios del sistema inmunológico? Sabemos de la investigación publicada que los mastocitos (en presencia de IL-9) pueden crear una condición de una permeabilidad intestinal aumentada (intestino permeable) para promover sensibilidades alimenticias (Forbes et al., 2008). Desafortunadamente, parece que esto no lo comprenden la mayoría de los gastroenterólogos porque la mayoría de los especialistas gastrointestinales no están entrenados para reconocer el papel de los mastocitos en las enfermedades inflamatorias intestinales. Los reumatólogos a menudo tienen una mejor comprensión de la inflamación causada por mastocitos.

Pero, existe una evidencia epidemiológica convincente que sugiere que la inflamación inducida por los mastocitos es suficiente como para causar o perpetuar un brote de CM y que puede ser la fuerza impulsora que hay detrás de las enfermedades inflamatorias. Quizás es por esto que los médicos han tenido tan poco éxito en intentar tratar las enfermedades de tipo autoinmune. Esto podría explicar por qué tantos casos no responden al tratamiento. El tratamiento más eficaz encontrado hasta ahora es inhabilitar el sistema inmunológico, dejando al paciente a merced de la industria farmacéutica, e imponiendo el riesgo de desarrollar una infección fatal o cáncer. Por desgracia, en lugar de tratar la causa de la enfermedad, muchos profesionales médicos (y pacientes) simplemente eligen desactivar el sistema inmunológico de los pacientes.

Conseguir un diagnóstico médico de problemas de mastocitos puede ser complicado.

Debido a que la mayoría de los médicos no han recibido la formación para reconocer y tratar los problemas de los mastocitos, obtener un diagnóstico oficial y un tratamiento médico eficaz para cualquiera de los diversos desórdenes de los mastocitos a menudo requiere viajar para poder encontrar un médico o un centro médico cualificado. Podría decirse que la mayoría de los médicos cualificados para tratar con los desórdenes de los mastocitos de varios tipos han sido entrenados en el Brigham and Women's Hospital en Boston.[191] Adoctrinados por la doctora Mariana Castells, muchos de estos especialistas se encuentran ahora dispersos por varios lugares de los Estados Unidos. La doctora Castells supervisa a los residentes en el Brigham and Women's Hospital y en el Beth Israel Deaconess Medical Center. También enseña a estudiantes procedentes del Harvard Medical School, y a becarios en los programas de entrenamiento de Alergia e Inmunología Clínica en los hospitales Brigham and Women's Hospital, Children's Hospital, y Massachusetts General Hospital.[192]

El diagnóstico puede ser complejo, dependiendo de los síntomas. Aproximadamente el 90 % de los casos de mastocitosis afectan solamente a la piel y esto se conoce como mastocitosis cutánea. La forma más grave de desorden de los mastocitos es la mastocitosis sistémica, en la que se ven implicados órganos en lugar de la piel. Muy a menudo, la mastocitosis sistémica puede afectar el hígado o el colon (Scherber & Borate, 19 de octubre de 2017).[193] Este artículo proporciona una descripción razonablemente completa del proceso diagnóstico si se desea obtener más información.

Las dietas que evitan ciertos alimentos conocidos como FODMAP son populares ahora como una nueva forma de tratar varios problemas digestivos.

FODMAP son las siglas para referirse a Oligosacáridos Fermentables, Disacáridos, Monosacáridos, y Polioles. Se afirma que algunas personas absorben mal los FODMAP y que por eso pueden causar problemas digestivos. Puede que sea cierto, pero cuando miro a la relación de alimentos que se consideran como alimentos ricos en FODMAP, veo una lista de alimentos ricos en histamina. Y, cuando miro a una relación de alimentos recomendados (porque se consideran alimentos bajos en FODMAP), veo una lista de alimentos bajos en histamina. Ahora, no todo el mundo está de acuerdo exactamente en qué alimentos exactamente deberían clasificarse como ricos en histamina y bajos en histamina. Asímismo, existe un considerable desacuerdo entre las listas que califican el estado FODMAP de varios alimentos.

Si bien es cierto que no todos los alimentos ricos en FODMAP también son alimentos ricos en histamina, la dieta FODMAP es irrelevante para los pacientes con CM que estén usando una dieta para controlar sus síntomas. He aquí por qué: si alguien está siguiendo las recomendaciones dietéticas para controlar la CM, incluyendo limitar la fibra, azúcar, alimentos picantes, alimentos que hacen que su sistema inmunológico produzca anticuerpos, y alimentos que son considerados como ricos en histamina, entonces no tiene necesidad de preocuparse por los alimentos ricos en FODMAP porque ya estaría minimizando todos ellos. Tan solo compare unas listas y verá lo que quiero decir. Por lo tanto, la dieta FODMAP es irrelevante para quien ya esté siguiendo una dieta para controlar su CM.

Deficiencia de magnesio, Histamina, Bacterias Intestinales, Inflamación

Resumen

Las dietas que han demostrado reducir la enfermedad cardiovascular y otros problemas de salud que pueden conducir a una mayor mortalidad son ricas en magnesio. La deficiencia de magnesio es muy común en la población general. La deficiencia de magnesio puede causar un aumento en los niveles de histamina e inflamación. El hecho de que la deficiencia de magnesio a menudo esté relacionada con la CM, y la tendencia de que un estado deficiente de magnesio induce a un cambio en el perfil de las bacterias intestinales hacia mayores especies productoras de histidina podría explicar cómo las bacterias intestinales podrían promover la inflamación que conduce al desarrollo de, o a la perpetuación de, la colitis microscópica, en ciertos casos. La colitis microscópica, junto con todas las demás enfermedades de tipo autoinmune podrían verse perpetuadas por los mastocitos, posiblemente tanto o más que por los linfocitos, en algunos casos. Esto es así a pesar de que la comunidad médica normalmente no lo considera relacionado con la enfermedad. Los alimentos ricos en FODMAP mayormente son alimentos ricos en fibra y ricos en histamina

Capítulo 6

MAB, SIBO, Naltrexona de Dosis Baja, ERGE, Otras Consideraciones

La malabsorción de ácidos biliares (MAB) es una causa muy cómun de diarrea crónica.

Cuando la colitis microscópica no responde a los tratamientos que normalmente son efectivos, considere un tratamiento diseñado para controlar la malabsorción del ácido biliar. Se ha demostrado que la malabsorción del ácido biliar se encuentra presente en el 60 % de los casos de CL y en el 44 % de los casos de CC (Ung et al, 2000, Fernandez-Banares et al., 2001).[194, 195] Esto no significa que el tratamiento traiga la remisión en un 60 % de los casos de CL y en un 44 % de los casos de CC, pero en algunos casos que no han respondido a otros tratamientos, la diarrea podría parar si se añade un secuestrante de ácido biliar al programa de tratamiento.

En base a los resultados actuales entre los miembros de un foro de apoyo y conversación de colitis microscópica que intentaron el tratamiento, usar colestiramina de forma regular (no la versión ligera), parece proporcionar los mejores resultados. Tenga en cuenta que la colestiramina afectará significativamente a la absorción de nutrientes en los alimentos, en los suplementos y en muchos medicamentos, a menos que se controle cuidadosamente el horario de las dosis. Como norma general, debería tomarse al menos dos horas después, o cuatro horas antes de comer o de tomar cualquier otro medicamento, vitamina o suplemento mineral.

Los resultados sugieren que la colestiramina debería considerarse más adelante en los programas de tratamiento de la CM, en lugar de como tratamiento inicial.

Informalmente, comparando los resultados de aquellos que tomaron colestiramina de forma temprana en su programa de tratamiento con los resultados de quienes lo tomaron más tarde en su tratamiento, parece ser que en la mayoría de los casos, las tasas de éxito han sido significativamente más altas para aquellos pacientes con CM que han utilizado colestiramina después de haber sido tratados de la enfermedad durante más de un año, pero no ha tenido éxito en detener la diarrea por completo.

Casi seguro que esto es así debido a que es necesario hacer cambios en la dieta y debe suprimirse la inflamación provocada por las sensibilidades alimenticias antes de que sea probable de que el secuestrante de ácidos biliares sea efectivo. En los casos de MAB sin diagnóstico de CM, podría no ser necesario realizar cambios en la dieta. Pero, con la CM, al principio, la reacción debido a la inflamación provocada por las sensibilidades alimenticias probablemente supere la capacidad del medicamento para detener la diarrea, al secuestrar los ácidos biliares en la mayoría de los casos. Una vez se ha suprimido la inflamación mediante los cambios en la dieta, de manera que el principal problema restante sea la MAB, entonces la colestiramina debería ser más efectiva.

Los gastroenterólogos parecen preferir intentar el tratamiento con colestiramina de forma temprana simplemente debido a la prevalencia de la MAB con relación a la CM. Pero, la MAB no es la causa primaria de la diarrea en las etapas tempranas de la CM. La diarrea principalmente es debida a una inflamación intestinal. La MAB podría estar presente de forma temprana, pero podría verse eclipsado por la diarrea secretora asociada con CM. Una vez que los niveles de linfocitos han sido suprimidos por los cambios en la dieta, entonces, si la remisión aún es díficil de alcanzar, podría ser el momento de considerar la MAB como causa posible de la diarrea persistente. En muchos casos, la clave para conseguir con éxito la remisión de los pacientes con CM puede estar en encontrar una dosis óptima. Y esto, por supuesto, debe hacerse mediante ensayo y error.

La colestiramina también tiene otros usos para los pacientes con CM.

Puede utilizarse para unir varias toxinas y para eliminarlas del cuerpo. Por ejemplo, los pacientes con CM en ocasiones desarrollan infecciones por Clostridium difficile. La colestiramina puede ser usada por pacientes que tienen la infección por C. difficile para absorber las toxinas A y B (producida por la bacteria), y, por ello, reducir la diarrea y otros síntomas que suelen causar estas toxinas. Sin embargo, la colestiramina no trata la infección por C. difficile, por lo que debe usarse junto con vancomicina, o con algún otro antibiótico adecuado para controlar la infección. Y, debido a que la colestiramina puede disminuir la efectividad de muchos medicamentos, incluidos los antibióticos, la Vancomicina (y otros antibióticos) debe tomarse al menos una o dos horas antes, o de 4 a 6 horas después de tomar colestiramina.

El reciclado de los ácidos biliares parece estar controlado por el cortisol.

Experimentando con ratones especialmente alterados (ratones que no tenían receptores glucocorticoides en sus hígados), Rose et al. (2011) encontraron que en comparación con ratones normales, perdieron peso con la misma dieta porque su capacidad para digerir la grasa estaba comprometida.[196] No podían reciclar normalmente los ácidos biliares y desarrollaron cálculos biliares.

El suministro adecuado de bilis se almacena en la vesícula biliar. Cuando el cuerpo tiene hambre, libera cortisol (que es un glucocorticoide). El cortisol es una hormona y se adhiere a los receptores de glucocorticoides en el hígado y el hígado responde produciendo bilis y almacenándola en la vesícula biliar, en previsión a la próxima comida. Cuando realmente se ingiere la comida, la bilis se libera a través del conducto biliar común hacia el intestino delgado para emulsionar la grasa de la comida. Además, la lipasa del páncreas se agrega a la bilis, en el conducto biliar común, para seguir digiriendo la grasa en el intestino delgado.

Normalmente, el cuerpo recicla aproximadamente el 90–95 % de la bilis que es liberada al intestino delgado. Vuelve a ser absorbida en el íleon terminal (la sección final del intestino delgado). Si no es reabsorbida y pasa demasada cantidad al colon, podría causar diarrea. Esta es la esencia de la malabsorción del ácido biliar.

Pero, además, si los ácidos biliares no son reabsorbidos de la forma adecuada, el hígado pronto podría verse incapaz de mantener un nivel normal de bilis en la vesícula biliar que, sin el reciclado, simplemente no puede producir la cantidad suficiente de bilis. Y se verá limitada la capacidad del cuerpo para digerir grasa, provocando una pérdida de peso. Por ello, los investigadores pudieron probar que el cortisol controla el reciclaje de los ácidos biliares.

Rose et al. (2011) también descubrieron que este efecto aparentemente también se aplica a los humanos. El cortisol es producido normalmente por las glándulas suprarrenales. Cuando las personas tienen una enfermedad rara conocida como enfermedad de Addison, su sistema inmunológico ataca a sus glándulas suprarrenales y su capacidad para producir las cantidades suficientes de cortisol se ve interrumpida. Los investigadores descubrieron que, al examinar las muestras de sangre de los pacientes con la enfermedad de Addison tomadas antes y después de comer, el reciclaje de ácidos biliares también estaba comprometido, de forma similar a los ratones que no tenían receptores de glucocorticoides en sus hígados. Entonces, aparentemente, el cortisol también controla el reciclaje de ácidos biliares en los humanos.

Esto parece tener implicaciones interesantes para pacientes con CM.

Esto sugiere que los pacientes con CM que tienden a perder peso durante un brote podrían tener una falta de cortisol. Y, demasiada grasa sin digerir en el colon puede causar diarrea. Esto también podría sugerir que este tipo de personas podrían no ser capaces de recliclar los ácidos biliares y, por ello, posiblemente responder al tratamiento con colestiramina que aquellos que no suelen perder peso durante un brote de CM. No se ha publicado investigación médica para confirmar esto, por ello, se trata de una observación estrictamente especulativa. Puede que tenga mérito, pero no hay prueba médica.

El descubrimiento de que el cortisol controla el reciclaje del ácido biliar seguramente tiene sus implicaciones para los pacientes que toman un corticosteroide para tratar su CM.

Productos como la budesónida (Entocort o Uceris) obviamente deben ser capaces de estimular la absorción de ácido biliar, dado que la budesónida es un corticosteroide antiinflamatorio con una potente actividad glucocorticoide. Por ello, tal vez sea esta capacidad de mejorar la absorción de ácido biliar la responsable de detener la diarrea en solo uno o dos días, en ciertos casos. Quizás esto explique por qué algunos pacientes que toman budesónida tienen más probabilidades de ganar peso como efecto secundario del medicamento.

A continuación, se ofrecen algunos consejos sobre cómo tomar budesónida para lograr una eficacia óptima durante la recuperación.

La forma en que la mayoría de los gastroenterólogos prescriben el uso de budesónida para tratar la CM suele tener como resultado una tasa de recaída de hasta un 82 % cuando finaliza el tratamiento (Park, Cave, & Marshall, 2015).[197] Eliminar todas las sensibilidades alimenticias de la dieta es esencial para tener éxito. Si la budesónida se utiliza junto con los cambios en la dieta para tratar la CM, entonces, es crucial disminuir la dosis a medida que finaliza el tratamiento, y hacerlo de la forma adecuada puede resultar confuso. Aquí hay algunas pautas. En esta situación, el propósito de la budesónida simplemente es enmascarar los síntomas mientras que la dieta cura los intestinos. Pero, si finalizar el tratamiento hace que la diarrea vuelva, entonces hay tres posibilidades:

1. La dosis se está disminuyendo demasiado pronto: los cambios en la dieta no han tenido suficiente tiempo como para que tenga lugar una curación suficiente.

2. La dieta, o bien tiene contaminación cruzada por una sensibilidad alimenticia conocida, o bien existe contaminación por una sensibilidad alimenticia desconocida.

3. Existe una combinación de las dos primeras posibilidades.

La única razón para tomar budesónida es la de enmascarar los síntomas. Solamente trata los síntomas, no la causa principal de los síntomas. La causa principal de los síntomas es la inflamación intestinal. Aunque la budesónida sí que ayuda a suprimir la inflamación, no puede evitar que la inflamación se regenere con cada comida. Esto solo lo pueden hacer los cambios en la dieta. Por lo tanto, el hecho es que la budesónida no se enfrenta a la causa del problema.

Pero, en algunos casos, tomar budesónida puede enmascarar los síntomas de las sensibilidades alimenticias. Esto puede dificultar el ajuste de la dieta de recuperación. Debido a ese problema, algunas personas prefieren no tomar budesónida mientras se están recuperando haciendo una dieta de eliminación. Como hablamos en la primera edición de *Colitis Microscópica,* los corticosteroides no aceleran la curación. Las investigaciones publicadas muestran que, de alguna manera, ralentizan el ritmo de curación. Pero, pueden hacer que la vida sea mucho más placentera durante la recuperación, a pesar de que puede que lo hagan a expensas de incrementar ligeramente el tiempo de curación. Y, como he mencionado anteriormente, si la causa de que continúe la diarrea es la malabsorción de los ácidos biliares, entonces la budesónida podría ser una ayuda para la recuperación en este sentido.

El tiempo para alcanzar la remisión puede variar bastante, pero normalmente suele durar entre tres y seis meses. Por esta razón, la mayoría de las personas que utilizan budesónida con éxito para enmascarar los síntomas mientras están curando el daño intestinal siguiendo una dieta restringida, empiezan a disminuir gradualmente la dosis de budesónida tras unos tres meses (o más) tomando la dosis completa (a menos que se vean sorprendidos por un estreñimiento que les obligue a reducir la dosis antes), y completan la disminución gradual al final del tratamiento, unos tres meses (o más) más tarde, durante un régimen de tratamiento de unos seis meses o más.

Idealmente, uno debería poder permanecer relativamente libre de diarrea, y al mismo tiempo ser capaz de detectar sensibilidades alimenticias tomando solo la cantidad suficiente de budesónida como para prevenir la diarrea, pero tomando solo lo suficiente como para impedir la diarrea cuando se evitan todas las sensibilidades alimenticias de uno. Puede convertirse en una distinción relativamente sutil. La forma correcta (o al menos la manera óptima) para disminuir gradualmente la budesónida parece ser reducir la dosis en cuanto se detecten síntomas de estreñimiento, en lugar de reducir la dosis en base a un horario rígido. Seguir un horario establecido funciona bastante bien, porque hay tanta variación en la forma en que muchos pacientes responden a la budesónida.

Se ha sugerido que el factor de crecimiento de fibroblastos 19 (FGF19) podría ser útil para tratar problemas de los ácidos biliares.

No solo los ácidos biliares son reabsorbidos normalmente en el íleon terminal, sino que esta acción desencadena la producción de FGF19, una hormona producida en el íleon terminal. Normalmente, los niveles en sangre de FGF19 aumentan tras una comida y la hormona FGF19 regula la producción de bilis en el hígado, según las necesidades del sistema digestivo (Lundåsen, Gälman, Angelin & Rudling, 2006).[198] Pero, la inflamación asociada con esta enfermedad de Crohn activa, ha demostrado que reduce el nivel en sangre de esta hormona (Nolan et al., 2015).[199] El acortamiento quirúrgico del íleon también disminuye la producción de FGF19. Walters (2014) explicó cómo monos sin FDF19 desarrollaron una diarrea severa.[200] Lo que llevó a Walters y Appleby, (2015) a demostrar que se puede inyectar una proteína similar, la M70, para producir los mismos efectos que la FGF19, proporcionando de este modo una posible opción de tratamiento para la malabsorción de ácidos biliares.[201] Ahora queda por ver cómo de bien podría funcionar para los pacientes con CM.

He aquí por qué los secuestradores de ácidos biliares podrían no ser una buena opción para tratar la CM.

Los secuestadores de ácidos biliares se desarrollaron para disminuir el colesterol, no para tratar la CM. Cuando se toma colestiramina o un producto similar, el fármaco retiene los ácidos biliares y los purga (porque permanecerán en las heces y terminarán en el inodoro). No se pueden reciclar, por lo que la absorción de ácidos biliares disminuirá drásticamente. Por el contrario, si se toma budesónida para tratar la CM, el refuerzo de cortisol implica que aumentará la absorción de ácidos biliares, lo que es el efecto opuesto de los secuestradores de ácidos biliares. Esto resulta en una mejor absorción de grasas, permitiendo que los pacientes ganen peso, en lugar de perder peso.

La conclusión es que los secuestradores de ácidos biliares, como la colestiramina, pueden parecer una buena idea, pero el hecho de que su uso resulte en la pérdida total de ácidos biliares y la grasa puesta para ser digerida en primer lugar, significa que su utilidad se ve significativamente comprometida, a menos que el objetivo sea perder peso. El uso de secuestrantes de ácidos biliares tiende a desperdiciar grasa, y muchos pacientes con CM no pueden permitirse perder la grasa de su dieta.

Corregir el problema de la malabsorción de las grasas y de los ácidos biliares , definitivamente es un objetivo útil en el tratamiento de la CM. Pero, intentar corregir el problema tirando los ácidos biliares y las grasas por el retrete, mas bien parece una solución muy pobre. Los pacientes necesitan esos ácidos biliares y grasas para su salud. Por lo tanto, si se va a utilizar un medicamento para tratar la enfermedad, la budesónida parece ser una opción mucho más práctica que la colestiramina.

Pero, todos los medicamentos tienen efectos no deseados. La budesónida es mucho menos probable que suprima el funcionamiento de las glándulas suprarrenales que cualquier otro corticosteroide, pero, eventualmente, si se utiliza el tiempo suficiente, podría empezar a suprimir la función de las glándulas suprarrenales. Y, por supuesto, esto reduce la producción de cortisol que hace que disminuya el recliclaje de ácido biliar y reduce la absorción de las grasas. Quizás sea esta la razón por la que muchos pacientes encuentran que la budesónida es menos efectiva conforme pasa el tiempo, e incluso que, de forma eventual, deja de hacerles efecto.

Sobrecimiento bacteriano (SIBO) del intestino delgado.

El SIBO se define como una cantidad anormalmente alta de bacterias en el intestino delgado (Dukowicz, Lacy, & Levine, 2007).[202] Con frecuencia es aclamado como la causa de la diarrea crónica y de la malabsorción, particularmente por los médicos naturópatas. Pero, en el mundo real, con frecuencia se considera un cambio en el equilibrio entre las especies bacterianas como SIBO. La realidad es que las especies de bacterias y los equilibrios entre estas especies en nuestros intestinos tienden a cambiar conforme se cambia nuestra dieta y nuestras capacidades digestivas cambian durante el curso de la enfermedad.

Una mala digestión suele conllevar al incremento en los niveles de ciertas especies oportunistas que se pueden beneficiar de la fermentación de los alimentos parcialmente digeridos. Conforme se cura el intestino, esas especies se "exterminan" y son reemplazadas por algunas de las especies de bacterias que estaban ahí originalmente. Del mismo modo, a medida que cambiamos nuestra dieta para comer más proteínas y menos carbohidratos, las especies bacterianas que prosperan con esa dieta alterada tienden a desplazar a las especies que no pueden competir cuando se les alimenta con ese alimento en concreto. Y, a medida que nos recuperamos, y volvemos gradualmente a comer algunos de los alimentos que se habían eliminado originalmente de nuestra dieta, el equilibrio bacteriano entre las diversas especies de bacterias intestinales cambiará nuevamente, para reflejar la nueva dieta.

Los naturópatas, a menudo, recomiendan hacer la prueba de SIBO. Y, por supuesto, esta prueba casi siempre detecta "SIBO" en los pacientes con una colitis microscópica activa porque se ha descubierto que el SIBO está asociado con muchas enfermedades.[203] Entonces, recomiendan tratar el "SIBO". Pero, el hecho de que el "SIBO" esté relacionado con la enfermedad no significa que haya causado la enfermedad. Se pueden encontrar camiones de bomberos cerca de los incendios, pero lo más normal es que no hayan sido los causantes del fuego. ¿Se trata realmente de SIBO, o solamente es un cambio natural en los equilibrios que tienen lugar entre las distintas especies bacterianas,en respuesta a cambios en la dieta o a la pérdida de la eficacia digestiva como resultado de la enfermedad?

Las enfermedades digestivas crean oportunidades para las bacterias, por lo que apenas puede echársele la culpa de aprovecharse de la situación. La lógica sugiere que el SIBO probablemente no es la causa de todas las enfermedades que se le atribuyen. Es mucho más probable que esas enfermedades provoquen SIBO. Prácticamente todas y cada una de las enfermedades asociadas con SIBO están relacionadas o están causadas por un desorden digestivo. Las enfermedades digestivas tienden naturalmente a causar una mala digestión y una mala digestión, a su vez, provoca cambios en las poblaciones de bacterias intestinales, ya que las bacterias oportunistas aprovechan los alimentos no digeridos, o poco digeridos, para establecer colonias que prosperan en tales condiciones. Por lo tanto, es mucho más probable que los problemas del sistema digestivo causen el SIBO en lugar de que el SIBO cause las enfermedades del sistema digestivo. En consecuencia, no tiene mucho sentido tratar el SIBO porque esto supone tratar únicamente un síntoma y no significa tratar la causa de ese síntoma. Cuando se resuelve la causa del síntoma, entonces el síntoma desaparecerá automáticamente.

Conforme disminuye la inflamación, en respuesta a los cambios adecuados en la dieta, los equilibrios bacterianos tienden a realinearse a un patrón más normal, independientemente de si se trata o no el "SIBO". El tema está en que lo que podría interpretarse como SIBO normalmente se corregirá automáticamente sin intervención, cuando la colitis microscópica se controle al detener la inflamación con los cambios en la dieta que evitan los alimentos inflamatorios.

Así que, en la mayoría de los casos, el "SIBO" tiende a ser un síntoma de la CM, en lugar de la CM ser un síntoma del SIBO. A excepción de las poblaciones verdaderamente patógenas de ciertas especies, tratar un cambio en el equilibrio de las bacterias intestinales generalmente no tiene sentido, porque después del tratamiento, el equilibrio entre las diversas especies que pueblan los intestinos se verá determinado por la dieta y por la eficacia del sistema digestivo en ese momento. Por lo tanto, el equilibrio de la población tenderá a resolverse de acuerdo con esos criterios después de algunas semanas. Dicho esto, si existe una verdadera infección, debe tratarse. Sin embargo, normalmente, el tratamiento del "SIBO" asociado con la CM parece ser una pérdida de tiempo y de dinero para muchos pacientes.

La naltrexona (LDN) en dosis bajas se ha utilizado como un tratamiento alternativo para muchas enfermedades autoinmunes.

Utilizada originalmente principalmente para controlar la dependencia del alcohol o de fármacos opioides, la naltrexona en dosis muy bajas en la actualidad es la favorita de quienes buscan tratamientos alternativos para muchas enfermedades autoinmunes. La idea detrás de la naltrexona en dosis bajas es restablecer el sistema inmune para tratar de "sacarlo" de un patrón regular de reacciones contra un antígeno, deteniendo así las reacciones de tipo autoinmunitario. Una revisión rápida de la literatura muestra que parece prometedora como tratamiento para el dolor y para la gravedad de síntomas de muchas enfermedades (Younger, Parkitny, & McLain, 2014).[204] Pero, ¿es eficaz para tratar la colitis microscópica?

En la actualidad, muchas personas han intentado utilizar la LDN para tratar muchas enfermedades, incluida la colitis microscópica. ¿Han tenido éxito? Con muchas enfermedades, hay indicios de que sí, los tratamientos con la LDN a menudo han tenído éxito en aliviar los síntomas. Pero, con la CM, el tratamiento con la LDN parece tener éxito en aliviar los síntomas solo cuando el paciente tiene otros problemas autoinmunes que han estado impidiendo la remisión de la CM.

Faltan informes del uso exitoso de la LDN para el tratamiento de la CM que puedan autenticarse. Prácticamente no hay artículos de investigación médica publicados válidos en esta área en la literatura. En otras palabras, no se ha demostrado que el tratmiento de la CM con la LDN sea exitoso en general. Sin embargo, nadie ha probado de manera concluyente que tampoco se pueda usar para tratar la CM. Es posible que pueda utilizarse para tratar otros problemas (otros problemas autoinmunes) que han estado previniendo la remisión de los síntomas de la CM, para permitir que la CM entre en remisión. Por ejemplo, en el caso de la diabetes mellitus de tipo 1 en pacientes que tienen CM, ha habido informes de casos de resolución satisfactoria de los síntomas de la CM mediante el uso de la LDN. Este asunto necesita desesperadamente estudios de investigación médica para probar o refutar la eficacia de la LDN para tratar la CM.

¿Podría ayudar tomar L-glutamina?

Los culturistas toman L-glutamina para ayudar a desarrollar los músculos. Se cree que la L-glutamina ayuda a curar el tejudo muscular lesionado. Algunas personas creen que debido a que los intestinos están compuestos principalmente de tejido muscular, la L-glutamina debería ayudar a curarlos. Pero, aquí está la razón por la que ese razonamiento puede ser incorrecto.

El tejido muscular en los intestinos empieza con la muscularis mucosae, que es la tercera capa (mirando desde el interior hacia afuera) de la mucosa y, por supuesto, hay músculo liso debajo de eso, en las paredes de los intestinos. Con la enfermedad de Crohn y la colitis ulcerosa, se pueden producir daños (en forma de lesiones físicas) en todas y cada una de las capas de las paredes intestinales, desde el epitelio hasta la serosa (la capa más externa). Pero, en la CM, el daño intestinal solo involucra las 2 capas superiores (las más internas), el epitelio y la lamina propria. Y no es un daño físico del tipo que causarían las lesiones, es un daño inflamatorio. Ni el epitelio, ni la lamina propria contienen tejido muscular. Por eso, es poco probable que la L-glutamina pueda acelerar la curación intestinal de los pacientes con CM. Podría ayudar a curar en el caso de la enfermedad de Crohn y la colitis ulcerosa. No es imposible que pueda ayudar a curar el intestino de los pacientes con CM, pero si lo hace, lo hace por algún mecanismo desconocido, no por las afirmaciones que se hacen típicamente al respecto.

La enfermedad por reflujo gastroesofágico (ERGE) de alguna manera se suele asociar con la CM

Cualquier problema del sistema digestivo que típicamente resulte en una mala digestión predispone a los pacientes al posible desarrollo de reflujo ácido, acidez y gases. Con el tiempo, es probable que esos problemas conduzcan al desarrollo de ERGE. Y dado que el medicamento más probable que se recete para tratar la ERGE es un inhibidor de la bomba de protones (IBP), y los IBP son bien conocidos por desencadenar CM, esto se convierte rápidamente en un problema que se perpetúa a sí mismo. Los IBP tienden a causar dependencia tras un par de semanas de uso. Y, debido a que son un desencadenante de CM, debe detenerse su uso, no solo porque nunca se podrá alcanzar la remisión mientras se estén usando, sino por razones generales de salud. Se ha demostrado que causan el mismo síntoma para el que están recetados. La investigación publicada por Reimer, Sondergaard, Hilsted, y Bytzer (2009) y McColl y Gillen, (2009) demuestra que tras ocho semanas utilizando un IBP, incluso los sujetos sanos producen un exceso de ácido estomacal.[205, 206]

Además, la FDA ha ordenado añadir en la etiqueta las advertencias en un "cuadro negro" para advertir a los usuarios que el uso de los IBP conllevan un mayor riesgo de causar problemas como daño renal, Alzheimer, y otras formas de demencia relacionadas con la edad. (Sampathkumar, Ramalingam, Prabakar, & Abraham, 2013, Fallahzadeh, Borhani Haghighi, & Namazi, 2010, Haenisch et al., 2015).[207, 208, 209] Y sabemos, por experiencia, y por el estudio de casos que usar un IBP implica un mayor riesgo de desarrollar osteoporosis, infeciones bacterianas (especialmente C. diff), y problemas con una disminución de las capacidades digestivas.

La idea de que el exceso de acidez estomacal está tan extendido entre la población en general que necesita ser tratado es absurda en primer lugar. Las personas más jóvenes rara vez tienen problemas con demasiada acidez estomacal, y la capacidad de producir ácido gástrico en cantidades suficientes para una buena digestión normalmente disminuye a medida que envejecemos; casi nunca aumenta. Entonces, ¿por qué los médicos sienten la necesidad de prescribir los IBP, especialmente cuando los IBP tienen tantos efectos negativos para la salud?

Comprendiendo la Colitis Microscópica

A lo largo de los años, muchos, muchos pacientes se han arrepentido de haber seguido el consejo de su médico de tomar un IBP. Tras un uso de medio a largo plazo, cuando llega el momento de dejar de tomar un IBP, la mayoría de las personas descubren que tienen problemas de salud significativamente peores por tomar este medicamento que cuando empezaron a tomarlo. Cuando se intenta dejar de usar un IBP, el problema de la hipersecreción ácida de rebote (RAHS) es bien conocido, ya que dificulta mucho la interrupción del uso del fármaco. Hace que los síntomas sean mucho peores que cuando se empezó el tratamiento porque la producción de ácido aumenta drásticamente a medida que se retira el medicamento.

Muchas personas encontrarán necesario usar un bloqueador H2 para reducir la acidez en el estómago mientras retiran el uso del IBP. Los IBP tienen alguna eficacia durante unos tres días, aunque suelen tomarse a diario. Los bloqueadores H2 solo son efectivos durante unas pocas horas, por lo que deberán tomarse con mucha más frecuencia.

La acidez de la parte trasera (el lado del estómago) a la que se ve expuesto el esfínter esofágico inferior (EEI) determina la fuerza de aprieto del EEI. Cuanto mayor sea la acidez, más tenso suele estar. Al reducir la acidez, los IBP reducen la fuerza del apriete del EEI. Y, a largo plazo, esto debilita al EEI (el EEI es un músculo y cuando no usamos los músculos, tienden a debilitarse).

Pero, el paciente nunca se da cuenta de esta debilidad mientras ella o él tome un IBP porque los IBP desactivan la acidez de forma tan efectiva que los contenidos del estómago no queman el esófago cuando se refluye. Cuando se discontinúan los IBP, no pasa mucho tiempo para que el quemado se convierta en un dolor obvio. De ahí la necesidad de un bloqueador H2.

Interrumpir de golpe un tratamiento con IBP rara vez es una opción si se han utilizado durante un tiempo prolongado. Es más práctico reducir la dosis (omitiendo el tratamiento con IBP en días alternos, luego saltando dos días, etc.) para dejar de tomar IBP, y reemplazar el IBP con los bloqueadores H2, según sea necesario, para disminuir la acidez del estómago. Es mucho más fácil eventualmente dejar de usar un bloqueador H2 porque no causan el problema de rebote de ácido creado por los IBP.

Los bloqueadores H2 comunes son:

- Famotidina (Pepcid AC, Pepcid Oral)
- Cimetidina (Tagamet, Tagamet HB)
- Ranitidina (Zantac, Zantac 75, Zantac Efferdose, inyección de Zantac, y jarabe de Zantac)
- Cápsulas de nizatidina (Axid AR, cápsulas Axid, cápsulas de nizatidina)

Una opción a considerar es tomar un suplemento de vitamina D o aumentar la dosis de vitamina D si ya se está tomando. Existe evidencia anecdótica que sugiere que la ingesta diaria de 5.000–10.000 UI de vitamina D mientras se intenta dejar de tomar un IBP puede ayudar a reducir los síntomas de ERGE (Cannell, (7 de septiembre de 2011, Rathod, 18 de septiembre de 2017).[210, 211] La razón por la que la vitamina D puede ayudar en esta situación, probablemente es debido a que (como ya hemos comentado anteriormente) la vitamina D regula la absorción del calcio. El calcio (normalmente en la forma de carbonato de calcio) tiene una larga historia de uso como antiácido, proporcionando un buen remedio para la acidez, la indigestión gástrica y problemas similares. Mejorando la absorción del calcio tomando vitamina D permite que el cuerpo absorba el calcio que está presente en nuestra dieta, con el fin de proporcionar los beneficios de tomar un anticácido sin tener que tomar uno realmente.

Si se toman regularmente dosis de más de 5.000 UI de vitamina D, se debe comprobar el nivel de vitamina D en sangre después de unos meses, con el fin de asegurarse de no superar el nivel óptimo de 40 a 80 ng/ml (de 100 a 200 mmol/l). Superar el nivel óptimo no es un problema importante, pero debe tenerse cuidado de no exceder lo que se considera un nivel de sobredosis de aproximadamente 150 ng/ml (375 nmol), ya que tener el nivel de 25(OH)D en ese rango podría causar malestar digestivo.

Tomar un suplemento de magnesio generalmente también será beneficioso, no solo porque el magnesio ayuda a activar la vitamina D, sino porque una deficiencia de magnesio podría hacer que sea más fácil desarrollar ERGE. Esto es debido a que una deficiencia de magnesio generalmente causa debilidad muscular y espasmos, y ambos, el esfínter esofágico inferior, en la parte inferior del esófago, y el esfínter pilórico, en la parte inferior del estómago, son músculos. Ayudar a que esos músculos se relajen y dejen de tener espasmos, ayudará a que el LES permanezca más apretado y también ayudará al esfínter pilórico a permitir que el estómago se vacíe de manera más oportuna. Cuando el estómago no se vacía tan pronto como debería, la presión de los gases acumulados puede hacer que el contenido del estómago retroceda, y por supuesto, esto desencadena un reflujo ácido hacia el esófago.

Una dieta baja en carbohidratos puede ser muy beneficiosa en cuanto a minimizar o resolver lo síntomas de reflujo ácido o de acidez estomacal.[212] Los profesionales de la medicina alternativa a menudo resuelven los problemas de reflujo y acidez estomacal de sus pacientes recomendando una dieta baja en carbohidratos.

¿Una deficiencia de melatonina causa ERGE o la ERGE causa una deficiencia de melatonina?

Kandil, Mousa, El-Gendy, & Abbas (2010) han mostrado que la melatonina es eficaz para tratar la ERGE y, por lo tanto, podría ser útil cuando se elimina un IBP.[213] Los investigadores encontraron que las evaluaciones de referencia de los sujetos inscritos en su estudio mostraron que, cuando se comparaban con los controles (que no tenían ERGE), los sujetos que tenían ERGE tenían niveles significativamente más bajos de melatonina.

El informe sugería que la melatonina podría ser útil para tratar la ERGE. Demostró que 3 mg de melatonina ingeridos a la hora de acostarse, a menudo era eficaz para prevenir la ERGE.

La relación de la deficiencia de melatonina con la ERGE había sido descubierta anteriormente por Klupińska et al. (2006).[214] En este documento, los investigadores destacaron que:

> *Los hallazgos de este estudio apoyan la idea de que la melatonina ejerce influencias beneficiosas sobre el tracto digestivo superior. Es probable que una secreción alta o relativamente correcta de melatonina sea suficiente para prevenir cambios péptidos en la mucosa esofágica y duodenal.* (p. 1)

Desafortunadamente, es poco probable que se realicen investigaciones adicionales que demuestren que la melatonina es eficaz para tratar la ERGE debido al hecho de que la mayoría de la investigaciones médicas actuales están financiadas por las principales empresas farmacéuticas. Es probable que ninguna empresa farmacéutica esté dispuesta a gastar dinero en demostrar que algo tan barato como la melatonina es útil para tratar la ERGE cuando todas están ganando billones de dólares en promocionar el uso de los IBP para tratar el problema.

Para minimizar el riesgo de tener reflujo ácido y hacer que disminuir gradualmente el IBP sea más fácil, existen una serie de pautas que se pueden seguir. Evitar ciertos alimentos puede ayudar significativamente. Como hemos mencionado anteriormente, minimizar los carbohidratos en la dieta es un buen primer paso. Alimentos como el chocolate, el alcohol, café, tomates (u otras fuentes de cítricos y similares), y la menta, son bien conocidos por causar reflujo ácido o por empeorarlo.

Los problemas de reflujo suelen ser más severos por la noche debido a la posición reclinada mientras dormimos. Mientras que algunos alimentos podrían no causar ningún tipo de problema de reflujo por el día, evitarlos se convierte en algo especialmente importante por la noche, y como norma general, deberían evitarse por completo durante unas horas antes de irse a la cama.

Cualquier persona con problemas de reflujo debería dormir siempre boca arriba o sobre su lado izquierdo, nunca sobre su lado derecho ni en cualquier posición que pueda ejercer presión sobre el estómago. Esto se debe a que el esfínter esofágico inferior está más bajo que las partes del estómago cuando alguien se acuesta sobre su lado derecho. En esa posición, si el LES no permanece apretado en todo momento, los contenidos del estómago seguiramente retrocederán al esófago.

Es importante evitar que suceda esto. Es más posible que suceda si se utiliza un antiácido o un bloqueador H2 (o especialmente un IBP). La cabecera de la cama incluso puede elevarse ligeramente (colocando ladrillos u otros bloques debajo de las patas) para ayudar aún más a prevenir el reflujo.

Si necesita ayuda, aquí tiene algunas sugerencias para usar un bloqueador H2 para ayudar en la disminución de un IBP.[215]

- Reduzca la dosis del IBP aproxidamente un 25–50 % a la semana. Cuanto más lento se baje la dosis, menos probabilidad de que el efecto rebote del ácido se convierta en un problema.

- En primer lugar, reduzca la cantidad tomada. A continuación, reduzca la frecuencia en la que lo toma, tomándolo cada dos días. En algún momento, probablemente desarrollará síntomas por una creciente acidez. Si no es así, estará libre.

- Si causa síntomas de acidez estomacal, tome un bloqueador H2. Los antiácidos también se pueden usar para suplementar el efecto del bloquedor H2, si fuera necesario.

- Continúe disminuyendo la dosis del IBP hasta que la dosis sea lo suficientemente baja como para detener el tratamiento.

- Una vez lleve una semana sin tomar IBP, debería poder disminuir la dosis del bloqueador H2. Disminuir el bloqueador H2 debe ser más fácil que reducir el IBP.

- Si fuera necesario, se pueden usar antiácidos (o un bloqueador H2) si se produjera algún problema ocasional de acidez estomacal en el futuro.

Baraje el poder de los placebos.

Y, como último pensamiento, baraje el poder de los placebos. Los placebos son pastillas que no contienen medicamentos. Un programa de televisión de la CBS presentó los detalles de un proyecto de investigación en los que pacientes con SII fueron tratados con un placebo.[216] Sorprendentemente, el tratamiento con el placebo tuvo una tasa de un 60 % de éxito en el alivio de los síntomas, lo cual es tan bueno como se puede esperar de muchos medicamentos bajo circunstancias similares. El estudio se realizó en el Centro Médico Beth Israel Deaconess de Boston.

Pero, lo que realmente hace que este proyecto sea fascinante es el hecho de que los sujetos en el estudio fueron informados de que estaban recibiendo placebos. Y, aún así, el proyecto tuvo una tasa de éxito del 60 %. ¿Por qué? Obviamente, la mente tiene poderes que no comprendemos en su totalidad. La mente, en ocasiones, se puede usar para forzar al cuerpo a aceptar cosas que, de otro modo, no aceptaría.

Nadie está sugiriendo que alguien debería intentar tratar la CM con placebos, pero, por otro lado, demuestra que una actitud positiva puede ser de gran ayuda, especialmente cuando se trata de una enfermedad miserable del sistema digestivo. Esta enfermedad puede ser difícil de tratar, y muchos tratamientos han fracasado.

El hecho es que, a pesar del ambiente depresivo de la enfermedad, una actitud positiva seguramente le hará alcanzar la remisión de forma más rápida que una actitud negativa. Entre los muchos beneficios de tener una actitud positiva se encuentra tener la probabilidad de que sea totalmente diligente en todos sus esfuerzos, y la diligencia puede ser crucial para el éxito.

Esto no es solo una ilusión. Los poderes curativos del pensamiento positivo han sido comentados por muchos autores, como atestigua un artículo de *Psychology Today* escrito por la Dra. Lissa Rankin (27 de diciembre de 2011).[217] Si bien el pensamiento positivo puede no rescatar a un paciente terminal, cuando se usa en las fases tempranas de una enfermedad, y para la salud en general, la actitud definitivamente puede marcar la diferencia.

Resumen

Se ha demostrado que hasta el 60 % de los casos de CL y el 44 % de los casos de CC están asociados con malabsorción de ácidos biliares. Esto sugiere que la colestiramina podría ser muy eficaz para tratar la CM.

En realidad, sin embargo, la colestiramina no parece tener una tasa alta de éxito para el tratamiento de la CM y, a pesar del hecho de que se considera un tratamiento relativamente seguro, tiene algunos efectos secundarios bastante indeseables. Funciona desperdiciando los ácidos biliares en lugar de reciclándolos, y esto deja al cuerpo incapaz de absorber grasa, lo que es una gran desventaja para muchos pacientes con CM, a menos que necesiten perder peso.

El SIBO es aclamado como una de las principales causas de los trastornos del sistema digestivo, pero parece que el SIBO en realidad mas bien es una consecuencia de la CM en lugar de la causa. Tratarlo, generalmente no elimina el problema por más de unas pocas semanas. El SIBO normalmente se resuelve automáticamente cuando la CM está bajo control.

La naltrexona en dosis bajas parece ser útil para reducir los síntomas de muchas enfermedades autoinmunes. Sin embargo, hasta ahora no se ha demostrado que sea útil para controlar los síntomas de la CM, a menos que el caso en cuestión sea refractivo al tratamiento, debido a alguna otra enfermedad de IA que pueda ser tratada con éxito por LDN.

La ERGE se asocia con mucha frecuencia con la CM debido a la mala digestión que suele causar la enfermedad. Para ayudar a controlarlo, o a prevenirlo, se pueden utilizar vitamina D, magnesio, y evitar ciertos alimentos que promueven el reflujo.

La actitud es importante. Determina cómo nos percibimos a nosotros mismos en relación con el resto del mundo. Recuperarse de la CM y de otras enfermedades varias podría suceder antes si se mantiene una actitud positiva.

Capítulo 7

Depresión, Inflamación y Estrés, Asociados con la CM

Muchos pacientes con CM pueden rastrear los orígenes de su enfermedad hasta un evento especialmente estresante.

Muchos, muchos casos de CM han resultado del estrés asociado con la pérdida de un ser querido, ya sea la pérdida de un cónyuge, un miembro de la familia, un amigo cercano o un compañero de cuatro patas. Los estudios de caso muestran que estas pérdidas también tienden a desencadenar recaídas en muchas personas, incluso cuando han estado en remisión durante años. En la mayoría de los casos, el estrés severo parece ser capaz de desafiar incluso a los mejores programas de tratamiento o de mantenimiento.

Muchos pacientes con CM están deprimidos. La CM es una enfermedad deprimente. Y, algunos casos de CM aparentemente se han desencadenado por el uso de medicamentos antidepresivos. En un pequeño estudio doble ciego, Peters, Biesiekierski, Yelland, Muir, y Gibson (2014) demostraron que las personas que tienen sensibilidad al gluten no celíaca desarrollan síntomas de depresión cuando se ven expuestas al gluten.[218]

Anteriormente se había demostrado que el gluten causaba síntomas de depresión en las personas con enfermedad celíaca (Carta et al., 2002).[219]

Anteriormente, en 2001, Kurina, Goldacre, Yeates, y Gill (2001) probaron que los pacientes con EII tienden a tener tasas de depresión y ansiedad más altas de lo normal.[220] De hecho, mostraron que los síntomas pueden existir hasta un año antes del diagnóstico de una EII. En los pacientes con colitis ulcerosa (pero no en la enfermedad de Crohn), se pudo encontrar un historial de depresión de cinco o más años anteriores al diagnóstico de la EII. Es difícil no pensar que la depresión podría haber contribuido al eventual diagnóstico en al menos algunos de esos casos.

Algunas autoridades creen que la depresión es una enfermedad.

Y se puede argumentar que la depresión se debe a la producción de citocinas (Smith, 1997).[221] Smith resume el caso de manera elocuente:

> *Existe una considerable evidencia inmunológica que respalda la activación inmunológica y la secreción de citocinas como procesos importantes que subyacen a la depresión. Primero, las citocinas administradas de manera crónica a voluntarios humanos pueden producir (sic) todos los síntomas necesarios para el diagnóstico de la depresión. En segundo lugar, los pacientes deprimidos secretan más citocinas que los controles normales. El nivel de secreción de citocina está estrechamente relacionado con la gravedad de la depresión. En tercer lugar, los pacientes deprimidos tienen un sistema inmune activado. Los pacientes más gravemente deprimidos tienen el sistema inmune más activado. Además, la activación inmunitaria es la causa de la inmunosupresión concurrente notificada con la depresión.*

Pero, otras autoridades creen que la depresión es un síntoma, en lugar de una enfermedad.

Se puede demostrar que la depresión es el resultado de una inflamación, por lo que muchas personas creen que es un síntoma (de inflamación).[222] Creen que todas las enfermedades están asociadas con la inflamación y, por lo tanto, la depresión está asociada prácticamente con todas las enfermedades. Según Berk et al. (2013) esta asociación ha sido demostrada por al menos los siguientes temas:[223]

- Estrés y trauma
- Dieta
- Ejercicio
- Obesidad
- Fumar
- Permeabilidad intestinal, el microbioma, y la vía TLR-IV
- Desórdenes atópicos (desórdenes hiperalérgicos)
- Cuidados dentales y enfermedades periodontales
- Sueño
- Vitamina D
- Desórdenes psiquiátricos

Pero, a pesar de todas las evidencias médicas de que la depresión es producida por la inflamación, todavía es tratado como un desequilibrio químico por la comunidad médica.

Todavía es tratado usando medicamentos que regulan hormonas químicas como la serotonina, norepinefrina, y dopamina, medicamentos a los que nos referimos como antidepresivos. ¿Por qué los profesionales médicos todavía prefieren utilizar este método obsoleto para tratar la depresión, veinte o treinta años después de la investigación publicada que mostraba que el problema es la inflamación y no un desequilibrio químico? Al parecer, lo hacen porque las compañías farmacéuticas han logrado ganar tanto dinero con esto que han conseguido usar a los investigadores con sus campañas para convencer al público y a los médicos en ejercicio de que los antidepresivos funcionan (a pesar de que existe mucha evidencia para demostrar que apenas son mejor que los placebos). (Kirsch, 2014; Begley, 28 de enero de 2010).[224, 225] Se podría argumentar que los médicos son reacios a cambiar poque, en realidad, no comprenden bien la depresión, por lo que no es sorprendente que tampoco entiendan cómo tratarla de la forma adecuada.

Enfermedades como el Alzheimer, la artritis, el cáncer y la enfermedad cardiovascular, todas tienen una causa común: la inflamación.

La inflamación es la respuesta del cuerpo al estrés. Una inflamación puede estar causada por muchas cosas, incluyendo, pero no estando limitado a (*Inflammation: The Real Cause of All Disease and How to Reduce and Prevent It*, n.d.):[226]

- Infecciones crónicas bacterianas, virales o fúngicas del torrente sanguíneo o de los órganos del sistema digestivo
- Alergias a alimentos o sensibilidades a alimentos
- SIBO u otras formas de disbiosis de la microbiota intestinal
- Toxinas medioambientales y alergias (como a mohos, hongos, polen o metales, como el mercurio, plomo y cadmio)
- Problemas de dieta o estilo de vida
- Estrés

Una inflamación puede resultar en síntomas clínicos como:

- Arrugas y otros signos visibles de envejecimiento
- Mayor susceptibilidad a infecciones bacterianas, fúngicas y virales

- Reflujo de ácido o enfermedad de reflujo gastroesofágico (ERGE)
- Algunos tipos de cáncer
- Eczema, psoriasis, acné y otros desórdenes de la piel
- Artritis u otros problemas en las articulaciones
- Bronquitis y sinusitis crónica
- Dolor crónico
- Diabetes mellitus de tipo 2
- Hipertensión
- Osteoporosis
- Enfermedad cardiovascular
- Candidiasis (crecimiento excesivo de levadura)
- Infecciones recurrentes del tracto urinario

Tanto si el estrés es debido a un factor físico, químico, mental o emocional, el efecto suele ser el mismo: inflamación.

Los investigadores han demostrado los efectos del estrés social haciendo un experimento con ratones (Powell et al., 2013).[227] Demostraron que un entorno social estresante resultó en la regulación positiva (activación) de 3.000 genes en los ratones estresados y 1.142 de esos genes contribuyeron a aumentar el nivel de inflamación asociado con el sistema inmune. Los investigadores han encontrado respuestas similares al estrés en humanos (Huffington Post, 11 de noviembre de 2013).[228]

El estrés afecta a cualquier parte del cuerpo (News-Medical Life Sciences, 9 de enero de 2008,).[229] Heredada de nuestro pasado evolutivo, la respuesta al estrés da como resultado la liberación de hormonas (por parte de nuestras glándulas suprarrenales) como la epinefrina (adrenalina), norepinefrina y cortisol. Estas hormonas causan un aumento en nuestro ritmo cardíaco, nuestra respiración, y nivel de glucosa en sangre, de modo que el combustible esté disponible para la situación de lucha o huida que anticipa el cuerpo. Esto requiere mucha energía, por lo que el sistema digestivo, el sistema reproductivo, el crecimiento (en los jóvenes), y algunas funciones del sistema inmune se apagan o se ralentizan significativamente.

Cuando estas situaciones terminan rápidamente, los niveles de cortisol vuelven a su nivel cercano al normal en cuestión de una hora, y el sistema digestivo y todos los demás sistemas afectados pronto recuperan su funcionamiento normal. Los alimentos que solo se digirieron parcialmente cuando ocurrió la crisis podrían echarse a perder y deben ser purgados, pero esto suele ser un problema pasajero. Si el problema se vuelve crónico, debido a una situación estresante continua, entonces podría verse comprometida más significativamente la digestión adecuada. Si esto continúa durante un período prolongado, el entorno digestivo se vuelve más adecuado para el desarrollo de colitis microscópica u otros problemas del sistema digestivo.

Incluso intentar explicar la enfermedad a amigos, miembros de la familia, compañeros de trabajo o vecinos, de una manera que puedan comprenderlo, siempre suele ser estresante.

La mayoría de las personas no comprenden los problemas crónicos de sensibilidad a los alimentos. Y eso no es sorprendente porque, como aprenderemos en el próximo capítulo, incluso la mayoría de los profesionales médicos no los comprenden. Una respuesta típica de la mayoría de las personas suele ser algo como: "Pues no pareces enfermo", o "No te puedes creer todo lo que leas en Internet", o "Prueba solo un poco de este postre: un poco no te hará daño".

Entonces, ¿cómo podemos explicarlo de manera que comprendan con lo que estamos lidiando? Podría ser útil señalar que para muchos pacientes con colitis microscópica, tener CM es muy parecido a tener la gripe: de forma permanente. Si un paciente no puede averiguar qué está causando la inflamación, entonces es posible que siga reaccionando para siempre, con síntomas parecidos a los de la gripe. Es como una alergia al polen, pero afecta al sistema digestivo en lugar del respiratorio. La única forma de detenerlo es evitar por completo los alimentos o medicamentos que lo causan. Esto significa cambios permanentes en el estilo de vida.

Resumen

El estrés, la inflamación, y la depresión están todos relacionados y seguramente contribuyen al desarrollo de muchas enfermedades, especialmente las enfermedades autoinmunes. La comunidad médica convencional parece malinterpretar esta asociación y, como resultado de ello, la depresión, que se ha demostrado que es un síntoma del estrés causado por la sensibilidad al gluten no tratada, se trata erróneamente como un desequilibrio químico en el cuerpo. Cuando esta afeccción se trata de manera inadecuada, se prepara el escenario para el desarrollo de diversas enfermedades autoinmunes, incluida la enfermedad inflamatoria intestinal.

Capítulo 8

Problemas de Diagnóstico y Tratamientos Médicos que Deberían Ser Corregidos

Los temas tratados en este capítulo y las modificaciones sugeridas se basan estrictamente en las opiniones del autor y nada más.

Hay muchas prácticas o políticas que la comunidad médica sigue actualmente y que no brindan los beneficios de la atención al paciente que se reclaman o que en realidad están causando daños. Corregir estos problemas podría proveer beneficios sustanciales en la atención al paciente.

En demasiados casos, la CM parece ser una enfermedad iatrogénica: una consecuencia de un tratamiento médico previo. Muchos casos parecen ser el resultado de medicamentos que fueron prescritos para tratar otras enfermedades. Y, en la mayoría de esas situaciones, existían otras opciones de tratamiento disponibles que podrían haber reducido significativamente el riesgo de causar una enfermedad inflamatoria intestinal.

Puede que la forma más fácil de tratar la CM sea evitar que se desarrolle en primer lugar. Pero, desgraciadamente, prevenir enfermedades no es el objetivo de la mayoría de los profesionales médicos, instituciones médicas, o compañías farmacéuticas. Los profesionales médicos están entrenados para tratar enfermedades, no para prevenirlas. Reciben un incentivo mínimo para intentar impedir una enfermedad. Y, ciertamente, no hay suficiente dinero en prevención de enfermedades como para atraer la atención de las compañías farmacéuticas. Y, dado que la mayoría de la investigación se encuentra subvencionada por las compañías farmacéuticas, en comparación con la investigación de medicamentos, se están realizando pocas investigaciones sobre la prevención de enfermedades. En consecuencia, muchas enfermedades son el resultado de tratamientos iatrogénicos: tratamientos para otros problemas que utilizan medicamentos que dañan el tracto digestivo como efecto secundario. Sin embargo, antes de explorar esto en detalle, consideremos algunos otros problemas que deberían resolverse.

Uno de los problemas de la medicina moderna es que los médicos siguen siendo entrenados para considerar cada problema de salud como un tema separado.

Esto podría estar cambiando lentamente, como veremos en el próximo capítulo, pero actualmente es un gran obstáculo para la eficacia y efectividad del tratamiento médico. Cualquier cosa que afecte una parte del cuerpo afecta a todo el resto del cuerpo en algún grado. Por ejemplo, cualquier problema en el sistema digestivo afecta a cada órgano en el cuerpo, de alguna manera. Las migrañas, síntomas de artritis, y náuseas que afectan a muchos pacientes con CM no son problemas separados: son causados por la enfermedad primaria. Los médicos deben empezar a pensar en términos de todo el cuerpo cada vez que los pacientes describen sus síntomas, porque todo está asociado de una forma o de otra.

¿Cuántas pruebas de laboratorio se basan en los llamados rangos "normales" que se desarrollaron originalmente utilizando datos asimétricos?

El uso de los rangos llamados "normales" que, en realidad, no son normales, compromete el valor de esas pruebas y seguramente da como resultado muchos casos mal diagnosticados y mal tratados. Pocas cosas tienden a ser tan engañosas que las pruebas de laboratorio basadas en rangos normales incorrectos. Este es un problema grave (y persistente), dentro del sistema de atención médica, pero nadie parece estar lo suficientemente preocupado como para intentar corregirlo.

Ya hemos hablado de cómo los llamados rangos "normales" para el magnesio estaban sesgados por la selección incorrecta de sujetos que se utilizaron para establecer esos valores. Aparentemente, hasta el 80 % de los sujetos que se consideró que tenían niveles normales de magnesio cuando se estaban desarrollando rangos normales de magnesio, en realidad, tenían deficiencia de magnesio. Eso significa que el rango "normal" resultante que se desarrolló está sesgado hacia el lado deficiente. El rango normal verdadero debería ser más alto.

La prueba de TSH que se utiliza para determinar la función tiroidea es otro ejemplo de un "rango normal" desvirtuado, porque los datos parecen haberse basado en una prueba de población denominada "normal" cuando, en realidad, muchos de ellos tenían hipotiroidismo no diagnosticado. ¿Cuántas otras pruebas médicas a veces se interpretan incorrectamente porque se basan en datos desvirtuados?

La enfermedad celíaca se describe incorrectamente.

Por alguna razón, la comunidad médica sigue teniendo dificultades para comprender la enfermedad celíaca. Aunque se puede encontrar una descripción que parece referirse a la enfermedad en la literatura médica escrita hace unos 2.000 años, se aprendió muy poco sobre la enfermedad hasta que un médico español publicó un libro en 1922 en el que describía los detalles de un caso pediátrico. Otro médico también describió un caso en el que comer pan o galletas provocó que un niño tuviera diarrea. Estas observaciones inspiraron a un médico holandés a sospechar del trigo y empezó a hacer experimentos utilizando una dieta libre de trigo. Publicó sus primeros resultados en 1941, y en el Congreso Internacional de Pediatría en la ciudad de Nueva York, en 1947, informó que el pan o las galletas hechas con harina de trigo agravan la enfermedad celíaca. Pero, debido a prejuicios, trastorno por déficit de atención selectivo, o tal vez debido a la fase de la luna, el mundo médico se negó a tomar en serio su descubrimiento de investigación.

Entonces, solicitó la ayuda de algunos compañeros que pudieron desarrollar una prueba de grasa fecal. Usando esta prueba, demostraron que eliminar el trigo de la dieta reducía la cantidad de grasa no absorbida en las heces. Además, demostraron que la reintroducción del trigo en la dieta de pacientes susceptibles, aumentaba el contenido de grasa fecal en las heces. Esta información se hizo pública en el Congreso Internacional de la Asociación Internacional de Pediatría en 1950.

Pero, como era de esperar, la publicación de los resultados se retrasó porque el artículo fue rechazado por una prestigiosa revista médica estadounidense. ¿Por qué esto no es sorprendente? Porque las autoridades médicas que tienen la capacidad para controlar la aceptación de la publicación de este tipo de artículos (mediante revisión por pares), generalmente se resisten a cualquier afirmación que contradiga la política actual, independientemente de cuán convincente pueda ser la prueba. Y tienden a imponer esta política no escrita de status quo rechazando la publicación de este tipo de artículos en prestigiosas revistas publicadas por pares. El artículo fue finalmente publicado años más tarde en una revista médica escandinava.

Aproximadamente medio siglo más tarde, un gastroenterólogo e investigador americano tuvo una experiencia similar cuando intentó publicar su investigación describiendo un método diagnóstico basado en la detección de anticuerpos IgA a sensibilidades alimenticias en muestras de heces. La comunidad médica ha estado utilizando tradicionalmente pruebas en sangre para detectar la enfermedad celíaca. Pero, los anticuerpos se producen en los intestinos, no en la sangre. Por lo tanto, los análisis de sangre tienen una sensibilidad muy baja en general. El método de prueba en heces es capaz de detectar la sensibilidad al gluten incluso antes de que se pueda detectar un daño significativo en las vellosidades del intestino delgado, y el procedimiento obtuvo una patente. Pero, aproximadamente veinte años después, la comunidad médica convencional todavía no publica su prueba médica, ni acepta ni respalda sus pruebas, a pesar de que miles de usuarios satisfechos han elogiado la precisión y utilidad de los resultados de las pruebas. Si las pruebas en heces fueran ampliamente utilizadas por los médicos, los resultados podrían acortar años del retraso en el diagnóstico que suele ocurrir entre la manifestación inicial de los síntomas de la sensibilidad al gluten y el punto en el que el daño a las vellosidades es lo suficiente grave como para calificar para un examen oficial diagnóstico de enfermedad celíaca utilizando los métodos de diagnóstico actuales.

Pero, en su lugar, la comunidad médica sigue utilizando métodos de diagnóstico primitivos y obsoletos, de manera que los pacientes sensibles al gluten siguen sufriendo de forma innecesaria. No pueden recibir un diagnóstico oficial hasta que las vellosidades de su intestino delgado están prácticamente aplanadas y destruidas. Además, esta investigación sin publicar revela que la inflamación que perpetúa la colitis microscópica es debida a las sensibilidades alimenticias (nuevamente, marcada por anticuerpos en heces), y se ha demostrado que, eliminando esos alimentos de la dieta, se pueden controlar los síntomas. Pero, la medicina convencional continúa tratando a estos pacientes mediante métodos obsoletos.

La comunidad médica debe encontrar y adoptar una forma actualizada, precisa y confiable de diagnosticar la enfermedad celíaca.

Los criterios de diagnóstico que se utilizan actualmente para diagnosticar la enfermedad celíaca son demasiado limitantes y, debido a la escasa sensibilidad de las pruebas que se utilizan, un porcentaje inaceptablemente alto de casos de enfermedad celíaca nunca se diagnostica. Ni siquiera se dispone de una prueba diagnóstica ofialmente aprobada para la sensibilidad al gluten no celíaca, de modo que prevenga eficazmente el diagnóstico "oficial" de sensibilidad al gluten no celíaca. Incluso los síntomas más obvios de sensibilidad al gluten, en ocasiones, son pasados por alto, y es mucho menos probable que los síntomas más sutiles estén asociados con la sensibilidad al gluten. Ya es hora de que los médicos estén formados para reconocer los síntomas de la sensibilidad al gluten que han estado pasando por alto durante tantas décadas, simplemente porque tienen una preparación inadecuada y no tienen unas pautas actualizadas aprobadas oficialmente a seguir.

Tradicionalmente, los médicos solo tienen en cuenta la sensibilidad al gluten como un diagnóstico posible cuando existen síntomas gastrointestinales como diarrea e hinchazón. Pero, los primeros síntomas (y, en algunos, casos los únicos síntomas) de sensibilidad al gluten, en muchos casos, son desórdenes neuromusculares, incluidos la neuropatía periférica (daño nervioso que afecta al movimiento, sensación, o equilibrio), e inflamación muscular (Hadjivassiliou et al., 1997, Hadjivassiliou, Grünewald, & Davies-Jones, 2002). Si los médicos fueran formados para reconocer esos síntomas, en muchos casos, podrían diagnosticar la sensibilidad al gluten años antes, por lo tanto, evitando un gran daño intestinal añadido y sufrimiento del paciente.

El tratamiento de la colitis microscópica se ve confundido por prácticas obsoletas similares.

La medicina convencional aún no ha abordado todas las implicaciones de la enfermedad celíaca, por lo que ciertamente no está preparada para abordar un problema similar con la colitis microscópica. Después de todo, la colitis colagenosa fue descrita por primera hace tan solo unos 40 años, por lo que en comparación con la enfermedad celíaca, la colitis microscópica todavía se encuentra muy atrás en la cola. Y, según algunas autoridades, incluso hoy en día, tantos como aproximadamente 19 de cada 20 casos de enfermedad celíaca no son diagnosticados nunca, debido a los criterios de diagnóstico primitivos y poco realistas que siguen siendo utilizados por la comunidad médica. Debido a que la CM solo puede ser diagnosticada examinando muestras de biopsia tomadas del colon bajo un microscopio, la enfermedad se enfrenta a desafíos diagnósticos incluso mayores que la enfermedad celíaca.

Pero, aquí hay otro tema más. Ahora está bien aceptado que cambiar la dieta para evitar el gluten es un tratamiento completo (y preferido) para la enfermedad celíaca, sin necesidad de ninguna intervención (médica) adicional. La enfermedad celíaca fue la primera enfermedad inflamatoria intestinal jamás descrita médicamente. Parece bastante obvio que si un tipo de enfermedad inflamatoria intestinal (enfermedad celíaca) puede ser controlada completamente por cambios en la dieta, entonces es muy probable que los cambios en la dieta tambien puedan ser efectivos para tratar otros tipos de EII. Quizás las EII más complejas puedan requerir cambios en la diet más complejos que la enfermedad celíaca, pero los cambios en la dieta deben seguir siendo el enfoque principal adecuado para el control de la inflamación.

Entonces, uno pensaría que la comunidad médica estaría enfocando su investigación en investigar formas de controlar las otras EII mediante métodos que específicamente (entre otras opciones posibles) excluyen el gluten de la dieta. Como mínimo, deberían intentar con diligencia descartar sistemáticamente la opción de utilizar una dieta para tratar las otras EII. Pero, en cambio, eligen centrarse en tratamientos basados en medicamentos. Nadie está interesado en tratar nada con cambios en la dieta, porque no hay dinero para nadie en ello para la industria, especialmente para las compañías farmacéuticas, donde se origina la mayor parte de los fondos de investigación.

La medicina convencional necesita cambiar su enfoque en el uso de medicamentos como primer línea de tratamiento.

La medicina alopática se ve claramente obstaculizada por una fuerte presión por utilizar medicamentos para tratar enfermedades, incluso cuando los cambios en la dieta podrían ser un enfoque mejor (mucho más seguro y más efectivo). Como evidencia, no es necesario mirar más allá del hecho de que mientras están en la escuela de medicina, los médicos ni siquiera reciben suficiente capacitación sobre los problemas de salud relacionados con la dieta para poder tomar decisiones inteligentes sobre su propia salud, y mucho menos sobre la salud de los pacientes que podrían tener todo tipo de problemas dietéticos. Si bien están informados sobre las formas en que problemas como la hipertensión, las enfermedades cardíacas y la diabetes mellitus, por ejemplo, pueden verse afectadas por la dieta, los efectos de la dieta en posiblemente el sistema más importante de órganos del cuerpo, el sistema digestivo, rara vez se toma en consideración. Sin embargo, cuando el sistema digestivo funciona mal, todos los órganos del cuerpo tienden a sufrir.

La sensibilidad al gluten puede afectar negativamente a todo el tracto digestivo.

En la actualidad, la enfermedad celíaca se describe médicamente como una enfermedad del intestino delgado, cuando el hecho es que, la mayoría de los celíacos también tienen inflamación del colon cuando se ven expuestos al gluten (Koskela, 2011). La enfermedad se describió inicialmente hace más de dos mil años, sin embargo, su definición no se ha actualizado nunca para reconocer que el intestino grueso también se ve afectado por el patrón de inflamación causado por la exposición al gluten. El hecho de que el revestimiento del colon no contenga vellosidades, no necesariamente disminuye el grado de inflamación, pero evita tener que tomar muestras de biopsia del colon para diagnosticar la enfermedad celíaca, porque por definición médica, la enfermedad celíaca no se diagnostica por el grado de inflamación, sino por el grado de aplanamiento de las vellosidades, descartando así arbitrariamente el uso de muestras de biopsia tomadas del colon para diagnosticar la enfermedad celíaca. Y dado que la definición de enfermedad celíaca requiere un aplanamiento completo de las vellosidades (no un aplanamiento parcial, y no la presencia de inflamación justo antes de cualquier aplanamiento de las vellosidades), muchos, muchos pacientes que son sensibles al gluten permanecen sin diagnóstico porque no califican para los requisitos de diagnóstico, a pesar de que están muy enfermos. La comunidad médica les ha fallado.

Del mismo modo, la colitis microscópica se suele asociar con inflamación en ambos, tanto en el intestino delgado como en el grueso, similar a la enfermedad celíaca (Koskela, 2011). Y, debido al fallo de incluir esta información en la descripción médica de la enfermedad, incluso muchos profesionales médicos incorrectamente creen que la CM solo está asociada con inflamación del colon y que no afecta al intestino delgado. Además, la experiencia muestra que similar a la enfermedad de Crohn, prácticamente cualquier órgano del tracto digestivo de un paciente con colitis microscópica se puede inflamar debido a la enfermedad, pero esto no está incluido en la definición de la enfermedad, por lo que la mayoría de los profesionales médicos lo desconocen. ¿Es de extrañar, entonces, que el médico medio normalmente tenga considerables dificultades para comprender y tratar la enfermedad?

¿Están los médicos encadenados por su propio modus operandi?

Los médicos están atrapados entre la espada y la pared debido a la forma en que la medicina convencional ha evolucionado a lo largo del último siglo. La medicina convencional ha evolucionado para permitir solo tratamientos basados en pruebas de concepto publicadas (revisadas por pares). Y los abogados que persiguen ambulancias han evolucionado para aprovechar la oportunidad que ofrece el estilo rígido de tratar a los pacientes al castigar económicamente a los médicos que no sigan esa fórmula estricta. Obviamente, esto sofoca la creatividad y cualquier esperanza de usar tratamientos distintos de los mismos tratamientos antiguos que han tenido tan mal rendimiento en el pasado. La innovación está reprimida. El hecho de que un tratamiento funcione bien no significa que los médicos puedan usarlo de forma segura. Debido a esto, muchos médicos no están dispuestos a arriesgarse con tratamientos no probados, debido al riesgo financiero y profesional. Un método debe publicarse primero en una prestigiosa revista médica, o tienen miedo de probarlo, sin importar lo prometedor que pueda parecer.

La mayoría de los médicos no comprenden las sensibilidades alimenticias.

Y la mayoría de los médicos no comprenden las, en ocasiones sutiles diferencias entre las alergias alimenticias, las sensibilidades alimenticias, y otros problemas gastrointestinales, lo suficiente como para ser capaces de distinguir las unas de las otras. Esto no es solo mi opinión: está respaldado por un estudio patrocinado por varias agencias reguladoras del gobierno de los Estados Unidos, incluida la Administración de Alimentos y Medicamentos, el Servicio de Alimentos y Nutrición del Departamento de Agricultura de los Estados Unidos, y el Instituto Nacional de Alergias y Enfermedades Infecciosas.[230] El estudio demostró claramente la falta general de conocimiento por parte de los profesionales médicos. El estudio también estuvo patrocinado por organizaciones no afiliadas al gobierno, incluidas la Fundación de Asma y Alergias de América, El Centro de Nutrición del Huevo, Investigación y Educación sobre Alergias Alimenticias, el Instituto Internacional de Ciencias de la Vida de Norteamérica, la Fundación para la Educación e Investigación en Nutrición del Consejo Internacional de los Frutos Secos, Consejo Nacional dde Productos Lácteos, Junta Nacional del Cacahuete, y Fondo de Investigación de la Industria del Marisco.

El estudio concluyó que debido a que la comunidad médica no dispone de métodos de prueba adecuados (ni, presumiblemente, de la capacitación adecuada), los síntomas de las alergias alimentarias generalmente se malinterpretan. Además, debido a estas deficiencias, se desconoce la prevalencia actual de las alergias alimentarias. Por lo tanto, no es de extrañar que las sensibilidadades alimenticias ni siquiera estén en el radar de la mayoría de los médicos cuando diagnostican a los pacientes que se quejan de síntomas del sistema digestivo. Este es un problema que es poco probable que se corrija antes de que las facultades de medicina comiencen a incluir en su plan de estudios una formación adecuada sobre alergias alimentarias y dietas, así como pruebas de intolerancias y alergias, y tratamientos.

El concepto de reacciones autoinmunes tiende a ser ambiguo, confuso, y generalmente mal entendido.

El término "autoinmune", por lo general, suele ser confuso porque la comunidad médica tiende a dar la impresión de que las enfermedades autoinmunes son debidas a reacciones, no solo contra los tejidos en el cuerpo, sino que son desencadenadas tanto por algún antígeno misterioso desconocido como por ciertas células del cuerpo. Eso simplemente no es cierto.

Las reacciones autoinmunes siempre son debidas a un antígeno externo y cuando se retira la exposición a ese antígeno, la reacción autoinmune se detiene. La causa de la reacción, en ocasiones, es el gluten o alguna otra sensibilidad alimenticia, o puede ser debido a un medicamento o por algo diferente, pero prácticamente nunca es debido a células que forman parte del cuerpo.

La comunidad médica está cometiendo una grave injusticia con los pacientes, al ocultar el hecho de que las llamadas reacciones autoinmunes pueden detenerse fácilmente, en muchos casos simplemente evitando el antígeno exógeno que está desencadenando la reacción. En algunos casos, rastrear la causa de la reacción puede no ser fácil, pero en la mayoría de los casos resultará ser el gluten o alguna otra sensibilidad alimentaria.

Excepto en Emergencias, no deberían administrarse antibióticos a niños menores de dos años de edad.

Los investigadores estudiaron el uso de antibióticos en un grupo de niños que eran obesos con cuatro años de edad (Scott et al., 2016).[231] Concluyeron que los niños menores de dos años que recibían tres o más tratamientos antibióticos tenían un mayor riesgo de desarrollar obesidad infantil prematura. El riesgo aumentaba conforme se incrementaban los tratamientos con antibióticos.

La industria de la carne de vacuno es consciente de este hecho desde hace años. Durante décadas, han estado utilizando antibióticos para ayudar a engordar al ganado. También se han usado antibióticos, durante muchos años, para engordar pollos. Sin embargo, desde hace relativamente poco tiempo, los médicos parecían ajenos a la tendencia hacia el aumento de la obesiad infantil, ya que distribuían cada vez más recetas de antibióticos, en ocasiones, para dolencias triviales. Entonces, ¿qué sugiere esto para el resto de nosotros, que somos mayores de dos años? Las implicaciones no son buenas.

El concepto de sobrecrecimiento bacteriano de intestino delgado (SIBO) es explotado por muchos naturópatas y médicos alternativos.

Esta es estrictamente mi opinión, pero siempre he sostenido que el bioma intestinal de cualquier individuo está determinado por la dieta, el medio ambiente y la eficiencia digestiva. Si alguna de las bacterias de nuestro intestino produce hidrógeno, o metano, o lo que sea, está determinado por nuestra dieta, nuestro entorno y la eficiencia de nuestra digestión (a menos que interrumpamos el proceso con un antibiótico).

Los antibióticos, por supuesto, interrumpen los números y el equilibrio entre las bacterias intestinales, pero a lo largo de unas semanas o meses, el bioma intestinal tenderá a regresar lentamente a su condición básica original, dependiendo nuevamente de la dieta, medio ambiente, y eficiencia digestiva. El SIBO existe, pero es una condición que se auto corrigue a sí misma la que es explotada por muchos profesionales médicos que la ven como una oportunidad para hacer mucho dinero aprovechándose de los miedos de las personas.

Sí, es posible tener una infección intestinal que necesite ser tratada, pero ese es otro asunto. Prácticamente todas las personas tienen SIBO cuando su CM se encuentra activa, y se resuelve cuando su CM está controlada, sin ningún tipo de intervención adicional, conforme la eficiencia digestiva mejora. Tratar el "SIBO" casi nunca provee beneficios a largo plazo a los pacientes con CM. Cualquier beneficio percibido se disipará en cuestión de unos días cuando el bioma intestinal vuelva a la homeostasis (un estado de estabilidad determinado por las condiciones prevalentes). Pero, tratar el SIBO proporciona una fuente muy provechosa de ingresos para muchos médicos, aunque normalmente sea una pérdida de tiempo y dinero para el paciente.

El reflujo ácido y la ERGE parecen estar aumentando.

El reflujo casi siempre es causado bien por determinados alimentos en la dieta o por medicamentos. El uso de ciertos medicamentos, a menudo se pasa por alto como causa de irritación esofágica. Los estudios de caso publicados muestran que más de 100 medicamentos han demostrado causar daño esofágico y muchos de ellos se suelen prescribir con frecuencia para diversos fines. Muchos son suplementos o medicamentos de venta libre. Estos medicamentos incluyen (pero, no se limitan a: aspirina/AINE, doxiciclina, bisfosfonatos, ácido ascórbico/vitamina C, agentes de quimioterapia, sulfato ferroso, nitroglicerina, anticolinérgicos, benzodiazepinas, y muchos otros (Tutuian, 2010).[232]

Algunos de estos medicamentos promueven el reflujo o la ERGE al disminuir la fuerza de agarre del esfínter esofágico inferior. Ya hemos comentado sobre cómo los PPI tienden a hacer eso, por lo que, por supuesto, deben ser añadidos a la lista. Es irónico que, a menudo, se recetan específicamente para tratar o prevenir una lesión esofágica, cuando en realidad, pueden causar ese mismo problema. Y, algunos medicamentos causan problemas esofágicos al afectar la motilidad y/o la percepción al tragar.

Los bisfosfonatos conllevan riesgos adicionales graves.

De forma similar a los inhibidores de la bomba de protones, causan el mismo problema para el que son prescritos. Los bisfosfonatos aumentan la densidad ósea al evitar que el cuerpo reabsorba las células óseas muertas.[233] Esto engaña a las pruebas que se utilizan para medir la densidad ósea, porque los huesos antiguos muertos son más duros que los huesos normales vivos. Entonces, en base a estos resultados, tanto el paciente como el médico creen erróneamente que el medicamento está ayudando a fortalecer los huesos.

Pero, la triste verdad es justo lo opuesto. El efecto más peligroso de los bisfosfonates es el hecho de que no se pueden formar células óseas nuevas, a menos que primero se retiren las células óseas muertas. Entonces, después de unos años, los huesos de los usuarios de bisfosfonatos se vuelven cada vez más frágiles, a medida que se acumula tejido óseo muerto, mientras que la formación de células óseas nuevas continúa bloqueada.

Esta es la razón por la que tomar bisfosfonatos ahora está limitado a un período de aproximadamente 5 años. Si los pacientes utilizan los medicamentos durante un período de tiempo mucho mayor de 5 años, muchos de ellos empiezan a sufrir fracturas de caderas y las compañías farmacéuticas se convierten en presa fácil de las demandas. Al etiquetar el uso de los medicamentos para un límite de 5 años, esperan que esto mantenga el costo de los pagos de las demandas a un nivel en el que el medicamento todavía sea rentable para ellos.

Los bisfosfonatos definitivamente no están diseñados para beneficiar a los pacientes: están diseñados para engrosar a las empresas farmacéuticas con beneficios, haciendo caso omiso a los problemas importantes que causan los medicamentos. Y los médicos que los prescriben, o bien no lo comprenden, o bien eligen mirar a otro lado, y esperan que, de alguna manera, todo salga bien.

Demasiados medicamentos comunes dañan el revestimiento mucoso del tracto gastrointestinal.

Algunas de estas lesiones pueden ser difíciles de distinguir del daño causado por una enfermedad gastrointestinal. Sin embargo, el uso de estos medicamentos continúa mientras todos intentan ignorar los riesgos. Los patólogos quirúrgicos son muy conscientes del daño que a menudo se produce en el revestimiento del tracto gastrointestinal por los medicamentos recetados comúnmente (De Petris et al., 2014).[234] Uno se tiene que preguntar por qué continúa el uso continuado de estos medicamentos. Ya hemos hablado que algunos de estos medicamentos son conocidos por causar daño al esófago. Consideremos ahora qué otras zonas del tracto gastrointestinal pueden verse dañadas por estos medicamentos.

Según Parfitt y Driman, (2007) incluso pequeñas dosis de AINE pueden causar úlceras, necrosis, o erosión del revestimiento mucoso del estómago hasta en un 20 % de los usuarios regulares.[235] Y, aún así, los AINE siguen siendo uno de los grupos de medicamentos más comúnmente utilizados. Los patólogos se refieren al tipo de daño en el estómago causado por AINE como una gastropatía reactiva, y esto es un hallazgo/diagnóstico muy común en las biopsias del estómago. Según Wallace, (1997) a pesar de que se han intentado varios enfoques para disminuir el daño causado por los AINE al sistema gastrointestinal, pocos métodos han tenido éxito en disminuir significativamente el riesgo de daño.[236]

Los IBP son medicamentos iatrogénicos.

La cantidad de riesgos de seguridad de los medicamentos y las advertencias de la FDA que estos medicamentos han recopilado a lo largo de los años hace que uno se pregunte por qué no han sido retirados del mercado.[237] Ciertamente deberían serlo. Es sabido desde hace años que ponen al usuario en riesgo de desarrollar una infección bacteriana intestinal (especialmente C. diff), deficiencia crónica de magnesio, osteoporosis, y fracturas de varios tipos. Interfieren en el uso de ciertos anticoagulantes (clopidogrel).[238] Y, más recientemente, se ha demostrado que causan enfermedad renal (Lazarus, Chen & Wilson, 2016).[239]

Muchos, muchos pacientes, han desarrollado problemas de salud que no esperaban, después de usar estos medicamentos por un tiempo. Después de haberlo utilizado durante más de un par de semanas, ir eliminando los IBP suele convertirse en algo muy difícil debido al conocido efecto rebote del ácido que causan, que generalmente hace que los síntomas para los que se prescribió el medicamento sean peores de los que eran antes de que se usara el medicamento (Reimer, Søndergaard, Hilsted & Bytzer, 2009).

Los médicos todavía siguen prescribiendo estos medicamentos haciendo caso omiso a los riesgos. Según la FDA, el prospecto en los IBP de venta libre recomienda utilizar este medicamento solamente durante 14 días y dice que el régimen de tratamiento no debería usarse más de tres veces al año. Y, sin embargo, según las estadísticas, el paciente medio suele utilizar la versión de prescripción mucho más potente durante 6 meses. Y muchos pacientes usan los IBP durante un período de tiempo mucho mayor. Muchos pacientes con CM creen que su CM fue causada inicialmente por un IBP, y la investigación publicada les apoya (Masclee, Coloma, Kuipers & Sturkenboom, 2015, Law, Badowski, Hung, Weems, Sanchez & Lee, 2017).[240, 241]

El Dr. Malcolm Kendrick, un médico escocés, escribe un blog en el que señala que los IBP duplican el riesgo de morir de enfermedad cardíaca (Kendrick, 21 de septiembre de 2016).[242] Esta observación está respaldada por investigaciones publicadas (Shah et al., 2015).[243] El artículo de investigación incluso destaca específicamente que el uso del anticoagulante clopidogrel, no disminuye el aumento del riesgo derivado del uso de los IBP. Además, los investigadores destacan que cuando se utilizan bloqueadores H2, en lugar de los IBP, no sucede un incremento en el riesgo de morir por un ataque cardíaco. El Dr Kendrick señala que los IBP suprimen la producción de óxido de nitrógeno, y cuanto menos óxido de nitrógeno se tenga en circulación, más probabilidades habrá de morir de una enfermedad cardiovascular. El proceso por el que los IBP suprimen el ácido de nitrógeno es químicamente bastante complejo, pero se explica en lenguaje científico en un artículo de investigación por Cooke y Ghebremariam, (2011).[244] Evidentemente, una gran parte de la razón por la que los IBP aumentan el riesgo de un ataque cardíaco se debe a la característica reducción del magnesio de los IBP.

Adicionalmente a estos problemas, generalmente se cree que los IBP causan pólipos en las glándulas fúndicas (el fundus es la parte superior del estómago). Las investigaciones muestran que entre el 17 % y el 35 %

de los usuarios de los IBP desarrollan estos pólipos tras 12 meses de uso (Freeman, 2008).[245] Se ha encontrado que los usuarios pediátricos de los IBP desarrollan pólipos después de tan solo 6 meses de uso (Freeman, 2008).

Normalmente, si el estómago de un paciente contiene una colonia de Helicobacter pylori, las bacterias tienden a poblar solamente la parte inferior del estómago (el antro). Pero, el uso a largo plazo de los IBP tiende a agravar las bacterias, lo que hace que también pueblen la parte superior del estómago (el fundus), conduciendo a un aumento de gastritis. Dado que es un factor de riesgo conocido para el cáncer de estómago, a algunas autoridades les preocupa que el uso prolongado de los IBP pueda promover el desarrollo de cáncer de estómago.[246]

Y, en el capítulo 9, veremos cómo las investigaciones recientes han demostrado que los IBP duplican el riesgo de desarrollar cáncer de estómago. Seguramente, en vista de todas estas pruebas, a fecha de hoy, ya no hay dudas de que los IBP son claramente un tipo de medicamento iatrogénico que debería retirarse del mercado. Notablemente, el aumentado riesgo de cáncer asociado con los IBP no se encuentra relacionado con los bloqueadores H2, por lo tanto, pueden usarse con seguridad para tratar los síntomas de la ERGE.

Olmesartan (Benicar) es un antagonista de los receptores de la angiotensina II utilizado para tratar la tensión arterial alta.

Según De Petris et al. (2014) Benicar puede causar gastritis colagenosa, gastritis linfocítica, o enteritis colagenosa (tanto individualmente, como combinada), lo que puede resultar indistinguible (bajo un microscopio) de los efectos de la enfermedad celíaca. Debido a que los cambios celulares debido a la colitis microscópica son tan similares a los cambios celulares causados por la enfermedad celíaca, presumiblemente esto implica que Benicar también puede causar cambios celulares en el estómago y en el intestino delgado que son similares al daño causado por la CM. Esto sugiere que el uso de Benicar podría conducir a la CM. En un pequeño estudio realizado en la Clínica Mayo, Rubio-Tapia et al., (2012) concluyeron: "Olmesartan podría estar asociado con una forma severa de enteropatía parecida a un brote. Se espera una respuesta clínica y una recuperación histológica después de la suspensión del fármaco" (p. 732).[247]

Muchas personas creen (o quizás desean) que al tomar aspirina con recubrimiento entérico (u otros AINE) pueden evitar el daño gastrointestinal a menudo causado por los AINE.

Pero, De Petris et al. (2014) destacan que los recubrimientos entéricos simplemente transfieren el daño más abajo del tracto gastrointestinal. Señalan que los recubrimientos entéricos pueden salvar el estómago, pero que los AINE todavía pueden causar úlceras y erosión a través del intestino delgado. Y, el daño, es especialmente común en los dos extremos del intestino delgado, el comienzo del duodeno y el íleon terminal. Según un artículo antiguo en The New England Journal of Medicine, el 47 % de los pacientes en un estudio de artritis reumatoidea que estaban tomando AINE, tenían úlceras intestinales pequeñas (Allison, Howatson, Torrance, Lee, & Russell, 1992).[248]

Se sabe que ciertos medicamentos dañan el intestino delgado.

Estos medicamentos, incluidos los AINE, azatioprina Imuran), Olmesartán (Benicar), colchicina (Colcrys), ipilimumab (Yervoy), y micofenolato (CellCept) causan atrofia de las vellosidades intestinales delgadas

(De Petris et al., 2014). Por supuesto, la atrofia de las vellosidades causa los problemas de malabsorción y es un criterio diagnóstico bien conocido de enfermedad celíaca, por lo que este tipo de daño intestinal es muy perjudicial para la salud en general de la persona.

Algunas soluciones de limpieza que se usan como preparación para una colonoscopia pueden dañar el colon.

Se sabe que el fosfato de sodio causa úlceras (De Petris et al., 2014). Sin embargo, se utiliza como solución de preparación para una colonoscopia y como aditivo en demasiados alimentos. El gluteraldehído y el peróxido de hidrógeno pueden causar colitis (De Petris et al., 2014). El gluteraldehído se utiliza como desinfectante para la limpieza de endoscopios. Una limpieza inadecuada puede resultar en que quede lo suficiente en el endoscopio como para dañar el colon durante el próximo uso. Los AINE, por ejemplo, pueden causar lesiones directamente, o agravar aún más las EII o la diverticulitis. Son bien conocidos por afectar negativamente a la CM.

Con todo, el uso de muchos de estos medicamentos está tan extendido, que existe la posibilidad de que los medicamentos sean responsables de todos los casos de colitis microscópica. Esto haría de la CM una enfermedad exclusivamente iatrogénica.

Resumen.

Los médicos son entrenados para tratar la enfermedad, no para prevenirla. La mayor parte de la investigación está financiada por las compañías farmacéuticas, por lo que se inclina hacia los tratamientos farmacológicos, en lugar de los tratamientos dietéticos. Los llamados rangos normales de algunas pruebas, aparentemente están desvirtuadas y deben ser corregidos.

Aproximadamente unos 2.000 años después de su primera descripción, la enfermedad celíaca sigue siendo poco diagnosticada y comprendida por muchos médicos, por lo que no resulta sorprendente que la colitis microscópica tenga problemas similares. En general, los profesionales médicos no comprenden las sensibilidades alimenticias. Ese importante tema debe ser incluido en su formación en la escuela de medicina.

La definición de enfermedades autoinmunes debe ser revisada. En la actualidad es engañosa y confusa, especialmente para los pacientes.

Muchos medicamentos utilizados para tratar varias condiciones son conocidos por dañar el sistema digestivo. Se sabe que más de 100 fármacos causan daño solo al esófago. Se sabe de otros tantos medicamentos que causan daños al sistema digestivo que resulta difícil o imposible distinguirlos del daño causado por una enfermedad, por lo que existe la posibilidad de que la mayoría de los casos de CM estén causados por medicamentos, lo que la convierte en una enfermedad iatrogénica.

Capítulo 9

Investigación Reciente

Una investigación publicada recientemente desafía las actitudes anteriores sobre las EII.

Aquí estamos, más de cuatro décadas después de que se describiera por primera vez la colitis colagenosa y todavía no hay medicamentos etiquetados para cualquier tipo de tratamiento médico para la colitis microscópica en cualquiera de sus formas. Uno tiene que preguntarse por qué. Las compañías farmacéuticas seguramente ya se dan cuenta de que la enfermedad está mucho más extendida de lo que se pensaba, por lo que el potencial de mercado debería ser grande. Entonces, o no consideran que valga la pena perseguir el mercado (es decir, han decidido que el costo de obtener la aprobación de la FDA de una nueva etiqueta sería demasiado caro para justificarlo por el probable aumento en el volumen de ventas), o tienen otra razón (que no es evidente de inmediato). Hay medicamentos etiquetados para tratar casi cualquier enfermedad que uno se pueda imaginar, pero ninguno está etiquetado para tratar la colitis microscópica.

En lo que respecta a los nuevos tratamientos médicos, Uceris está disponible desde que se publicó el primer volumen de *Colitis Microscópica.* Fue creado principalmente para tratar la colitis ulcerosa, por lo que está diseñado para activarse tras alcanzar el colon, y se dice que es especialmente activo en el colon distal (el extremo inferior del colon), donde es más común que se encuentre la colitis ulcerosa. Por lo tanto, no es ideal para tratar la CM, que generalmente se encuentra más prominente en la parte derecha del colon y en el íleon terminal (el extremo inferior del intestino delgado). Pero, los pacientes que están utilizando Uceris para tratar sus síntomas de CM informan que Uceris parece estar funcionando sorprendentemente bien. Y, tiene el beneficio añadido de que no se activa hasta que el medicamento ha hecho todo el recorrido hasta el colon, por lo que no existe acción sistémica que pueda afectar a otros órganos del cuepro. Lo que significa que no hay necesidad de ir disminuyendo la dosis cuando se termina el tratamiento (para evitar dañar a las suprarrenales). Pero, como sucede con otros medicamentos, no está etiquetado para tratar la CM, por lo que su uso es un uso estrictamente no indicado en la etiqueta.

¿Qué han aprendido los investigadores acerca de la colitis microscópica que desconocían antes?

Una cosa que han aprendido es que muchos pacientes tenían toda la razón al decir que la colitis microscópica está mal definida, porque también afecta al intestino delgado en más de la mitad de los casos (Bonagura et al., 2016).[249] En su informe de investigación, los investigadores destacan la importancia de este "descubrimiento", al proponer el nombre de "enterocolitis linfocítica". Su informe concluye con la observación de que la CM, a menudo, implica al tracto gastrointestinal por completo, algo de lo que muchos pacientes con CM ya eran conscientes desde hace décadas.

> *En conclusión, la CM frecuentemente se encuentra asociada con un daño duodenal leve. Esta asociación puede sugerir la existencia de una "enterocolitis microscópica", y, específicamente, de una "enterocolitis linfocítica", que implica a todo el tracto gastroinestinal. Es aconsejable realizar una colonoscopia con biopsias a todos los pacientes con daño*

> *duodenal tipo I de Marsh-Oberhuber y síntomas como diarrea crónica, dolor abdominal o epigástrico, pérdida de peso, previa exclusión de causas estándar. (p. 310)*

Entonces, los gastroenterológos (aquellos que se molestan en mantenerse al día con la investigación actual), finalmente están en la misma página que los pacientes informados, y pueden estar en una posición mejor para empezar a comprender la enfermedad. Algunas de las mejores noticias sobre la comprensión de la comunidad médica sobre la CM, y sus programas de tratamiento para la enfermedad inflamatoria intestinal se pueden ver en las tendencias actuales en algunas de las instituciones de educación médica. Los educadores médicos se están dando cuenta de la creciente tendencia entre los pacientes que tienen síntomas gastrointestinales de pedir tratamientos dietéticos por parte de sus gastroenterólogos. Actualmente, los gastroenterólogos o tienen una formación adecuada en los métodos de tratamiento dietético, o se han visto obligados a aprender los detalles de los tratamientos basados en la dieta, por sí mismos. Como resultado de ello, la mayoría de los especialistas gastroenterólogos o bien tienden a negar que los cambios en la dieta puedan ser útiles en el tratamiento de las EII, o tienen sus propias opiniones personales sobre qué cambios en la dieta podrían ser útiles, y no existen pautas establecidas de tratamiento dietético respaldadas por las organizaciones gastroenterológicas. Esta situación, obviamente, genera mucha frustración y confusión entre los pacientes.

Pero, parece que hay un cambio de actitud en camino. Por ejemplo, en la Universidad de Michigan, se están desarrollando tratamientos de base multidisciplinar que implicarán la participación de dietistas especialmente formados y terapeutas del comportamiento, en programas de tratamiento coordenados con gastroenterólogos para tratar problemas como la enfermedad celíaca.[250] La meta es proporcionar un cuidado óptimo para los pacientes mediante la integración de las habilidades de profesiones médicas múltiples, al tiempo que garantiza la colaboración para que todos los involucrados trabajen al unísono. Este cambio debió suceder hacía tiempo a la luz de la tendencia de la medicina hacia una mayor especialización (y aparentemente menos colaboración entre los diversos especialistas implicados en los diversos tratamientos prescritos para cada paciente). Se están desarrollando programas similares en otras instituciones.[251]

A lo largo de los años, la tendencia hacia una mayor especialización en la medicina ha creado una atmósfera de complejidad innecesaria y de un uso cada vez más ineficaz de los recursos en el tratamiento de muchas condiciones médicas. Y, desde el punto de vista del paciente, este tipo de ambiente de tratamiento descoordinado causa demasiada confusión, hace perder demasiado tiempo, continúa aumentando los costos crecientes de los cuidados médicos, y con demasiada frecuencia termina en una resolución menos que satisfactoria en los problemas de salud del paciente. Por tanto, estos nuevos avances en los métodos de formación médica son alentadores.

La confusión mental que a menudo suele desarrollarse con la CM puede tener un lado siniestro.

La CM parece estar asociada con enfermedades neurodegenerativas como el Alzheimer, el Parkinson y la esclerosis lateral amiotrófica (ELA). Esta asociación no se ha demostrado aún, pero todas estas enfermedades parecen tener una conexión gastrointestinal. Por ejemplo, los pacientes que tienen la enfermedad de Parkinson han mostrado tener biomas intestinales diferentes que las personas que no tienen la enfermedad. Además, se ha demostrado que los pacientes con Parkinson han tenido problemas gastrointestinales décadas antes de que se desarrollaran sus síntomas de Parkinson.

Según la Fundación de Michael J Fox, cerca del 80 % de los pacientes con Parkinson tienen estreñimiento que suele empezar varios años antes de desarrollar los síntomas de Parkinson (Dolhun, 8 de diciembre de 2014).[252] Además, no solo los pacientes de Parkinson tienen biomas intestinales alterados, sino que los pacientes de Parkinson con diferentes tipos de síntomas motores, tienen poblaciones únicas de bacterias intestinales que se coordinan con este tipo de síntomas. Por ejemplo, los pacientes de Parkinson con problemas más graves de equilibrio y marcha tienen más enterobacterias que otros.

Todos los pacientes de Parkinson tienen menos bacterias Prevotella que las personas normales (Ghaisas, Maher, & Kanthasamy, 2016).[253] Por cierto, también sucede esto con los niños autistas. Curiosamente, en las personas normales, esta bacteria generalmente ayuda a producir vitaminas de tiamina y folato. Quizás esta sea una pista.

La Fundación Michael J Fox también destaca que una proteína que se encuentra en grupos en los cerebros de las personas con enfermedad de Parkinson (conocida como alfa-sinucleína), se puede encontrar en ciertas otras ubicaciones del cuerpo fuera del cerebro, incluido el sistema nervioso entérico: los nervios que controlan el sistema digestivo, en ocasiones, llamado segundo cerebro (Dolhun, 8 de diciembre de 2014). La pregunta, aún por responder, es si la alfa-sinucleína podría desarrollarse primero en el intestino y luego, eventualmente, extenderse al cerebro, donde causa síntomas motores.

Recordando parte de lo que hablamos en el capítulo 3, sabemos que los pacientes con la enfermedad de Parkinson tienen niveles más bajos de vitamina D que las personas que no tienen Parkinson (Kwon et al., 2016). Y sabemos que una deficiencia de vitamina D puede ser una causa común de un vacíado gástrico retrasado en los pacientes sin tratar que tienen Parkinson (Kwon et al., 2016). Y, como ya hablamos anteriormente, una deficiencia de magnesio también puede contribuir a un vacíado estomacal retrasado.

¿Podrían estas enfermedades neurodegenerativas ser consecuencia de décadas de deficiencias crónicas de vitamina D y de magnesio?

Al observar las asociaciones de las enfermedades neurodegenerativas con décadas de desórdenes digestivos que a menudo están relacionados entre sí y pueden ser causados por deficiencias de vitamina D y magnesio, me sugiere que estos síndromes pueden no ser enfermedades: pueden ser síntomas de ignorar las deficiencias crónicas de vitamina D y de magnesio durante décadas.

La confusión mental que suele estar asociada con la CM ciertamente ilustra la capacidad de la inflamación del sistema digestivo para causar problemas neurológicos graves. Y el hecho de que la resolución de los síntomas de CM resuelva la confusión mental sugiere que la resolución de estas deficiencias crónicas puede ser la clave para prevenir el desarrollo de enfermedades neurodegenerativas.

Si las deficiencias siguen sin tratamiento conforme pasan las décadas, entonces, el hecho de que pueda o no desarrollarse una enfermedad neurodegenerativa probablemente esté determinado por los genes de predisposición del individuo. En otras palabras, la genética determinará qué tipo o tipos de problemas neurodegenerativos podrían desarrollarse debido a las deficiencias nutricionales sin resolver. En este punto, esto es estrictamente una teoría. El tiempo dirá si eventualmente será o no demostrada como válida por investigadores médicos.

Sin embargo, en apoyo de mi teoría, me gustaría señalar que se ha demostrado que el magnesio previene la acumulación de alfa-sinocleína

(Golts et al., 2002).[254] Por lo tanto, una deficiencia crónica de magnesio seguramente permitiría una acumulación de grupos de alfa-sinocleína.

Por lo tanto, un suplemento de magnesio como el treonato de magnesio (que es capaz de cruzar el límite entre la sangre y el cerebro), podría resultar útil para prevenir la acumulación de alfa-sinocleína en el cerebro.

Pero, nuevamente, esto es pura especulación, llegado a este punto. Sin embargo, para añadir en apoyo de esta teoría, tenga en cuenta que los receptores de vitamina D han demostrado ser importantes en el tratamiento de las enfermedades de Alzheimer y de Parkinson (Butler et al., 2011).[255] Se sabe que, ambos, los pacientes con Alzheimer y con Parkinson, tienen niveles más bajos de vitamina D que la población general (Zhao, Sun, Ji, & Shen, 2013).[256]

También podría existir una conexión entre las EII y las enfermedades neurodegenerativas por medio de mutaciones del gen MTHFR (que causa problemas de metilación).

Pero este es un tema aparte y enormemente complejo que la mayoría de los médicos, incluidos los gastroenterólogos y la mayoría de otros especialistas médicos, no comprenden bien. Pero, el hecho de que los problemas de metilación son comunes con la CM y otras EII, y a menudo complican la recuperación, y con frecuencia resultan en síntomas neurodegenerativos para los pacientes con EII, ciertamente ilustra que existe una fuerte conexión.

Se ha descubierto que la zonulina afecta a los pacientes con sensibilidad al gluten no celíaca (SGNC) casi tanto como afecta a los celíacos.

Descubierta hace menos de dos décadas, la zonulina es la proteína en la sangre que aparentemente es el medio principal por el cual el cuerpo modula las uniones estrechas en el epitelio de los intestinos para regular la permeabilidad intestinal (como hablamos en el capítulo uno, en la página 6). Con el fin de verificar hasta dónde se ve afectada la zonulina por el gluten en los pacientes con SGNC, se llevó a cabo un estudio comparativo (Barbaro et al., 2015).[257] En el estudio, los controles sanos mostraron un nivel medio de zonulina de 0.007 ng/mg (0.0175 nmol/l). Se descubrió que los celíacos tenían un nivel medio de zonulina de 0.033 ng/mg (0.0825 mmol/l)). Y, en los pacientes con SGNC, el nivel medio de zonulina era muy simular, de 0.030 ng/mg (0.075 mmol/l).

Curiosamente, los investigadores encontraron que cuando se seguía una dieta SG, el nivel medio de zonulina disminuía de forma significativa en los celíacos, o en cualquiera con al menos un gen HLA-DQ2, pero no disminuía significativamente en los pacientes con SGNC. ¿Qué nos dice esto? Nos sugiere que la mayoría de los pacientes con SGNC tienen sensibilidades alimenticias adicionales además del gluten que deben ser evitadas para impedir la producción de anticuerpos. No es sorprendente que esta simple observación parezca haber pasado desapercibida a la comunidad médica convencional.

Se ha clasificado un nuevo órgano.

La membrana que mantiene los intestinos y otros órganos intestinales en posición (conocido como mesenterio) ha sido ignorada por los médicos durante mucho tiempo. Pero, recientemente fue clasificada como un órgano oficial (MacDonald, 3 de enero de 2017).[258] Y, los investigadores han hecho algunos descubrimientos sorprendentes sobre él. Sideri et al.

(2015) descubrieron que las células grasas en el mesenterio son capaces de regular la inflamación en la enfermedad de Crohn y en la colitis ulcerosa.[259] El descubrimiento de una conexión entre la grasa del mesenterio y la inflamación del epitelio del colon es bastante sorprendente. Todavía queda por ver a qué podría conducir este descubrimiento (en todo caso).

Los biomas intestinales pueden estar cambiando continuamente.

Si lee gran parte de la información que hay disponible sobre este tema (especialmente si tiene en cuenta los argumentos de venta que ofrece la industria de los probióticos) podría concluir que existe un cierto equilibrio de bacterias intestinales que debe esforzarse por lograr y mantener promover una buena salud en general.

Pero, la verdad es que un bioma intestinal óptimo es un asunto muy individual. Nuestro bioma intestinal está determinado por los alimentos que comemos, cómo de bien los digerimos, si últimamente hemos tomado o no algún antibiótico, y nuestro medio ambiente (es decir, el tipo de especies de bacterias que están disponibles en nuestros alimentos y en nuestro entorno).

La investigación muestra que los biomas intestinales varían significativamente, especialmente para los pacientes con EII, y a menudo están en proceso de cambio (Halfvarson et al., 2017).[260] En un estudio con 137 individuos, 49 de los cuales tenían la enfermedad de Crohn, 60 tenían colitis ulcerosa, 4 tenían CL, 15 tenían CC, y 9 eran controles sanos. Los investigadores determinaron que los pacientes que tenían la enfermedad de Crohn tenían los biomas intestinales que más variaban con respecto a los controles sanos.

Curiosamente, los biomas intestinales de algunos de los pacientes que tenían la enfermedad de Crohn colonica o UC no variaban significativamente de los biomas de los controles sanos. Pero, los biomas de los pacientes con CL y CC sí que variaban significativamente con respecto a los controles sanos en el estudio. Los investigadores señalaron que existe una amplia gama en los equilibrios de las bacterias intestinales para los pacientes con EII, incluso cuando se encuentran en remisión (pero, nuevamente, recuerde que – en mi opinión – ese rango se ve determinado mayormente por su dieta).

Se ha publicado una investigación innovadora que podría cambiar la forma en que los gastroenterólogos tratan las EII.

En un pequeño estudio llevado a cabo por el Seattle Children's Hospital y el Children's Healthcare de Atlanta, los investigadores demostraron que pueden resolver la enfermedad de Crohn activa y la colitis ulcerosa en pacientes pediátricos solo con la dieta.[261] Los investigadores fueron capaces de conseguir la remisión en los sujetos usando la dieta de carbohidratos específicos (DCE). Así que, ahora se han publicado pruebas que demuestran que se puede utilizar la dieta para alcanzar la remisión en pacientes que tienen cualquiera de los tres tipos de EII, enfermedad celíaca, enfermedad de Crohn, y colitis ulcerosa. ¿Se puede retrasar mucho la prueba publicada de que la dieta se puede utilizar para resolver los síntomas de la CM?

Por supuesto, esto solo fue un pequeño estudio, por lo que los resultados tendrán que verificarse por medio de estudios más amplios. Pero, en este estudio, que solo duró 12 semanas, 8 de los 10 pacientes que terminaron el régimen lograron la remisión solo con los cambios en la dieta (la nueva dieta se muestra prometedora en el tratamiento de niños con la enfermedad de Crohn y colitis ulcerosa. 28 de diciembre de 2016).[262] Así que ahora, los gastroenterólogos ya no pueden afirmar que la dieta no tiene efecto sobre las EII. Si escucha eso de su médico, sabrá inmediatamente que él o ella no está al día sobre las investigaciones. Pero, recuerde, los niños sanan más rápido que las personas más mayores. Este ensayo de 12 semanas no hubiese funcionado tan bien con pacientes mayores. Seguramente habría hecho falta más tiempo.

En realidad, los tratamientos complementarios y alternativos se han utilizado ampliamente durante años para tratar los casos de EII pediátrica, hasta en un 30 % a un 70 % de los casos.

Cuando los investigadores enviaron encuestas a los centros pediátricos de EII en Atlanta, Houston y San Francisco, preguntando sobre los tratamientos entre los años 2001 y 2003, descubrieron que se estaban utilizando tratamientos complementarios y medicina alternativa (CAM) en aproximadamente un 50 % en el grupo de EII y en un 23 % en el grupo de estreñimiento crónico (Wong et al., 2009).[263] En el grupo de las EII, aproximadamente el 25 % usaba intervenciones espirituales y aproximadamente el 25 % usaba suplementos nutricionales. Los datos indicaron que el 43,6 % de todos los pacientes con EII utilizaban ambos, medicamentos de prescripción y tratamientos CAM. También había algunos pacientes en ambos grupos, el de las EII y el estreñimiento crónico que solo usaban tratamientos CAM, sin tomar medicamentos de prescripción u otro tipo de intervención. Curiosamente, los pacientes en el grupo de las EII que usaban la terapia CAM beneficiaron a su condición prácticamente tanto como los que seguían tratamientos médicos convencionales, lo que mostró una calificación de beneficio percibido que promedió aproximadamente el 80 %. Por lo tanto, es probable que los tratamientos CAM se utilicen más ampliamente en el futuro.

Se ha establecido la seguridad y eficacia del uso a largo plazo de budesónida en dosis bajas.

Investigadoras en Suecia han publicado pruebas de que el uso de budesónida de 4,5 mg por día es seguro y efectivo para períodos de tratamiento de al menos un año completo (Münch et al., 2016).[264] Normalmente, un tratamiento con budesónida a partir de 9 mg por día durante un mes y continuando después durante otro mes, más o menos, en dosis progresivamente reducidas, proporciona remisión para la mayoría de los pacientes. Pero, más del 80 % de los pacientes recaen cuando finaliza el tratamiento inicial con budesónida. Münch et al. (2016) demonstraron que un tratamiento con budesónida no tiene que finalizar después de unos pocos meses. Los investigadores concluyeron que:

> *La budesónida a una dosis media de 4,5 mg/día mantuvo la remisión clinica durante al menos 1 año en la mayoría de los pacientes con colitis colagenosa y conservó la calidad de vida relacionada con la salud sin problemas de seguridad. La extensión del tratamiento con budesónida, en dosis bajas, más allá de 1 año puede ser beneficiosa dada la tasa de recaída después de la interrupción de la budesónida (página 47).*

Pero, existe una desventaja en el uso de corticosteroides: se ha descubierto otra razón para no usarlos para tratar las EII.

Usar corticosteroides puede aumentar el riesgo de desarrollar diabetes mellitus. Al buscar registros médicos electrónicos de pacientes con EII, los investigadores han descubierto que los pacientes con EII que utilizan medicamentos glucocorticoides para el tratamiento tienen más de 3 veces más probabilidades de desarrollar diabetes mellitus que aquellos que no usan estos medicamentos (Gastroenterology & Endoscopy News Staff, 27 de mayo de 2015).[265] Encontraron que el 20 % de los pacientes que utilizaron glucocorticoides desarrollaron diabetes mellitus, mientras que solo el 5,8 % de los que no utilizaron estos medicamentos desarrollaron diabetes mellitus.

La luz puede afectar a la CM.

La inflamación que es aclamada como causa de la CM es debido a la infiltración de linfocitos en la mucosa del revestimiento intestinal del colon. Estos linfocitos son conocidos como células T, y pueden ser o bien el "asesino" de células T o bien el "ayudante" de las células T. Las células T, además, están presentes en gran abundancia en la piel porque el epitelio de la piel es muy similar al epitelio de los intestinos, excepto que no tiene una capa mucosa. Phan, Jaruga, Pingle, Bandyopadhyay y Ahern (2016) han descubierto que no solo la piel utiliza la luz ultravioleta para producir vitamina D, sino que la luz ultravioleta también aumenta la motilidad de los linfocitos T en la piel.[266] La luz azul de bajo nivel desencadena la producción de peróxido de hidrógeno por parte de las células T, que posteriormente se utiliza para activar ciertas enzimas que también aumentan la motilidad.

Pero, aún está por ver si este descubrimiento afecta o no a los linfocitos en los intestinos para que pueda afectar a la CM. Obviamente, se necesita una investigación específica sobre la enfermedad.

Los probióticos siguen siendo objeto de estudios de investigación para problemas digestivos.

En el pasado, los probióticos han sido recomendados por muchos gastroenterológos como parte del régimen de tratamiento para la CM. Pero, a mediados de diciembre de 2016, la Asociación Estadounidense de Gastroenterología decidió no recomendar el uso de probióticos para el tratamiento médico de la colitis microscópica, revirtiendo su posición previa (Nguyen, Smalley, Vege, Carrasco-Labra, & the Clinical Guidelines Committee, 18 de diciembre de 2016).[267] Unos meses antes de esto, un equipo ruso de investigadores publicó datos con brillantes conclusiones sobre el éxito de un programa de tratamiento para pacientes con EII utilizando un probiótico producido comercialmente (Wild, 2016, March 21).[268]

El estudio, que involucraba un tratamiento dos veces al día, bien con 250 mg de un probiótico disponible en Rusia llamado Florasan-D (que es una combinación de Bifidobacterium bifidum, Bifidobacterium longum, Bifidobacterium infantis y Lactobacillus rhamnosus), o bien un placebo, incluyó solo 64 sujetos y un período de tratamiento de solo 28 días. Aproximadamente la mitad de los participantes en el estudio tenían una EII con diarrea predominante y la otra mitad fueron clasificados por tener EII con estreñimiento predominante. El éxito en el tratamiento de SIBO se midió mediante una prueba de aliento con lactulosa (que es una forma bastante dudosa de medir el éxito de cualquier tratamiento) y un cuestionario que calificó los síntomas clínicos y la consistencia de las heces.

Los resultados mostraron que, de promedio, en los sujetos que tomaban un producto probiótico, disminuyó el dolor abdominal, la flatulencia disminuyó, el número de evacuaciones intestinales disminuyó y la consistencia de las heces mejoró del tipo 6 al 4 en la Tabla de Heces de Bristol.

Pero, espere, los sujetos que tomaron placebo también mostraron mejoras similares (aunque el informe no destacó este hecho). Y, naturalmente, todos los sujetos que mostraron signos de SIBO (basado en una prueba de aliento con lactulosa) al comienzo del régimen de tratamiento, mostraron una resolución completa (nuevamente, basado en una prueba de aliento de lactulosa). Con todo, la interpretación de los resultados parece ser algo arbitraria y sesgada hacia una eficacia percibida del probiótico, a pesar de que faltaba una prueba médica real de su eficacia.

En general, considerando las experiencias de los pacientes, la experiencia acumulada de muchos pacientes con CM indica que los tratamientos con probióticos, rara vez proporcionan algún beneficio útil para la mayoría de los pacientes. Y, en algunos casos, causan brotes importantes. Para la mayoría de los pacientes, la mayoría de los productos probióticos parecen no causar diferencia alguna, no proporcionando ni beneficios ni perjuicios, lo que significa que probablemente son un despilfarro del dinero en la mayoría de los casos.

Limite el uso de medicamentos con propiedades anticolinérgicas.

La investigación ha mostrado que están asociados con demencia y con la enfermedad de Alzheimer.[269] Y los efectos parecen ser aumulativos, de manera que simplemente evitando su uso de vez en cuando, no impide los riesgos a largo plazo. Cuanto más se usan, mayores son los crecientes riesgos de desarrollar demencia y la enfermedad de Alzheimer. Este tipo de medicamentos incluye antihistamínicos de primera generación, antidepresivos tricíclicos, las comúnmente utilizadas pastillas para dormir, y otro tipo de medicamentos. Esto es importante porque algunos de los medicamentos tomados para tratar la CM están comprendidos en esta categoría.

Probablemente pronto escuchará hablar sobre la Inmunoterapia Adaptada a la Leucocitaféresis (si aún no lo ha escuchado).

Se dice que este proceso es un tratamiento no solo para todas las EII (incluida la CM), sino para todas las enfermedades inflamatorias immunomediadas. En otras palabras, se aclama que este tratamiento es capaz de tratar todas las enfermedades conocidas como autoinmunes, y actualmente está siendo desarrollado para uso comercial (médico) (Targeted Immuno Therapies AB y Ferring Pharmaceuticals firman un acuerdo estratégico de colaboración para el tratamiento de las EII, 11 de enero de 2016).[270] Descubierto en el Instituto Karolinska (en Suecia), se dice que el tratamiento elimina las células inflamatorias de la sangre cuando se encuentran de camino al lugar de inflamación (Tratamiento de Leucocitaféresis a Medida, n.d.).[271] Se dice que el tratamiento elimina las quimiocinas de la sangre antes de que puedan alcanzar los receptores de quimiocinas del cuerpo en el lugar de la inflamación, adelantando así la activación de los receptores e interrumpiendo así el proceso de inflamación. Durante el tratamiento, la sangre del paciente pasa a través de la máquina, donde se extraen las células inflamatorias y luego se devuelve la sangre al cuerpo.

El tratamiento suena impresionante y probablemente funcionará cómo se describe. Tan solo hay un problema: como con todos los demás tratamientos médicos para los desórdenes del sistema inmune, trata los síntomas, pero no trata la causa de la inflamación. La inflamación volverá a regenerarse en cuento el paciente se coma su primera comida después del tratamiento. ¿Cuánto tiempo transcurrirá antes de que este costoso e invasivo tratamiento tenga que repetirse? . . . ¿Una semana? . . . ¿Dos semanas? . . . ¿Cuatro semanas? Similar a como sucede con los tratamientos de diálisis, el paciente será un cliente habitual para el resto de su vida: no es un arreglo muy atractivo para el paciente, pero muy lucrativo para el sistema médico.

Se está investigando una posible terapia con células madre para proporcionar una opción de cura permanente para las EII.

Pero, además de las implicaciones éticas que deben tenerse en cuenta, cualquier tipo de terapia con células madre que pueda tener éxito tendrá que coordinar el transplante de distintos tipos de células en el tejido intestinal de manera que pueda cumplir la tarea. Actualmente, es improbable que los investigadores puedan afrontar este desafío sin una mejor comprensión de la biotecnología implicada. No obstante, el hecho de que los investigadores estén publicando artículos sobre este tema indica que es cierto que están investigando las posibilidades (Hawkey et al., 2000, Flores et al., 2015).[272], [273] Si se descubre algún tratamiento exitoso, basado en esta tecnología, es probable que se desarrolle en un futuro lejano.

La soja contiene péptidos que actúan como bactericidas naturales.

Aunque no es algo sorprendente, algunas de las afirmaciones realizadas por algunos de los investigadores que han investigado este descubrimiento son más que un poco difíciles de creer, ya que no han sido verificadas por otros (Dhayakaran, Neethirajan, & Weng, 2016).[274] Por ejemplo, afirmaciones realizadas por uno de los investigadores en una entrevista como: "Los compuestos en la soja, sin embargo, no matan todas las bacterias, solo las malas", dijo Neethirajan, suena como una exageración sin fundamento (Bueckert, 26 de abril de 2016).[275] Además, afirmaciones de que estos péptidos no serán un problema para las personas que tienen una sensibilidad a la soja son especulaciones estrictamente no probadas. Cuando algo suena demasiado bien como para ser verdad, generalmente lo es (demasiado bueno para ser verdad) Dicho esto, algunos de estos aislados de soja probablemente se usarán como aditivos alimentarios en el futuro, lo que aumentará el riesgo de reacciones adversas para las personas que son sensibles a la soja y a sus derivados.

La fructosa altera los genes cerebrales (lo que puede causar problemas de metabolismo e inflamación).

Esto ha sido demostrado por Meng et al. (2016) .[276] Los investigadores también descubrieron que un ácido graso, el ácido docosahexaenoico (DHA), es capaz de deshacer el daño cerebral causado por la fructosa. Hicieron esto primero entrenando ratones a escapar de un laberinto y después, dividiéndolos en tres grupos. Al primer grupo se le dio suficiente fructosa (en su agua) para que fuera aproximadamente igual a la cantidad que un humano ingeriría si bebiera alrededor de un litro de refresco al día. El segundo grupo consumió la misma cantidad de fructosa más DHA. El tercer grupo bebió solo agua corriente (sin fructosa ni DHA).

Diez semans después de comenzar la dieta, cuando las ratones corrían por el laberinto, el grupo que solo había recibido la fructosa tardó más del doble en escaparse del laberinto que los del grupo de control (los que solo bebieron agua). Pero, el grupo que recibió la fructosa más DHA tardaron tiempos similares a los del grupo de control, indicando que los efectos negativos de la fructosa en la memoria de las ratones se habían borrado eficazmente de sus mentes.

Curiosamente, los ratones que seguían una dieta alta en fructosa tenían niveles significativamente más altos de glucosa en sangre, triglicéridos y niveles de insulina que los ratones de los otros dos grupos. En los humanos, esto a menudo se asocia con obesidad, diabetes mellitus y otras enfermedades. Meng et al. (2016) descubrieron que más de 700 genes en los cerebros de los ratones que estaban asociados con el metabolismo se habían visto alterados por la fructosa. Además, encontraron que más de 200 genes asociados con la cognición y la memoria se habían visto alterados por la fructosa. Estos genes también regulan la inflamación (Wolpert, 21 de abril de 2016).[277]

Por lo tanto, parece que la confusión mental tan frecuentemente asociada con la CM podría ser debida a los efectos de la fructosa en la dieta o a una deficiencia de DHA, o ambos. También se ha demostrado que la DHA ayuda a los pacientes con EII (Tabbaa, Golubic, Roizen, & Bernstein, 2013).[278]

Sabemos que la fructosa se metaboliza de forma diferente a la sacarosa en el sistema digestivo humano.

En lugar de ser digerida por el sistema digestivo de forma similar a la sacarosa y a otros azúcares, la fructosa tiene que ser metabolizada en el hígado. Debido a esta diferencia, poco o nada de ello puede convertirse en energía, por lo que mayormente se almacena como grasa.

La fructosa ha demostrado aumentar el riesgo de cáncer pancreático debido al hecho de que muchas cepas de cáncer pancreático utilizan la fructosa para reproducirse (Liu et al, 2010).[279] La fructosa también ha demostrado causar resistencia a la insulina y reducir la producción pancreática de insulina (por lo tanto, provocando una condición conocida como prediabetes). (Elliott, Keim, Stern, Teff, & Havel, 2002).[280] Investigaciones recientes adicionales confirman esta conexión.

Se ha demostrado que beber solo una lata de refresco endulzado con azúcar al día aumenta las probabilidades de desarrollar una condición conocida como prediabetes.

Un artículo publicado en 2016 por Ma et al. verificó esto.[281] De hecho, uno de los investigadores involucrados en el estudio señaló que alguien que beba una lata de refresco endulzado diariamente tiene un aumento de aproximadamente un 46 % en el riesgo de desarrollar prediabetes (Thompson, 10 de noviembre de 2016).[282]

Por alguna razón desconocida, el estudio no consideró el tipo de azúcar involucrado (lo que hace que sus hallazgos sean mucho menos valiosos), pero es de conocimiento común que la fructosa constituye la mayor parte del azúcar en todos los refrescos (en forma de jarabe de maíz y y jarabe de maíz con alto contenido en fructosa). Aparentemente, los investigadores consideraron que todos los tipos comunes de azúcar son iguales, aunque no lo son.

Se ha desarrollado un simple análisis de orina para detectar la ingesta de gluten.

Con esta prueba, basada en la detección de péptidos inmunogénicos del gluten (GIP) en la orina, se pueden detectar tan solo 50 mg de gluten en una comida tan pronto como cuatro a seis horas después de comer, y la prueba puede detectar la ingesta de gluten hasta dos días más tarde. En un estudio que involucró a 58 pacientes celíacos y a 76 controles sanos, Moreno et al., (2017) demostraron que la prueba era precisa y fiable.[283] También encontraron que aproximadamente el 50 % de las personas que decían estar siguiendo una dieta libre de gluten todavía estaban comiendo algo de gluten.

Sin embargo, esta prueba probablemente tendrá una utilidad bastante limitada para los pacientes con CM, ya que de cuatro a seis horas después de ingerir cualquier gluten, probablemente ya estarán reaccionando con los síntomas típicos de la CM, por lo que no necesitarán ser informados que se saltaron la dieta. La prueba podría ser útil en los casos en los que una persona no está segura sobre la seguridad de su dieta.

Ha habido una cantidad significativa de investigación en los últimos años sobre cómo la metilación del ADN se asocia con las EII.

Algunos investigadores piensan que esta tecnología podría conducir a mejores tratamientos y formas de seleccionar tratamientos que puedan ser diseñados específicamente para pacientes individuales. La asociación de la metilación del ADN con las EII ha sido bien establecida y razonablemente bien comprendida (Karatzas, Gazouli, Safioleas, & Mantzarisa, 2014).[284] La metilación del ADN es un ejemplo de regulación genética por epigenética. Pero, a pesar de las prometedoras teorías sobre el futuro de esta teconolgía, todavía hay mucho trabajo por hacer antes de que los investigadores dispongan de los datos suficientes como para apoyar cualquier resultado productivo. Hasta entonces, la mayor parte de la información publicada podría parecer prometedora, pero gran parte de ello parece ser poco más que humo y espejos, agregados a investigaciones publicadas anteriormente.

Los IBP representan más del doble del riesgo de desarrollar cáncer de estómago.

Para añadir a la larga lista de problemas con los IBP, ahora Cheung et al. (2017) han demostrado que el uso a largo plazo de los IBP aumenta significativamente el riesgo de desarrollar cáncer de estómago.[285] Esta es una noticia especialmente mala porque el cáncer de estómago actualmente es la tercera causa de muerte por cáncer en el mundo. El riesgo de cáncer actualmente se encuentra asociado con la bacteria Helicobacter pylori. Mientras que dos terceras partes de la población mundial parecen estar colonizadas por la bacteria H. pylori, normalmente esto no suele resultar en problemas. Sin embargo, en un pequeño porcentaje de casos, esto puede conducir al desarrollo de cáncer de estómago. Cheung et al (2017) descubrieron que incluso cuando se erradicó la bacteria H. pylori, el riesgo de cáncer de estómago (eventualmente) incluso más que se duplicó (debido al uso de los IBP). Este fue un estudio realizado con 63.397 pacientes, y los investigadores también destacaron que cuanto más tiempo usaba un paciente un IBP, mayor era el riesgo de desarrollar cáncer de estómago.

La ERGE parece ser una enfermedad autoinmunitaria.

El daño causado por la ERGE en el esófago, en realidad, es causado por citocinas, no por ácido gástrico, como se pensó originalmente. Este descubrimiento se hizo inicialmente en 2009 cuando Souza et al estaban experimentando con ratones, y esto se mencionó en la página 180 de la primera edición de *Colitis Microscópica.*[286] En 2016, Dunbar, Agoston, & Odze verificaron que las citocinas también median en la inflamación asociada con la ERGE en los humanos.[287] El examen bajo un microscopio de las muestras de biopsias del epitelio esofágico de pacientes con ERGE revela la infiltración característica de linfocitos T asociada con la CM y con todos los demás síndromes de tipo autoinmune. Aunque los investigadores no reconocieron las implicaciónes, esto sugiere que las sensibilidades alimenticias y/o las sensibilidades a medicamentos podrían no ser la causa raíz de la inflamación asociada con la ERGE.

La investigación verifica que el riesgo de desarrollar una EII está determinada por ciertas bacterias intestinales y mutaciones genéticas.

Se sabe que Bacteroides fragilis, un microbio intestinal humano, produce moléculas inmunomoduladoras que son capaces de prevenir el desarrollo de una EII. Chu et al. (2016) demostraron en un experimento de laboratorio que estas moléculas pueden proteger a los ratones de desarrollar colitis cuando se ven expuestos a químicos que normalmente causan colitis en otros ratones.[288] Normalmente (con genes normales ATG16L1 y NOD2), esto permite que las células dentríticas (DC) produzcan células T reguladoras que protegen contra la colitis. Pero, la investigación de Chu et al. también demostró que las células dentríticas que son deficientes en genes ATG16L1 no producían las células T reguladoras que protegen contra la colitis. Esto sugiere que las mutaciones genéticas (los poliformismos de estos genes) pueden ser responsables del mayor riesgo de desarrollar una EII.

Esto no se mencionó en el artículo de investigación, pero a partir de esta evidencia, podemos deducir también que si el Bacteroides fragilis está ausente del intestino, entonces, el riesgo de desarrollar una EII también aumenta. Esto implicaría que ambos, las mutaciones genéticas y los microbiomas intestinales alterados podrían ser los responsables de un incremento en el riesgo de desarrollar una EII, tanto de manera independiente como de forma combinada.

Un estudio reciente mostró que hasta un 27 % de los Europeos del sur podrían ser Deficientes de vitamina D.

Los investigadores calculan que hasta un tercio de la población del mundo tiene una deficiencia de vitamina D. Y, en algunas zonas, el problema incluso es peor. Al combinar los resultados de 107 estudios individuales realizados en Chipre, Grecia, Francia, Israel, Italia, Malta, Portugal, España y Turquía, encontraron que un número sorprendente de individuos tenían niveles muy bajos de Vitamina D (Manios et al., 2017).[289] Los investigadores descubrieron que:

> El 20 % de los infantes tenían niveles de vitamina D por debajo de 10 ng/ml (25 nmol/l).
>
> El 27 % de los adolescentes tenían un nivel de vitamina D por debajo de 10 ng/ml (25 nmol/l).

> El 16 % de los adultos tenían un nivel de vitamina D por debajo de 10 ng/ml (25 nmol/l).
>
> El 16 % de los ancianos tenían un nivel de vitamina D por debajo de 10 ng/ml (25 nmol/l).

Los investigadores destacaron que, a pesar del ambiente soleado en el sur de Europa y en el Mediterráneo, la deficiencia de vitamina D se encuentra muy extendida allí. Si la deficiencia de vitamina D es tan prevalente en el sur de Europa, entonces uno, naturalmente, se pregunta cuán extenso será el problema en el norte de Europa y en otros países del mundo.

La investigación con helmintos sugiere que pueden apuntar a los mastocitos como medio de supresión de inflamación.

Vukman, Lalor, Aldridge, & O'Neill, (2016) pudieron demostrar que al menos un tipo de helminto (Fasciola hepatica, también conocido como el parásito hepático común o el parásito hepático de oveja), secreta moléculas que suprimen la proliferación de mastocitos, suprimiendo así la inflamación.[290] Hace tiempo que es sabido que una infección por helmintos traería la remisión de los síntomas de la enfermedad de Crohn o la colitis ulcerosa, pero el pensamiento convencional era que los helmintos aportaban alivio a una EII simplemente porque distraían al sistema inmune. Según los hallazgos de esta investigación, los helmintos en realidad son capaces de suprimir la inflamación al producir una sustancia que detiene la inflamación, impidiendo la proliferación de mastocitos y suprimiendo su degranulación.

Esto apoya mi teoría (comentada en la página 163–165 del capítulo 5) de que la inflamación asociada con las EII y con otras enfermedades llamadas autoinmunes podría ser primordialmente debido a los mastocitos, y no a los linfocitos, como es aclamado por la comunidad médica. Los linfocitos pueden ser meramente los espectadores inocentes que están allí en un papel de apoyo.

En un laboratorio, los investigadores han mostrado que ciertos conservantes de alimentos pueden promover la obesidad.

Al utilizar células madre, los investigadores descubrieron que algunos de los químicos más comúnmente utilizados pueden interrumpir la producción de ciertas hormonas y su comunicación entre el intestino y el cerebro (Rajamani et al., 2017).[291] Pudieron demostrar que el butilhidroxitolueno (BHT) que suele añadirse regularmente a los cereales y a otros alimentos como conservante, el ácido perfluorooctanoico (PFOA), que es un polímero utilizado en ciertos tipos de utensilios de cocina, y el tributilo de estaño (TBT), que es un compuesto que se encuentra comúnmente en la pintura que se filtra en el agua y que, a menudo se encuentra en los mariscos, actúan como disruptores endocrinos interfiriendo en las comunicaciones entre el inestino y el cerebro. Esto podría impedir que el cerebro reciba las señales que recibe normalmente para ayudarle a decidir cuándo alguien está lleno, de manera que pueda parar de comer. Dado que la investigación se realizó usando células madre, es probable que esto se aplique a los bebés por nacer que aún están en el útero. Pero, sugiere un problema de obesidad que pasaría a las generaciones futuras debido a la alteración endocrina.

Las personas que tienen una EII deben evitar las nanopartículas de dióxido de titanio (Ti02).

Las nanopartículas de dióxido de titanio están siendo ampliamente utilizadas como pigmento blanco en medicamentos y como aditivo en los alimentos. Ruiz et al. (2017) han demostrado que las personas que tienen una EII, o una sensibilidad alimenticia, o que por alguna otra razón tienen una mayor permeabilidad intestinal (intestino permeable), deben evitar las nanopartículas de dióxido de titanio.[292] El aditivo podría agravar los síntomas de estas personas.

¿Podría la fibra proteger contra las alergias alimentarias?

En un experimento interesante, Tan et al, (2016) mostraron que los ratones especialmente criados para ser alérgicos a los cacahuetes y luego alimentados con una dieta rica en fibra que estaba enriquecida con vitamina A, podían tolerar los cacahuetes.[293] También descubrieron que podrían transplantar algunas de estas bacterias intestinales de estos ratones a los intestinos de los ratones que tenían una alergia a los cacahuetes y que previamente eran libres de bacterias y que también se convertían en tolerantes a los cacahuetes, a pesar de no haber sido alimentados con una dieta rica en fibra. Será interesante ver si esto se puede utilizar para que funcione con humanos.

Las proteínas del grupo Polycomb se están estudiando debido a sus atributos epigenéticos.

La disposición de doble hélice que conocemos como ADN en el núcleo de cada una de nuestras células está organizada y encasillada por proteínas especiales conocidas como histonas. El complejo resultante de proteína y ADN se llama cromatina.

Las proteínas del grupo Polycomb son una familia de proteínas que son capaces de modificar la cromatina para facilitar la desactivación epigenética de ciertos genes. Las células en el epitelio intestinal normalmente son reemplazadas por células nuevas aproximadamente cada cuatro o cinco días. Regular este proceso es una tarea difícil que es manejada por las polycomb. Pero, Oittinen et al. (2017) han demostrado que este proceso (homeostasis) está desregulado cuando la enfermedad celíaca o el cáncer colorrectal están presentes, lo que sugiere que la alteración de la regulación polycomb de la homeostasis epitelial puede ocurrir con cualquier enfermedad inflamatoria.[294] Oittinen et al. (2017) han demostrado que cuando la enfermedad celíaca o el cáncer están presentes, el polycomb metila las proteínas histonas, lo que desactiva ciertos genes de forma epigenética, resultando en una corrupción de la homeostasis normal del epitelio intestinal Eso es un bocado, pero puede ser la clave de la causa básica de las EII.

La melatonina ha demostrado ser efectiva para tratar la ERGE sin ninguno de los efectos secundarios de los IBP.

La melatonina es producida por la glándula pineal (en el cerebro), y ayuda a regular el sueño. También se produce en las células enterocromafines en los intestinos, donde ayuda a regular la motilidad. Kandil, Mousa, El-Gendy, & Abbas, (2010) probaron que la melatonina puede usarse bien sola o en combinación con omeprazol para tratar con eficacia la ERGE, sin los efectos secundarios que normalmente están asociados con el uso de inhibidores de la bomba de protones.[295] Demostraron que 3 mg de melatonina , tomados una vez al día; era efectivo para tratar la ERGE.

Este descubrimiento fue llevado un paso más adelante por Oliveira Torres & de Souza Pereira, (2010) cuando señalaron que la mayoría de los pacientes con ERGE tenían un desorden del sueño debido a una deficiencia de melatonina, y la melatonina también controla el esfínter esofágico inferior y la secreción ácida en el estómago.[296] Las células enterocromafines en los intestinos producen aproximadamente 400 veces tanta melatonina como la glándula pineal (en el cerebro). Pero, la evidencia muestra que los IBP dañan las células enterocromafines. Por ello, parece contraproducente comprometer el funcionamiento de la fuente primaria de melatonina. Concluyeron que la melatonina es un tratamiento mucho más seguro para la ERGE, que los IBP.

Se ha demostrado que los medicamentos anti-TNF son efectivos para tratar la CM.

Si bien muchos gastroenterólogos son reluctantes en recomendar tratamientos que se basan en cambios importantes en la dieta para evitar los alimentos inflamatorios, no parecen tener reparos en prescribir medicamentos poderosos y de gran riesgo, como los medicamentos anti-TNF. Al analizar los registros hospitalarios, Esteve et al. (2011) demostraron que los medicamentos anti-TNF son efectivos para tratar los casos de CM que no responden a los tratamientos convencionales.[297] Esto fue respaldado por un artículo publicado por Park, Cave, & Marshall, en 2015.[298]

¿Los campos electromagnéticos (CEM) afectan a la CM?

En la actualidad, existe una gran especulación sobre el hecho de que los campos electromágneticos puedan afectar a varios sistemas en el cuerpo humano. Seguimos añadiendo aparatos electrónicos en nuestro entorno cercano sin saber si podría tener algún efecto adverso en nuestro cuerpo. Se ha sospechado de muchas posibilidades pero, hasta ahora, no existe prueba de alguna conexión entre los CEM y cualquier enfermedad crónica.

Sin embargo, continúan las sospechas de diversos efectos. Una sinopsis de los pensamientos predominantes sobre este tema se puede encontrar en un artículo publicado recientemente (Belyaev et al., 2016).[299]

Se ha documentado el efecto a largo plazo del nivel de vitamina D y los síntomas de la enfermedad en pacientes con una EII.

Durante un proyecto de investigación de 5 años, los niveles de vitamina D de 965 pacientes con una EII se correlacionaron con sus síntomas y el estado general de la enfermedad (Kabbani et al., 2016).[300] Aproximadamente el 61.9 % del grupo tenía la enfermedad de Crohn y el otro 38.1 % tenía colitis ulcerosa. Inicialmente, el 42 % de los pacientes tenían niveles bajos de vitamina D. Algunos tomaron un suplemento de vitamina D , de manera que al final del estudio, se encontró que solo el 28.5 % tenía niveles bajos de vitamina D.

Los investigadores encontraron que esos pacientes que tenían los niveles más altos de vitamina D, necesitaban menos cuidados y menos medicamentos en general, que los que tenían los niveles más bajos. Descubrieron que los pacientes con EII que tenían niveles bajos de vitamina D tenían los peores efectos de su enfermedad, más dolor, más necesidad de medicamentos, y en general, una mayor necesidad de los servicios del sistema de salud. Los investigadores concluyeron que: "Los niveles bajos de vitamina D son comunes en los pacientes con EII y están asociados a una mayor morbilidad y gravedad de la enfermedad, lo que implica una importancia potencial de monitorear los niveles de vitamina D y el tratamiento" (página 712). Y, como hablamos anteriormente en el capítulo 4, esto está apoyado por otras investigaciones.

La vitamina D ayuda a proteger contra el desarollo de enfermedades autoinmunes y el cáncer.

Los anticuerpos antinucleares (ANA) son un tipo particular de anticuerpos que ataca las proteínas naturales del cuerpo. Los niveles altos de

ANA están asociados con varios tipos de enfermedades autoinmunes. Al reexaminar los datos del National Health and Nutrition Examination Survey (NHANES), que fueron recogidos en un principio entre 2001 y 2004, Meier, Sandler, Simonsick, y Parks (2016) determinaron que las personas de mediana edad y mayores (en los EE.UU.) que tenían niveles de vitamina D que eran deficientes (por debajo de 10 ng/ml [25 nmol/l]) tenían prácticamente casi 3 veces más probabilidades (en realidad 2,99) de tener un nivel elevado de ANA que aquellos que tenían un nivel sanguíneo suficiente de vitamina D (superior a 30 ng/ml [75 nmol/l]).[301]

Aquellos con un nivel de vitamina D entre 10 ng/ml (23 nmol/l) y 30 ng/ml (75 nmol/l) tenían el doble de probabilidades de tener un nivel elevado de ANA (en comparación con aquellos que tenían un nivel suficiente de vitamina D). Los investigadores concluyeron que una deficiencia en "vitamina D en adultos mayores puede aumentar la vulnerabilidad al cáncer al contribuir a una disfunción inmune." (Meier, Sandler, Simonsick, & Parks, 2016 . página 1559).

Meeker, Seamons, Maggio-Price, & Paik (2016) han sugerido que la vitamina D debería utilizarse como protección contra y como tratamiento para las EII y para el cáncer de colon.[302] Los investigadores destacaron que los beneficios de la vitamina D en las EII y en el cáncer de colon han sido verificados tanto por datos epidemiológicos en humanos como por estudios en animales, y la mayoría de la evidencia apoya la postura de que la vitamina D tiene el potencial de ser un tratamiento barato y efectivo para estos problemas.

Garland y Gorham, (2017) analizaron 15 estudios anteriores en 14 países que involucraron la conexión entre el cáncer colorrectal y los niveles de vitamina D.[303] Todos menos 2 de los estudios mostraron que un nivel más alto de vitamina D estaba asociado con una menor probabilidad de desarrollar cáncer colorrectal. La conclusión alcanzada por Garland y Gorham (2017) fue que la correlación entre los niveles más altos de vitamina D y un riesgo menor de cáncer colorrectal era fuerte. Aquellos que tenían un nivel en sangre de 25(OH)D de 30ng/ml (75nmol/l o mejor, tenían al menos un 33% menos de riesgo en comparación con aquellos que tenían un nivel en sangre de 5ng/ml (12.5 nmol/l).

La deficiencia de vitamina D está asociada con la mortalidad por todas las causas.

En un estudio que involucró a 11.022 sujetos, Schöttker et al. (2013) encontraron que aquellos que tenían un nivel en sangre de vitamina D de menos de 12 ng/ml (30 nmol/l), tenían un 71 % más de riesgo de mortalidad al compararlos con aquellos que tenían un nivel de vitamina D mayor de 20 ng/ml (50 nmol/l).[304] Aquellos con un nivel de vitamina D entre 12 ng/ml (30 nmol/l) y 20 ng/ml (50 nmol/l) tenían un 17 % más de riesgo de mortalidad al compararlos con aquellos que tenían un nivel de vitamina D mayor de 20 ng/ml (50 nmol/l). Está claro que deben evitarse los niveles de vitamina D por debajo de 12 ng/ml (30 nmol/l).

Se ha demostrado que la vitamina D ayuda a reducir los síntomas clínicos y el riesgo de recaída en la colitis ulcerosa.

Gubatan et al. (2017) ha demostrado en un estudio que los pacientes con niveles de vitamina D por debajo de 35 ng/ml (87.5 nmol/l) tenían un 46 % más de riesgo de tener inflamación, y un 25 % más de riesgo de recaída en 12 meses.[305] En el estudio, el nivel medio de vitamina D de los pacientes que tuvieron recaídas fue de 29.5 ng/ml (73.8 nmol/l), mientras que el nivel medio de aquellos pacientes que no sufrieron una recaída fue de 50.3 ng/ml (125.8 nmol/l). Gubatan et al. (2017) concluyeron que: "Los niveles séricos de vitamina D de 35 ng/ml, o menos, durante los períodos de remisión clínica aumentan el riesgo de recaída de CU. Se deben considerar ensayos clínicos para obtener niveles de vitamina D superiores a este umbral."

Las directrices oficiales del *National Institutes of Health Office of Dietary Supplements* afirman que 20 ng/ml (50 nmol/l) son "considerados generalmente como adecuados para los huesos y para la salud general en los individuos sanos". Continúan afirmando que (con referencia a niveles superiores a 50 ng/ml [125 nmol/l]) "la evidencia emergente relaciona los efectos adversos potenciales con niveles tan altos, particularmente, concretamente >150 nmol/L (>60 ng/ml).

¿De verdad? Uno no puede evitar preguntarse exactamente a qué efectos adversos se refieren. En cualquier caso, estos datos de investigación son una fuerte evidencia del valor de niveles más altos de vitamina D de lo que sugieren las pautas oficiales, al menos para los pacientes con EII.

La deficiencia de vitamina D se asocia con el dolor lumbar.

En un estudio en la India, Panwar, Valupadas, Veeramalla, y Vishwas, (en prensa) encontraron que el aumento de la gravedad de la deficiencia de vitamina D se asoció con una mayor prevalencia de dolor lumbar.[306] En otras palabras, cuanto más bajo es el nivel de vitamina D, mayor es la probabilidad de que el paciente pueda experimentar dolor lumbar.

La vitamina D se asocia con artritis reumatoidea (AR).

En un estudio que involucró a sujetos en 15 países, Hajjaj-Hassouni et al. (2017) descubrieron que los pacientes cuyo nivel de vitamina D era insuficiente no solo tenían una mayor actividad de AR, sino que tenían más problemas de salud concurrentes, especialmente enfermedades pulmonares y osteoporosis.[307] Los investigadores también notaron que era más probable que los niveles de vitamina D fueran insuficientes cuando se utilizaba un corticosteroide y cuando no se complementaba con vitamina D.

La suplementación con vitamina D puede ser útil para todas las enfermedades autoinmunes; por ejemplo, puede disminuir la tasa de recaída estacional entre los pacientes con esclerosis múltiple.

Los pacientes con EM frecuentemente sufren una recaída de los síntomas a finales del invierno/principios de la primavera. Miclea et al. (2017) mostraron que las tasas anuales de recaída debido a este efecto estacional se pueden reducir aproximadamente a la mitad con un suplemento de vitamina D.[308] La suplementación con vitamina D es especialmente importante durante el período de finales de otoño/invierno/principios de primavera, cuando los niveles de vitamina D están normalmente en su nivel más bajo.

En un estudio con ratones, los investigadores han identificado un gen que se cree protege los intestinos de las EII.

También han determinado que una mutación de este gen corrompe la capacidad del gen de proporcionar protección contra la inflamación. Normalmente, este gen (conocido como gen Gatm), activa el reemplazo rápido de la barrera de la mucosa intestinal frente a la inflamación provocada por las bacterias, según el estudio realizado por Turer et al. (2017).[309] Cuando ese gen ha mutado, se ve comprometida la capacidad de mantener la integridad de la mucosa.

Pero, el problema con este "descubrimiento" es que los investigadores hicieron una suposición inicial de que las EII son causadas por la incapacidad de las glándulas de mucina en las criptas de nuestra mucosa intestinal para producir mucina lo suficientemente rápido como para evitar que las bacterias en el flujo fecal ataquen la mucosa. Cuando la mucina se mezcla con agua, produce moco, que normalmente lubrica y protege la superficie de la mucosa intestinal.

Si bien resulta ser una teoría interesante, los investigadores han teorizado durante décadas que las bacterias son la causa de las EII. Pero, hasta ahora, nadie ha podido demostrar que las bacterias sean realmente la causa de las EII, y mucho menos demostrar que la razón por la que las bacterias son la causa de las EII es porque la producción de mucina por las criptas de nuestra mucosa se reduce drásticamente. De hecho, como puede atestiguar cualquier paciente con CM, la producción de moco aumenta drásticamente con la mayoría de los brotes de CM. Es un síntoma visible y muy común de una CM activa.

A pesar de todas las elegantes afirmaciones, este proyecto está confundido desde el principio por una suposición inapropiada. Entonces es una especulación, no un hecho científico. Contrariamente a la base de esta suposición, la mayoría de los pacientes con CM parecen ser bastante capaces de producir grandes cantidades de moco.

A veces, los artículos de investigación pueden tener conclusiones muy engañosas.

Parece que los investigadores, a veces, tienden a interpretar los datos de forma algo arbitraria. Las conclusiones alcanzadas en los artículos resultantes (publicados en diversas revistas médicas y otros medios), a veces, parecen reflejar una caprichosa conveniencia del momento. Considere un proyecto en el que los investigadores se propusieron determinar si la suplementación de vitamina D y calcio podría reducir el riesgo de cáncer.

Esto fue un ensayo controlado aleatorio (EAC), considerado como el estándar de oro para la precisión y la fiabilidad en la investigación médica. Se trató de un EAC de cuatro años en el que a 2.302 mujeres menopáusicas sanas que tenían 55 años o más, se les administraron 2.000 UI por día de vitamina D y 1.500 mg por día de calcio. Sus resultados se compararon con el grupo de control que había recibido placebos. Al final del ensayo, 106 mujeres (43 que estaban recibiendo el tratamiento y 63 que estaban recibiendo placebos) habían desarrollado al menos un tipo de cáncer no cutáneo.

Pero, mire a las conclusiones de las publicaciones que surgieron de este estudio. En 2016, Lappe, Travers-Gustafson, Garland, Heaney, Recker, & Watson, presentaron un documento en la reunión anual de 2016 de la Asociación Estadounidense de Salud Pública donde concluyeron que: "Suplementar con 2.000 UI/día de vitamina D3 y 1.500 mg/día de calcio, redujo sustancialmente el riesgo de todos los cánceres combinados".[310]

Esto suena bastante profundo, hasta que también se tiene en cuenta un artículo publicado sobre el mismo estudio en 2017, en la revista JAMA. La conclusión de este artículo parece contradecir la conclusión previamente citada (Lappe et al., 2017).[311] Algunos investigadores adicionales lograron que sus nombres fueran agregados al artículo, pero mire lo que concluyeron en este artículo:

> ***Conclusiones y Relevancia:***
>
> *Entre mujeres más mayores, postmenopáusicas sanas, con un nivel basal medio de 25-hidroxivitamina D sérica de 32.8 ng/mL, la suplementación con vitamina D3 y calcio, en comparación con placebo, no dio como resultado un riesgo significativamente menor de cáncer de*

> *todo tipo a los 4 años. Se necesitan más investigaciones para evaluar el posible papel de la vitamina D en la prevención del cáncer.* (pág. 1,234)

Este es el mismo estudio y básicamente el mismo grupo de investigadores, y, sin embargo, las conclusiones alcanzadas en los dos artículos son tan diferentes como la noche y el día. Ambos artículos están basados en los mismos datos, y, sin embargo, las conclusiones sugieren un resultado diferente. Es posible que ambos sean estadísticamente precisos, pero la manera en la que se expresan las conclusiones parece ser muy engañosa. La primera conclusión sugiere que la vitamina D y la suplementación de calcio es importante para la prevención del cáncer. La segunda conclusión implica que la suplementación de vitamina D y calcio es irrelevante para la prevención del cáncer. Eso no es lo que dice realmente, por supuesto, pero la conclusión del segundo artículo implica que la suplementación con vitamina D y calcio es irrelevante, al afirmar que la suplementación no significó diferencia alguna en el estudio (para sujetos que ya tenían suficiente vitamina D). Hace que uno se pregunte si estos investigadores estaban jugando a algún juego con las estadísticas, con el fin de conseguir tener algo publicado.

Además, el proyecto no estaba muy bien planificado inicialmente. Se vio afectado por el hecho de que 16 de los sujetos del grupo de tratamiento y 10 del grupo de placebo desarrollaron piedras en el riñón (a lo que se hace referencia en el artículo como "cálculos renales"). Además, 6 de los sujetos tratados y 2 del grupo de placebo desarrollaron niveles séricos altos de calcio (hipercalcemia), un evento adverso bastante grave que puede poner en peligro la vida, en algunos casos.

Pero, estos eventos adversos no son sorprendentes, teniendo en cuenta el hecho de que los sujetos en el grupo de tratamiento estaban tomando un suplemento de calcio tan grande cada día, sin tomar magnesio extra para asegurarse de que sus niveles de magnesio eran los adecuados para poder manejar el relativamente gran suplemento de calcio. En retrospectiva, el grupo de tratamiento que recibía suplementos relativamentes grandes de calcio debería haber sido monitoreado para verificar niveles insuficientes de magnesio y poder proporcionar suplementos de magnesio para compensar cualquier exceso en los niveles de calcio en la sangre, en aquellos casos en los que se necesitara magnesio.

Pero, hay una idea muy importante por descubrir aquí. Si analiza los datos de este proyecto de investigación, se hace evidente que lo que los investigadores demostraron realmente fue que, si bien tomar un suplemento de vitamina D es útil para reducir el riesgo de cáncer, tomar un suplemento de calcio no lo es. Curiosamente, no mencionaron ese simple pero importante punto.

En un proyecto de investigación equivocado, diseñado para "demostrar" que, tomar un suplemento de magnesio no proporciona beneficios frente a la inflamación, los investigadores desperdiciaron su tiempo y recursos al empezar con una suposición que estaba basada, bien en la ignorancia o bien en la deshonestidad intencional.

El proyecto tuvo un gran comienzo cuando fue diseñado como un ensayo aleatorio, doble ciego, controlado con placebo. Pero, eso rápidamente fue cuesta abajo cuando los investigadores eligieron el tipo de magnesio para usar en el ensayo. Eligieron el óxido de magnesio, la forma de magnesio de menos absorción comúnmente disponible (Moslehi, Vafa, Rahimi-Foroushani, & Golestan, 2012).[312] Las pruebas muestran que el ser humano promedio puede absorber tan solo del 2 al 4 % de magnesio en el óxido de magnesio, lo que lo convierte en un laxante estupendo, pero en un suplemento más bien pobre. Eso significa que los 250 mg de suplemento de óxido de magnesio que recibieron los sujetos cada día durante la prueba, les proporcionaron solo entre 5 y 10 mg de magnesio elemental que realmente podían absorber, una cantidad insignificante. Por lo tanto, los datos resultantes fueron inútiles.

Ahora bien, usted y yo no somos los únicos en el mundo que somos conscientes del hecho de que el óxido de magnesio es la opción más pobre posible para un suplemento de magnesio. Entonces, ¿cómo es posible que cuatro investigadores médicos, supuestamente cualificados, no fueran conscientes de este hecho? ¿Les falló su formación médica? ¿Qué salió mal con las revisiones por pares, antes de la publicación del artículo que provocó que los médicos revisores encargados de verificar la información no se dieran cuenta del problema?

He aquí un ejemplo de un estudio reciente que estaba condenado a ser una pérdida de tiempo y dinero desde el principio.

Este estudio implicó volver a analizar los datos de diversos estudios previos en los que se disponía de la información de la dieta de los sujetos. El objetivo del proyecto, obviamente, era demostrar que una dieta basada en plantas era mejor que una dieta basada en animales para la salud de los sujetos del estudio. Y, después de muchas matemáticas complejas, Satija et al (2016) demostraron que las dietas basadas en plantas eran de hecho mejores para prevenir la diabetes mellitus de tipo 2 que las dietas basadas en animales.[313] Entonces, ¿por qué el proyecto estaba condenado a llegar a una conclusión engañosa desde el principio? Observe algunas de las fuentes de alimentos que contienen las mayores cantidades de magnesio:

1. Verduras de hoja verde oscura, como las espinacas.

2. Semillas, como las semillas de calabaza y las semillas de calabacín.
3. Legumbres y lentejas.
4. Granos integrales, como el arroz integral.
5. Pescado, como la caballa.
6. Nueces, especialmente las almendras.
7. Chocolate negro.
8. Yogur.
9. Aguacate.
10. Plátano.

¿Cuántos alimentos basados en animales o carnes observa en esa lista? Pocos, por decir algo. Estos son los tipos de alimentos comúnmente encontrados en grandes cantidades en las dietas basadas en plantas, pero suelen estar presente solo en cantidades mucho menores en las dietas basadas en animales. Sabemos, gracias a algunos de nuestros comentarios anteriores en este libro (tópicos que están bien referenciados por datos de investigación) que la deficiencia de magnesio se encuentra fuertemente asociada con la diabetes mellitus de tipo 2. Por lo tanto, claramente, aunque los investigadores no reconocieron esta asociación, y no la midieron (al menos no informaron de los niveles de magnesio de los sujetos del estudio o de sus dietas), este fue en realidad un estudio sobre los efectos de la ingesta de magnesio sobre la prevalencia de diabetes mellitus de tipo 2.

Por tanto, sí, el estudio puede haber verificado los beneficios de una mayor ingesta de magnesio en la prevención de la diabetes mellitus de tipo 2, pero esto difícilmente justifica tomarse todos estos problemas solo para atribuirlos a una dieta basada en plantas, a menos que tuvieran una agenda preconcebida. Y, por supuesto, esa agenda preconcebida era intentar demostrar que una dieta basada en plantas es mejor que una dieta basada en animales. Pero, las personas que siguen una dieta basada en plantas todavía tienen riesgo de desarrollar diabetes mellitus (a un nivel algo más bajo), por lo que el verdadero mensaje aquí es que prácticamente todo el mundo debe suplementar su dieta con magnesio extra si quiere prevenir el desarrollo de diabetes mellitus de tipo 2. En cualquier caso, no tener en cuenta los niveles de magnesio en este estudio es un factor de confusión científica que hace que los resultados y las conclusiones que se apuntan en el estudio sean en su mayoría irrelevantes.

Ahora la American Heart Association se ha unido al coro, cantando alabanzas sobre la dieta basada en plantas.

Oficialmente, han declarado que comer una dieta mayormente basada en plantas puede reducir el riesgo de desarrollar fallo cardíaco en un 42%.[314] Pero, nuevamente, esta es una política equivocada debido a que atribuye los beneficios de la suplementación de magnesio a una dieta basada en plantas. Esto puede que sea técnicamente correcto, pero es bastante engañoso y tiende a manipular los hechos para respaldar la ilusión de que una dieta basada en carne, de alguna manera, pueda ser una opción poco saludable. Como se mencionó anteriormente, las cantidades normales de vegetales ya no proporcionan las cantidades suficientes de magnesio como lo hacían antes, porque los suelos están cada vez más empobrecidos de magnesio. Entonces, el problema básico son los suelos agotados, no las dietas basadas en animales.

En un artículo escrito por investigadores que tienen una gran imaginación, refiriéndose a ciertas especies de microbios intestinales, los autores afirman que "si no los alimentas, pueden comerte".

¿Es esto un escrito técnico o es ciencia ficción? Juzgue usted mismo. Los investigadores empezaron con ratones que estaban libres de bacterias intestinales (Lambert, & Vojdani, 2017).[315] A continuación, les implantaron 14 especies de bacterias, de manera que pudieran seguir el progreso de la bacteria. Descubrieron que la bacteria que depende de la fibra para sobrevivir, no puede sobrevivir normalmente en una dieta baja en fibra. Hasta ahora, muy bien. Entonces, descubrieron que, desesperada, una de las especies intentó sobrevivir ingiriendo moco.

En el mundo real, la supervivencia de las bacterias intestinales viene determinada por la regla de supervivencia del más apto. Cuando una especie bacteriana se encuentra en modo de supervivencia, obviamente no progresa. Las bacterias intestinales que no son capaces de prosperar en el intestino, pronto son desplazadas por otras especies que son capaces de prosperar en el entorno actual, asociado con la dieta y el estado digestivo actuales. Las bacterias intestinales que no prosperan suelen morir porque no pueden competir por el espacio. No es probable que te "coman", como se especula en este artículo, simplemente porque no estarán el tiempo suficiente como para poder hacer eso.

La bacteria que se afirma en este artículo como capaz de esta amenaza es la Citrobacter rodentium. ¿Alguna vez ha oído hablar de alguien que haya enfermado debido a un crecimiento excesivo de C. rodentium? La razón por la que es así es porque C. rodentium solo se encuentra en las entrañas de los ratones (ese hecho incluso se indica en su nombre). Entonces, a menos que usted o yo tengamos un ratón escondido en algún lugar de nuestro árbol genealógico, no es probable que tengamos C. rodentium en nuestros intestinos.

Probablemente alguien señalará que el C. rodentium de los ratones es similar al E. coli en el intestino humano. Es cierto que esta especie se considera un análogo murino (basado en ratón) utilizado en estudios de colitis humana. Pero, las afirmaciones hechas en el artículo sobre las nefastas consecuencias para los humanos van más allá de los límites de la buena ciencia. El artículo parece ser principalmente sensacionalista basado en humo, en un intento de asustar a la gente. Tenga en cuenta que el autor principal está afiliado a Cyrex Laboratories. Cyrex Laboratories gana mucho dinero con las pruebas de bacterias intestinales humanas, parásitos, y alergias alimentarias.

Durante años, expertos en longevidad han afirmado que la clave para vivir una larga vida saludable es evitar las grasas saturadas.

Dado que los problemas cardiovasculares son el número uno de causa de muerte, muchos profesionales médicos han insistido en que los niveles de colesterol determinan los riesgos primarios que están asociados con la longevidad. Pero, la investigación cuestiona esta afirmación. Un estudio reciente de datos antiguos (el Experimento Coronario Minnesota de 1968–1973) en el que los sujetos modificaron su dieta al cambiar al aceite de maíz, mostró que el cambio en la dieta de grasas saturadas, efectivamente redujo los niveles de colesterol, pero en lugar de vivir más tiempo, murieron antes (Ramsden et al., 2016).[316] De hecho, por cada reducción de 30 mg/dl (0.78 mmol/l) en el colesterol sérico total, el riesgo de muerte aumentaba aproximadamente en un 22%.

La Asociación Estadounidense del Corazón publicó recientemente una advertencia de que el uso de grasas saturadas en la dieta puede provocar enfermedades cardiovasculares.

Pero, esto básicamente es una repetición de algunas advertencias que han venido emitiendo desde hace décadas. Y, más de unas pocas autoridades han señalado que, aligual que las advertencias anteriores, se basa en ciencia defectuosa. El informe insiste en que reemplazar las grasas saturadas en la dieta por aceites vegetales poliinsaturados conducirá a una reducción de aproximadamente un 30 % en las enfermedades cardiovasculares (Sacks et al, 15 de junio de 2017).[317] Las grasas saturadas incluyen grasas de origen animal y aceite de coco, ambos han sido demostrados por numerosos proyectos de investigación que reducen el riesgo cardiovascular. Pero, al día siguiente de la publicación de este informe, USA Today se subió al carro publicando un artículo destinado a desacreditar el uso del aceite de coco (May, 16 de junio de 2017).[318]

Una explicación de por qué este informe está basado en ciencia falsa requiere un relato largo y detallado. Si está interesado, los detalles están mejor explicados por el periodista de investigación científica y de salud, Gary Taubes (Taubes, 17 de junio de 2017).[319] Básicamente, según Taubes, la Asociación Estadounidense del Corazón descartó todas las investigaciones que no estaban de acuerdo con su posición y se quedó con cuatro estudios, posiblemente comprometidos, que se realizaron en los años 60 (que coincidían con su opinión). Toda la investigación más reciente fue rechazada, así como todos los estudios de investigación que involucraron a mujeres, lo que resultó en un informe muy sesgado.

Antes de que se decida sobre cómo manejará las grasas en su propia dieta, debería leer algunos de los informes de investigación que la Asociación Estadounidense del Corazón decidió ignorar, o al menos leer las conclusiones de estos informes. En el año 2010, por ejemplo, Siri-Tarino, Sun, Hu, y Krauss destacaron que la investigación, en cuanto a la asociación de la ingesta de grasas saturadas y una enfermedad cardiovasculárer, era inconsistente.[320] Además, reemplazar las grasas con una ingesta rica en carbohidratos, concretamente con carbohidratos refinados, puede aumentar la resistencia a la insulina, los triglicéridos y la obesidad. También puede aumentar el nivel de pequeñas partículas de LDL y disminuir el colesterol HDL.

En 2016, Pimpin, Wu, Haskelberg, Del Gobbo, y Mozaffarian publicaron evidencia que demostraba que al comparar todas las investigaciones disponibles, un producto graso animal, la mantequilla, muestra poca a ninguna asociación con una enfermedad cardiovascular, mortalidad o diabetes mellitus.[321]

Y, en un estudio de grandes proporciones en el que se involucraron sujetos en 18 países de 5 continentes, Dehghan et al. (2017) mostraron que la grasa total y los tipos individuales de grasa se relacionaban con una mortalidad total menor.[322] También mostraron que la grasa total y los tipos de grasa no estaban asociados con las enfermedades cardiovasculares, el infarto de miocardio, o la mortalidad por enfermedad cardiovascular. Y demostraron que una ingesta rica en carbohidratos estaba asociada con un mayor riesgo de mortalidad total. Incluso mostraron que la ingesta de mayores cantidades de grasas saturadas estaba asociada con un riesgo disminuido de accidente cerebrovascular. Este estudio echa por tierra la postura de la Asociación Estadounidense del Corazón. Está claro que la Asociación Estadounidense del Corazón no parece estar interesada en promover buenas prácticas para la salud basadas en la ciencia médica. Más bien parece estar interesada principalmente en su propia agenda egoísta y nada científica.

Para dar por concluida esta sección sobre investigaciones engañosas, aquí hay un ejemplo de la conclusión de un artículo de investigación que es tanto deshonesta como inválida.

Un titular de la edición del 24 de enero de 2017 del London Daily Express anunció: "ALERTA SANITARIA. Solo UNA hamburquesa con queso o atracón de pizza podría alterar su metabolismo", (Sheldrick, 24 de enero de 2017).[323] La primera línea del artículo decía: "UNA SOLA hamburgesa con queso o atracón de pizza puede alterar el metabolismo y desencadenar cambios relacionados con la enfermedad del hígado graso y diabetes mellitus, según ha demostrado una investigación".

Eso suena serio, y el artículo está basado en el informe de una investigación publicado por The Journal of Clinical Investigation (JCI), que está reconocido como una revista de investigación biomédica, revisada por pares, publicada por la Sociedad Estadounidense para la Investigación Clínica (ASCI) (Hernández et al., 2017).[324]

Pero una mayor investigación revela que ambos artículos están basados en datos que no solo son engañosos, sino que parecen ser científicamente deshonestos debido a los métodos corruptos utilizados por los investigadores. Una citación extraída del artículo del Express revela el problema:

> *"La implicación práctica de este trabajo es que el desafío del AP (aceite de palma) utilizado en este estudio, probablemente se asemeja a los efectos de la ingestión de una comida rica en grasas saturadas, por ejemplo, ocho rebanadas de una pizza de pepperoni ... o una comida consistente en una hamburguesa de 110 gramos con queso y una gran porción de patatas fritas* [*sic*]".

Un vaso de aceite de palma con sabor a vainilla ciertamente no se parece a ninguna de las comidas que se afirmaba simular . . . Ni por asomo. Si bien el aceite de palma contiene grasa, es una grasa única que no se puede encontrar ni en la pizza de pepperoni, ni en una hamburguesa con queso y patatas fritas.

De hecho, según las investigaciones publicadas en 2012 por Laugerette et al, al compararlo con algunas otras grasas, el aceite de palma es altamente inflamatorio debido a su propensión a promover un mayor transporte de endotoxinas inflamatorias.[325] En definitiva, no es un sustituto adecuado para las comidas mencionadas en los artículos, a menos que el objetivo sea "apilar cosas a favor" para obtener los resultados deseados.

Su artículo relaciona 72 referencias médicas, pero no resulta una sorpresa que la investigación realizada por Laugerette et al. no esté incluida. Parece más bien improbable que de los investigadores involucrados en este proyecto, ni uno solo supiera acerca de la investigación de Laugerette et al., y todos cometieron el mismo error "honesto" al elegir el aceite de palma por mera coincidencia. Qué poca vergüenza la suya de usar métodos deshonestos.

Durante décadas, la comunidad médica ha negado la existencia de la sensibilidad al gluten no celíaca.

Pero, se han publicado pruebas médicas sobre la sensibilidad al gluten no celíaca (Uhde et al., 2016).[326] Este estudio fue el primero en mostrar que en un grupo de personas que no son celíacas y que no son alérgicas al trigo, pero que aún así muestran síntomas clínicos si comen gluten, definitivamente existen cambios biológicos en sus cuerpos provocados por la exposición al gluten. El descubrimiento más importante parece ser que para estos individuos, la exposición al gluten provoca un aumento de la permeabilidad intestinal, especialmente en el yeyuno, que es el segmento medio del intestino delgado. Y el aumento de la permeabilidad, como consecuencia, también causa sensibilidades alimenticias. Esto resulta básicamente en los mismos síntomas clínicos que la enfermedad celíaca, incluyendo: hinchazón, dolor, diarrea, cansancio, confusión mental y otros síntomas neurológicos. Y, aunque pueden mostrar inflamación en las vellosidades de su intestino delgado, al examinar una biopsia bajo el microscopio, no desarrollan una atrofia total de las vellosidades que es el sello distintivo de la enfermedad celíaca. Se cree que hasta un 6 % de la población general posiblemente tenga sensibilidad al gluten no celíaca, lo que, de ser cierto, significaría que puede haber aproximadamente el doble de personas con sensibilidad al gluten que celíacos.

Pero, la comunidad médica es tan protectora de lo que considera su propio "territorio" que parece estar muy resentida con cualquiera que se atreva a seguir una dieta SG sin un diagnóstico médico oficial de enfermedad celíaca.

Como ejemplo de cuán sesgados tienden a ser los investigadores médicos con respecto a los pacientes que siguen una dieta libre de gluten sin un diagnóstico oficial, considere el siguiente estudio estúpido. En un aparente esfuerzo por obligar a cualquiera que no tenga un diagnóstico oficial de celíaco, pero que, de todos modos, sigue una dieta SG , a abandonar la dieta, Zong et al. (9 de marzo de 2017) se tomó la molestia de mostrar que una dieta celíaca tiende a aumentar el riesgo de diabetes mellitus de tipo 2.[327] Esto se presentó (como era de esperar) en la reunión de marzo de 2017, Sesiones Científicas de Epidemiología y Prevención / Estilo de Vida y Salud Cardiometabólica de la Asociación Estadounidense del Corazón en Portland, Oregon.

El mayor problema de esta "investigación" es que ya sabíamos que la diabetes mellitus estaba asociada con la sensibilidad al gluten (en lugar de la dieta SG), y la razón principal por la que la mayoría de las personas siguen una dieta SG es porque son sensibles al gluten y se sienten mejor cuando lo evitan, a pesar de los resultados negativos de celiaquía, y a pesar de las afirmaciones de la comunidad médica de que la dieta SG tan solo es una dieta "de moda".

Vergüenza para la comunidad médica por intentar persuadir a las personas para que eviten la dieta SG, cuando en realidad la dieta SG les hace sentir mejor y es probable que mejore significativamente su salud a largo plazo. Si la comunidad médica estuviera realmente interesada en mejorar la salud de los pacientes, estaría promoviendo la dieta SG, porque evitar el gluten proporciona beneficios para la salud prácticamente a todo el mundo que la siguen, independientemente de que parezcan reaccionar al gluten o no.

¿Por qué la medicina tradicional permanece tan desconectada con la realidad con respecto a la sensibilidad al gluten no celíaca?

¿Podría su fingida ignorancia ser intencionada? ¿Simplemente detestan admitir que estaban equivocados sobre la sensibilidad al gluten no celíaca durante tantos años? He aquí solo un ejemplo entre muchos de que los investigadores fingen que cualquier persona que siga una dieta libre de gluten sin un diagnóstico oficial de enfermedad celíaca es culpable de comportamiento desviado. Esta actitud es el colmo de la audacia, en vista del hecho de que la comunidad médica convencional ni siquiera tiene un método aprobado para diagnosticar la sensibilidad al gluten no celíaca. Esperan que sus pacientes sigan sufriendo para que la comunidad médica pueda salvar las apariencias y mantener su estado de ignorancia profesional. Y esta es la postura aparente de presumiblemente las instituciones médicas más prestigiosas de los Estados Unidos, como lo ilustra un artículo de la Clínica Mayo (Choung et al., 2017).[328]

Investigadores holandeses han descubierto que, tanto los niveles más altos como las bajos de magnesio, pueden aumentar la probabilidad de desarrollar demencia.

En un estudio en el que participaron más de 9.500 hombres y mujeres, los investigadores descubrieron que las personas, tanto con los niveles más altos como con los niveles más bajos de magnesio en su sangre, tenían un riesgo mayor de desarrollar demencia por todas la causas, y este mayor riesgo era de hasta un 30 % mayor (Kieboom et al., 2017).[329] Esto era cierto para los niveles de magnesio igual o por debajo de 1.92 ng/ml (0.79 mmol/l), o igual o por encima de 2.19 ng/ml (0.90 mmol/l). Pero, hay que tener en cuenta que el rango normal utilizado por la mayoría de los laboratorios es de (0.70–0.90 mmol/l), por lo tanto, mientras que el extremo superior de los valores normales parece correcto, el extremo inferior parece estar demasiado bajo para impedir un mayor riesgo de demencia. Según los resultados de la investigación sobre la demencia, el rango normal utilizado por los laboratorios para la prueba de magnesio sérico debería ser de 1.9–2.2 ng/ml (0.76–0.90 nmol/l).

El trasplante de microbiota fecal (TMF) ha generado un gran interés como posible tratamiento para las enfermedades inflamatorias intestinales.

Colman y Rubin, (2014) realizaron una revisión sistemática y un metaanálisis de dieciocho estudios anteriores.[330] Llegaron a la conclusión de que el TMF tiene resultados muy variables cuando se utiliza para tratar las EII. En el análisis general, entre 79 pacientes con colitis ulcerosa, 39 pacientes con Crohn, y 4 pacientes con EII sin clasificar, el TMF produjo remisión para el 22 % de los pacientes con colitis ulcerosa y el 60.5 % de los pacientes con Crohn. Esta fue una tasa general de éxito de 54 de 119 (45 %) pacientes. Debido al hecho de que los seguimientos fueron solo por un período de tiempo muy corto, las estimaciones de la duración promedio de los tiempos de remisión no están disponibles. Obviamente, esto necesita más investigación.

Faltan datos de investigación de los tratamientos con TMF para la colitis microscópica.

Hasta la fecha, no parece que haya ningún artículo publicado que confirme éxito en el tratamiento con TMF para la colitis microscópica. Existen estudios de casos donde la C. difficile recurrente se trató con éxito en un paciente que, al parecer, después desarrolló CM como resultado de la recurrente C. difficile, como ejemplo (Fasullo, Al-Azzawi, & Abergel, 19 de julio de 2017).[331] También hay al menos un estudio de caso que muestra un diagnóstico nuevo de CM tras un intento de tratamiento con TMF para tratar la CU (Tariq, Smyrk, Pardi, Tremaine, & Khanna, 2016).[332] Pero, aparentemente, por lo menos hasta ahora, los intentos de tratamiento de la CM con TMF generalmente no han tenido éxito.

El estado actual de la colitis microscópica, según la opinión de muchos en la comunidad médica.

Para una mejor comprensión del punto de vista médico predominante actualmente sobre la CM, este artículo publicado por el Grupo de Colitis Microscópica (EMCG) probablemente es uno de los mejores (Münch et al., 2012).[333] Este artículo no solo habla sobre la enfermedad en sí misma, sino que cubre el intestino permeable y los tratamientos médicos aceptados. Habla de las estadísticas sobre la incidencia de la enfermedad, los criterios de diagnóstico actuales, y las asociaciones de medicamentos. Como era de esperar, todos los tratamientos recomendados son farmacológicos o quirúrgicos, sin mencionar las sensibilidades a los alimentos ni las recomendaciones de cambio de dieta.

Quizás la investigación más importante sobre el desarrollo de la enfermedad inflamatoria intestinal que se publicará en décadas se centra en una serie de intoxicaciones alimentarias menores que pueden causar daño acumulativo que conduce al desarrollo de las EII.

Yang et al. (2017) mostraron que los eventos de intoxicación alimentaria relativamente menores que involucran una bacteria muy común, la Salmonella Typhimurium, pueden conducir a una serie de eventos que culminan en el desarrollo de la EII.[334] Los investigadores mostraron que esto puede suceder incluso cuando la infección es tan leve que no hay síntomas significativos y el sistema inmunológico elimina fácilmente la Salmonella. En el estudio, cuatro infecciones repetidas fueron suficientes para causar el desarrollo de EII.

Yang et al. (2017) señalaron que la Salmonella inducía una deficiencia de fosfatasa alcalina intestinal (FAI), una enzima que normalmente es producida por el intestino delgado para eliminar fosfatos de moléculas como el lipopolisacárido (LPS) subproductos de varias bacterias que normalmente se encuentran en el colon. La deficiencia de FAI permite al LPS permanecer en una forma tóxica, pro-inflamatoria.

Esto conduce a un estado de inflamación crónica que tiende a verse reforzada por la reiteración de infecciones menores, y eventualmente el resultado es una EII. Quizás, en un futuro, los niveles de FAI puedan ser monitoreados, y si se detectara una deficiencia, podría suplementarse para evitar el desarrollo de una EII.

Resumen

En los últimos años, se ha publicado un gran volumen de investigaciones de interés para los pacientes con colitis microscópica. Como de costumbre, hoy en día, hay que mirar la mayoría de los artículos de investigación con ojo crítico porque muchos de ellos pueden ser engañosos, y algunos parecen ser francamente deshonestos. Pero, en general, los investigadores están haciendo progresos. Es posible que se estén acercando finalmente a poder afirmar con certeza qué causa la colitis microscópica y otras enfermedades inflamatorias intestinales. Una vez que sepamos qué causa realmente una enfermedad, podemos estar al alcance de formas más efectivas de controlarla.

Sobre el Autor

Wayne Persky BSME

Wayne Persky nació, creció, y en la actualidad vive en el centro de Texas. Es graduado por la Universidad de Texas, en Austin, Facultad de Ingeniería, con estudios de posgrado en ingeniería mecánica, matemáticas e informática. Tiene experiencia docente en ingeniería, y experiencia empresarial en agricultura y agroindustria.

Después de la aparición de problemas de salud generales y del sistema digestivo severos a finales de los 90, se sometió a extensas pruebas clínicas, pero el gastroenterólogo falló en tomar biopsias durante una colonoscopia, e incluso falló en realizar la prueba de la enfermedad celíaca. Posteriormente, como era de esperar, fue informado por su gastroenterólogo que no le sucedía nada malo.

Incapaz de encontrar una solución médica, se vio forzado a hacer uso de sus habilidades de investigación para descubrir formas innovadores para resolver sus problemas de salud. Tras un estudio extenso, identificó la posible causa de su problema como sensibilidades alimenticias provocadas por una inflamación intestinal asociada con una enfermedad intestinal inflamatoria.

Tardó un año y medio en evitar todas las trazas de gluten, más un experimento de ensayo y error con otros alimentos, y mantener un exhaustivo diario, para identificar todos sus problemas con los alimentos. Pero, una vez eliminados todos de su dieta, recuperó su vida. Más de 15 años después, continúa estudiando activamente nuevas investigaciones médicas a medida que están disponibles. Actualmente administra un foro de apoyo y conversación sobre colitis microscópica en línea donde se comparte información valiosa del mundo real sobre cómo vivir con la enfermedad y controlar los síntomas en todo el mundo. También fundó y participa en la Fundación de Colitis Microscópica.

Datos de Contacto:

Puede contactar con Wayne Persky en:
Persky Farms
19242 Darrs Creek Rd
Bartlett, TX 76511
USA

Tel: 1(254)718-1125
Tel: 1(254)527-3682

Correo electrónico: wayne@microscopiccolitisfoundation.org
C.e.: wayne@waynepersky.com

Para información y apoyo sobre la colitis microscópica, visite:

http://www.microscopiccolitisfoundation.org/

Participe en el Foro de Apoyo y Conversación:

http://www.perskyfarms.com/phpBB2/index.php

Mi página web de autor se encuentra en: waynepersky.com

Puede contactar con Teresa Valencia del Rincón en:
Correo electrónico: autora@teresavalenciadelrincon.com

Índice Alfabético

1 Persky, W. (2012). *Microscopic Colitis*. Bartlett, TX: Persky Farms.

2 Hamsten, C., Tran, T. A. T., Starkhammar, M., Brauner, A., Commins, S. P., Platts-Mills, T. A. E., & van Hage, M. (2013). Red meat allergy in Sweden: Association with tick sensitization and B-negative blood groups. *The Journal of Allergy and Clinical Immunology, 132*(6), 1431–1434. Retrieved from https://www.ncbi.nlm.nih.gov/pmc/articles/PMC4036066/

3 Nunen, S. (2015). Tick-induced allergies: mammalian meat allergy, tick anaphylaxis and their significance. *Asia Pacific Allergy, 5*(1), 3–16. Retrieved from https://www.ncbi.nlm.nih.gov/pmc/articles/PMC4313755/

4 Allergy Researchers. (n.d.). A resource on the mammalian meat allergy. *University of Virginia.* Retrieved from https://allergytomeat.wordpress.com/frequently-asked-questions/

5 Drago, S., El Asmar, R., Di Pierro, M., Grazia, C. M., Tripathi, A., Sapone, A., . . . Fasano, A. (2006). Gliadin, zonulin and gut permeability: Effects on celiac and non-celiac intestinal mucosa and intestinal cell lines. *Scandinavian Journal of Gastroenterology, 41*(4), 408–19. Retrieved from http://www.ncbi.nlm.nih.gov/pubmed/16635908

6 Fasano, A. (2012). Zonulin, regulation of tight junctions, and autoimmune diseases. *Annals of the New York Academy of Sciences, 1258*(1), 25–33. Retrieved from https://www.ncbi.nlm.nih.gov/pmc/articles/PMC3384703/

7 Uhde, M., Ajamian, M., Caio, G., De Giorgio, R., Indart, A., Green, P. H., . . . Alaedini, A. (2016). Intestinal cell damage and systemic immune activation in individuals reporting sensitivity to wheat in the

absence of coeliac disease. *Gut,* pii, gutjnl-2016-311964. Retrieved from http://gut.bmj.com/content/early/2016/07/21/gutjnl-2016-311964.full

8 Eades, M. (2006, August 30). Is increased fiber intake really a good thing? *The Blog of Michael R. Eades, M.D*. Retrieved from https://proteinpower.com/drmike/2006/08/30/is-increased-fiber-intake-really-a-good-thing/

9 Posadzki, P., Watson, L., & Ernst, E. (2013). Contamination and adulteration of herbal medicinal products (HMPs): an overview of systematic reviews. *The European Journal of Clinincal Pharmacology, 69*(3), 295-307. Retrieved from Eur J Clin Pharmacol. 2013 Mar;69(3):295-307. Retrieved from https://www.ncbi.nlm.nih.gov/pubmed/22843016

10 Harris, G. (2013, October 31). F.D.A. finds 12% of U.S. spice imports contaminated. *The New York Times*. p. A3. Retrieved from http://www.nytimes.com/2013/10/31/health/12-percent-of-us-spice-imports-contaminated-fda-finds.html

11 Bosma-den Boer, M. M., van Wetten, M.-L., & Pruimboom, L. (2012). Chronic inflammatory diseases are stimulated by current lifestyle: how diet, stress levels and medication prevent our body from recovering. *Nutrition & Metabolism, 9*(1), 32. Retrieved from https://www.ncbi.nlm.nih.gov/pmc/articles/PMC3372428/

12 Koskela, R. (2011). *Microscopic colitis: Clinical features and gastroduodenal and immunogenic findings.* (Doctoral dissertation, University of Oulu). Retrieved from http://herkules.oulu.fi/isbn9789514294150/isbn9789514294150.pdf

13 Pitchumoni, C. S., Rubin, A., & Das, K. (2010). Pancreatitis in inflammatory bowel diseases. *Journal of Clinical Gastroenterology, 44*(4), 246–253. Retrieved from https://www.ncbi.nlm.nih.gov/pubmed/20087199

14 Sullivan, K. (2016, October 5). The lectin report. *Krispin's Komments on Nutrition and Health*. Retrieved from http://www.krispin.com/lectin.html

15 Kolberg, J., & Sollid, L. (1985). Lectin activity of gluten identified as wheat germ agglutinin. *Biochemical and Biophysical Research Communications, 130*(2),867-72. Retrieved from https://www.ncbi.nlm.nih.gov/pubmed/3839672

16 Mercola, J. (2011, July 05). These five foods may cause problems very similar to wheat. *Mercola.com*, Retrieved from http://articles.mercola.-com/sites/articles/archive/2011/07/05/other-nonwheat-grains-can-also-hurt-your-health.aspx

17 Lenardon, M. D., Munro, C. A., & Gow, N. A. R. (2010). Chitin synthesis and fungal pathogenesis. *Current Opinion in Microbiology, 13*(4), 416–423. Retrieved from https://www.ncbi.nlm.nih.gov/pmc/articles/PMC2923753/

18 Makowska, B., Bakera, B., & Rakoczy-Trojanowska, M. (2015). The genetic background of benzoxazinoid biosynthesis in cereals. *Acta Physiologiae Plantarum, 37*(1), 176. Retrieved from http://link.springer.-com/article/10.1007/s11738-015-1927-3

19 Savelkoul, F. H., van der Poel, A.F., & Tamminga, S. (1992). The presence and inactivation of trypsin inhibitors, tannins, lectins and amylase inhibitors in legume seeds during germination. A review. *Plant Foods for Human Nutrition, 42*(1), 71-85. Retrieved from

https://www.ncbi.nlm.nih.gov/pubmed/1372122

20 Junker, Y., Zeissig, S., Kim, S.-J., Barisani, D., Wieser, H., Leffler, D. A., . . . Schuppan, D. (2012). Wheat amylase trypsin inhibitors drive intestinal inflammation via activation of toll-like receptor 4. *Journal of Experimental Medicine, 209*(13), 2395–2408. Retrieved from https://www.ncbi.nlm.nih.gov/pmc/articles/PMC3526354/

21 Guandalini, S. (2007, summer). A brief history of celiac disease. *Impact, The University of Chicago Celiac Disease Center.* 7(3). Retrieved from https://www.cureceliacdisease.org/wp-content/uploads/SU07CeliacCtr.News_.pdf

22 Li, X., Wang, C., Nie, J., Lv, D., Wang, T., & Xu, Y. (2013). Toll-like receptor 4 increases intestinal permeability through up-regulation of membrane PKC activity in alcoholic steatohepatitis. *Alcohol, 47*(6), 459–465. Retrieved from https://www.ncbi.nlm.nih.gov/pubmed/23871536

23 Oostenbrug, L. E., Drenth, J. P., de Jong, D.J., Nolte, I. M., Oosterom, E., van Dullemen, H. M., . . . Jansen, P. L. (2005). Association between Toll-like receptor 4 and inflammatory bowel disease. *Inflammatory Bowel Diseases, 11*(6), 567-575. Retrieved from https://www.ncbi.nlm.nih.gov/pubmed/15905704

24 Fukata, M., Shang, L., Santaolalla, R., Sotolongo, J., Cristhine Pastorini, C., España, C., . . . Abreu, M. T. (2011). Constitutive activation of epithelial TLR4 augments inflammatory responses to mucosal injury and drives colitis-associated tumorigenesis. *Inflammatory Bowel Diseases, 17*(7), 1464–1473. Retrieved from https://www.ncbi.nlm.nih.gov/pmc/articles/PMC3117047/

25 Unitt, J., & Hornigold, D. (2011). Plant lectins are novel Toll-like receptor agonists. *Biochemical Pharmacology, 81*(11), 1324-1328. Retrieved from https://www.ncbi.nlm.nih.gov/pubmed/21420389

26 Koller, B., Müller-Wiefel, A. S., Rupec, R., Korting, H. C., & Ruzicka, T. (2011). Chitin modulates innate immune responses of keratinocytes. *PLoS ONE 6*(2), e16594. Retrieved from http://journals.plos.org/plosone/article?id=10.1371/journal.pone.0016594

27 Dheer, R., Santaolalla, R., Davies, J. M., Lang, J. K., Phillips, M. C., Pastorini, C., . . . Abreu, M. T. (2016). Intestinal epithelial toll-like receptor 4 signaling affects epithelial function and colonic microbiota and promotes a risk for transmissible colitis. *Infection and Immunity, 84*(3), 798-810. Retrieved from http://iai.asm.org/content/84/3/798.full

28 Kressor, C, (n.d.). Beyond paleo. *Chris Kressor*. Retrieved from https://chriskresser.com/beyond-paleo-2/

29 Treatment by diet changes. (n.d.). *Microscopic Colitis Foundation*. Retrieved from http://www.microscopiccolitisfoundation.org/using-diet-changes.html

30 St-Onge, M.-P., Ard, J., Baskin, M. L., Chiuve, S. E., Johnson, H. M., Kris-Etherton, P., & Varady, K., On behalf of the American Heart Association Obesity Committee of the Council on Lifestyle and Cardiometabolic Health; Council on Cardiovascular Disease in the Young; Council on Clinical Cardiology; and Stroke Council. (2017, January 30). Meal timing and frequency: Implications for cardiovascular disease prevention: A scientific statement from the American Heart Association. *The American Heart Association*. Retrieved from http://circ.ahajournals.org/content/early/2017/01/30/CIR.0000000000000476.full.pdf?download=true

31 Mekary, R. A., Giovannucci, E., Willett, W. C., van Dam, R. M., & Hu, F. B. (2012). Eating patterns and type 2 diabetes risk in men: breakfast omission, eating frequency, and snacking. *American Journal of Clinical Nutrition, 95*(5), 1182-1189. Retrieved from http://ajcn.nutrition.org/content/95/5/1182.full

32 Mekary, R.A., Giovannucci, E., Cahill, L., Willett, W. C., van Dam, R. M., Hu, F. B. (2013). Eating patterns and type 2 diabetes risk in older women: breakfast consumption and eating frequency. *American Journal of Clinical Nutrition 98*(1), 436–443. Retrieved fromhttps://www.ncbi.nlm.nih.gov/pmc/articles/PMC3712552/

33 Uemura, M., Yatsuya, H., Hilawe, E. H., Li, Y., Wang, C., Chiang, C. . . . Otsuka,R. (2015). Breakfast skipping is positively associated with incidence of type 2 diabetes mellitus: evidence from the Aichi Workers' Cohort Study. *International Journal of Epidemiology, 25*(1), 351–358. Retrieved from https://www.ncbi.nlm.nih.gov/pmc/articles/PMC4411234/

34 Odegaard, A.O., Jacobs, D. R. Jr., Steffen, L. M., Van Horn, L., Ludwig, D. S., & Pereira, M. A. (2013). Breakfast frequency and development of metabolic risk. *Diabetes Care. 36*(1), 3100–3106. Retrieved from http://care.diabetesjournals.org/content/36/10/3100.long

35 Mozes, A. (2017, August 3). Protein at all 3 meals may help preseerve senior's strength. Retrieved from https://consumer.healthday.com/senior-citizen-information-31/misc-aging-news-10/protein-at-all-3-meals-may-help-preserve-seniors-strength-725178.html

36 Horne, B. D., Muhlestein, J. B., May, H. T., Carlquist, J. F., Lappé, D. L., Bair, T. L., . . . Intermountain Heart Collaborative Study Group. (2012). Relation of routine, periodic fasting to risk of diabetes melli-

tus, and coronary artery disease in patients undergoing coronary angiography. *American Journal of Cardiology,109*(11), 1558-1562. Retrieved from http://www.ajconline.org/article/S0002-9149%2812%2900595-4/abstract

37 Ma, Y., Bertone, E. R., Stanek, E. J. 3rd, Reed, G.W., Hebert, J. R., Cohen, N. L., . . . Ockene, I. S. (2003). Association between eating patterns and obesity in a free-living US adult population. *American Jourtnal of Epidemiology, 158*(1), 85-92 Retrieved from https://www.ncbi.nlm.nih.gov/pubmed/12835290

38 Holmbäck, I., Ericson, U., Gullberg, B., & Wirfält, E. (2010). A high eating frequency is associated with an overall healthy lifestyle in middle-aged men and women and reduced likelihood of general and central obesity in men. *British Journal of Nutrition, 104*(7), 1065–1073. Retrieved from https://www.ncbi.nlm.nih.gov/pubmed/20500929

39 Harvie, M. N., Pegington, M., Mattson, M. P., Frystyk, J., Dillon, B., Evans, G., . . . Howell, A. (2011). The effects of intermittent or continuous energy restriction on weight loss and metabolic disease risk markers: a randomized trial in young overweight women. *International Journal of Obesity, 35*(5), 714–727. Retrieved from https://www.ncbi.nlm.nih.gov/pubmed/20921964

40 Heilbronn, L. K., Smith, S. R., Martin, C. K., Anton, S. D., & Ravussin, E.(2005). Alternate-day fasting in nonobese subjects: effects on body weight, body composition, and energy metabolism. *American Journal of Clinical Nutrition 81*(1), 69-73. Retrieved from http://ajcn.nutrition.org/content/81/1/69.full

41 Eshghinia, S, & Mohammadzadeh, F. (2013). The effects of modified alternate-day fasting diet on weight loss and CAD risk factors in

overweight and obese women. *Journal of Diabetes & Metabolic Disorders.12*(1), 4. Retrieved from https://www.ncbi.nlm.nih.gov/pubmed/23497604

42 Johnson, J. B., Summer, W., Cutler, R. G., Martin, B., Hyun, D. H., Dixit, V. D., . . . Mattson, M. P. (2007). Alternate day calorie restriction improves clinical findings and reduces markers of oxidative stress and inflammation in overweight adults with moderate asthma. *Free Radical Biology & Medicine. 42*(5), 665–674. Retrieved from https://www.ncbi.nlm.nih.gov/pubmed/17291990

43 Varady, K. A., Bhutani, S, Church, E. C., & Klempel, M. C. (2009). Short-term modified alternate-day fasting: a novel dietary strategy for weight loss and cardioprotection in obese adults. *American Journal Clinical of Nutrition, 90*(5), 1138–1143. Retrieved from https://www.ncbi.nlm.nih.gov/pubmed/19793855

44 Klempel, M. C., Kroeger, C. M., & Varady, K. A. (2013). Alternate day fasting (ADF) with a high-fat diet produces similar weight loss and cardio-protection as ADF with a low-fat diet. *Metabolism, 62*(1), 137–143. Retrivied from https://www.ncbi.nlm.nih.gov/pubmed/22889512

45 Hoddy, K. K., Kroeger, C. M., Trepanowski, J. F., Barnosky, A., Bhutani, S., & Varady, K. A. (2014). Meal timing during alternate day fasting: Impact on body weight and cardiovascular disease risk in obese adults. *Obesity, 22*(12), 2524–2531. Retrieved from https://www.ncbi.nlm.nih.gov/pubmed/25251676

46 Bhutani, S., Klempel, M. C., Kroeger, C. M., Trepanowski, J. F., & Varady, K. A. (2013). Alternate day fasting and endurance exercise combine to reduce body weight and favorably alter plasma lipids in obese humans. *Obesity, 21*(7), 1370–1379. Retrieved from

https://www.ncbi.nlm.nih.gov/pubmed/23408502

47 Varady, K. A., Bhutani, S., Klempel, M. C., Kroeger, C. M., Trepanowski, J. F., Haus, J.M., . . . Calvo, Y. (2013). Alternate day fasting for weight loss in normal weight and overweight subjects: a randomized controlled trial. *Nutrition Journal, 12*(1), 146. Retrieved from https://www.ncbi.nlm.nih.gov/pubmed/24215592

48 Klempel, M. C., Kroeger, C. M., Bhutani, S., Trepanowski, J. F., & Varady, K. A. (2012). Intermittent fasting combined with calorie restriction is effective for weight loss and cardio-protection in obese women. *Nutrition Journal, 11*(1), 98. Retrieved from https://www.ncbi.nlm.nih.gov/pubmed/23171320

49 Goldsmith, P., McGarity, B., Walls, A., F., Church, M., K., Millward-Sadler, G. H., & Robertson, D. A. (1990). Corticosteroid treatment reduces mast cell numbers in inflammatory bowel disease. *Digestive Diseases and Sciences, 35*(11), 1409–1413. Retrieved from http://www.ncbi.nlm.nih.gov/pubmed/1977567

50 Hidalgo, A. A., Deeb, K. K., Pike, J. W., Johnson, C. S., & Trump, D. L. (2011). Dexamethasone enhances 1α,25-dihydroxyvitamin D3 effects by increasing vitamin D receptor transcription. *The Journal of Biological Chemistry, 286*, 36,228–36,237. Retrieved from https://www.ncbi.nlm.nih.gov/pmc/articles/PMC3196110/

51 Persky , W. (2014). *Vitamin D and Autoimmune Disease*. Bartlett, TX: Persky Farms

52 Lucendo, A. J. (2017). Drug exposure and the risk of microscopic colitis: A critical update. *Drugs in R & D, 17*(1) 79–89. Retrieved from https://link.springer.com/article/10.1007/s40268-016-0171-7

53 Koskela, R. (2011). *Microscopic colitis: Clinical features and gastroduodenal and immunogenic findings*. (Doctoral dissertation: University of Oulu). Retrieved from http://herkules.oulu.fi/isbn9789514294150/isbn9789514294150.pdf

54 Simondi, D., Pellicano, R., Reggiani, S., Pallavicino, F., David, E., Sguazzini, C., . . . Astegiano, M. (2010). A retrospective study on a cohort of patients with lymphocytic colitis. *Spanish Journal of Gastroenterology, 102*(6), 381–384. Retrieved from http://www.ncbi.nlm.nih.gov/pubmed/20575599

55 Wolber, R., Owen, D., & Freeman, H. (1990). Colonic lymphocytosis in patients with celiac sprue. *Human Pathology, 21*(11), 10921096. Retrieved from http://www.ncbi.nlm.nih.gov/pubmed/2227917

56 Fine, K. D., Lee, E. L., & Meyer, R. L. (1998). Colonic histopathology in untreated celiac sprue or refractory sprue: is it lymphocytic colitis or colonic lymphocytosis? *Human Pathology, 29*(12), 14331440. Retrieved from http://www.ncbi.nlm.nih.gov/pubmed/9865829

57 Barratt, S. M., Leeds, J. S., & Sanders, D. S. (2011). Quality of life in Coeliac Disease is determined by perceived degree of difficulty adhering to a gluten-free diet, not the level of dietary adherence ultimately achieved. *Journal of Gastrointestinal And Liver Diseases, 20*(3), 241–245. Retrieved from https://www.ncbi.nlm.nih.gov/pubmed/21961090

58 Matoori, S., Fuhrmann, G., & Leroux, J. C. (2013). Celiac disease: a challenging disease for pharmaceutical scientists. *Pharmaceutical Research, 30*(3), 619–626. Retrieved from https://www.ncbi.nlm.nih.gov/pubmed/23229860

59 Barta, Z., Toth, L., Szabo, G. G., &Szegedi, G. (2003). Collagenous colitis: constipation or diarrhoea? *Gut, 52*(8), 1230. Retrieved from https://www.ncbi.nlm.nih.gov/pmc/articles/PMC1773752/#!

60 Hadjivassiliou, M., Chattopadhyay, A. K., Davies-Jones, G. A. B., Gibson, A., Grünewald, R. A., & Lobo, A. J. (1997). Neuromuscular disorder as a presenting feature of coeliac disease. *Journal of Neurology, Neurosurgery, & Psychiatry, 63*, 770–775. Retrieved from http://jnnp.bmj.com/content/63/6/770.full

61 Hadjivassiliou, M., Grünewald, R. A., & Davies-Jones, G. A. B. (2002). Gluten sensitivity as a neurological illness. *Journal of Neurology, Neurosurgery, & Psychiatry, 72*(1), 560–563. Retreived from http://jnnp.bmj.com/content/72/5/560.full

62 Abrams, J. A., Diamond, B., Rotterdam, H., & Green, P. H. (2004). Seronegative celiac disease: increased prevalence with lesser degrees of villous atrophy. *Digestive Diseases and Sciences, 49*(4), 546–550. Retrieved from http://www.ncbi.nlm.nih.gov/pubmed/15185855

63 Stefansson, V. (1935, December). Eskimos prove an all-meat diet provides excellent health. *Harper's Monthly Magazine.* Retrieved from http://www.biblelife.org/stefansson2.htm

64 Treatment by diet changes. (2017). *The Microscopic Colitis Foundation.* Retrieved from http://www.microscopiccolitisfoundation.org/using-diet-changes.html

65 Nguyen, G. C., Smalley, W. E., Vege, S. S., Carrasco-Labra, A., & the Clinical Guidelines Committee. (2016). American Gastroenterological Association Institute guideline on the medical management of microscopic colitis. *Gastroenterology*, 150, 242–246 Retrieved from

http://www.gastrojournal.org/article/S0016-5085%2815%2901625-X/pdf

66 Masclee, G. M., Coloma, P. M, Kuipers, E. J., & Sturkenboom, M., C. (2015). Increased risk of microscopic colitis with use of proton pump inhibitors and non-steroidal anti-inflammatory drugs. *American Journal of Gastroenterology, 110*(5), 749–759. Retrieved from https://www.ncbi.nlm.nih.gov/pubmed/25916221

67 Peña, A. S., & Rodrigo, L. (2015). Celiac disease and non-celiac gluten sensitivity. *OmniaScience*. Retrieved from http://omniascience.com/monographs/index.php/monograficos/article/download/223/136

68 Dicke, W. K., Weijrs, H. A., Van De Kamer, J. H. (1953).Coeliac disease. II. The presence in wheat of a factor having a deleterious effect in cases of coeliac disease. *Acta Paediatrica Scandinavica. 42*(1), 34–42. Retrieved from https://www.ncbi.nlm.nih.gov/pubmed/13050382

69 Anderson, C. M., Frazer, A. C., French, J. M., Hawkins, C. F., Ross, C. A. C., & Sammons, H. G. (1954). The influence of gluten and antibacterial agents on fat absorption in the sprue syndrome. *Gastroenterologia, 81*, 98–103.Retrieved from https://www.karger.com/Article/Pdf/199985

70 Cornell Food & Brand Lab, (2015, November 24). Consumers' response to food safety risks are altered due to prior commitment and preference. Medical Xpress. Reteieved from https://medicalxpress.com/news/2015-11-consumers-response-food-safety-due.html

71 A food labeling guide. (2013). *Food and Drug Administration: U. S. Department of Health and Human Services*. Retrieved from https://www.f-

da.gov/downloads/food/guidanceregulation/ucm265446.pdf

72 CFR - Code of Federal Regulations Title 21. (2016, September 9). *U. S. Food & Drug Administration.* Retreived from https://www.accessdata.fda.gov/scripts/cdrh/cfdocs/cfcfr/cfrsearch.cfm?fr=501.22

73 Moyad, M. A., Brumfield, S. K., &Pienta, K. J. (1999). Vitamin E, alpha- and gamma-tocopherol, and prostate cancer. *Seminars in Urologic Oncology. 17*(2), 85–90. Retrieved from https://www.ncbi.nlm.nih.gov/pubmed/10332921

74 Jiang, Q., Christen, S., Shigenaga, M. K., & Ames, B. N. (2001). Gamma-Tocopherol, the major form of vitamin E in the US diet, deserves more attention. *American Journal of Clininical Nutrition, 74*(6) 714–722. Retrieved from http://ajcn.nutrition.org/content/74/6/714.long

75 Miyake, K., Tanaka, T., & McNeil, P. L. (2006). Disruption-induced mucus secretion: Repair and protection. *PLoS Biology, 4*(9), Retrieved from https://www.ncbi.nlm.nih.gov/pmc/articles/PMC1544361/

76 Underwood, J. (2006). The path to digestion is paved with repair. *PLoS Biology, 4*(9), Retrieved from https://www.ncbi.nlm.nih.gov/pmc/articles/PMC1551928/

77 Thompson, T., Lee, A. R., Grace, T. (2010). Gluten contamination of grains, seeds, and flours in the United States: a pilot study. *Journal of the American Dietetic Association. 110*(6), 937–940. Retrieved from https://www.ncbi.nlm.nih.gov/pubmed/20497786

78 Cross-reactivity. (n.d.). *The American Academy of Allergy, Asthma & Immunology.* Retrieved from https://www.aaaai.org/conditions-and-treatments/conditions-dictionary/cross-reactivity

79 Mayo Clinic staff. (2017). Food allergy *Mayo Foundation for Medical Education and Researc.h* Retrieved from http://www.mayoclinic.org/diseases-conditions/food-allergy/symptoms-causes/dxc-20317255

80 Myers, A. (n.d.). 6 foods your body thinks are gluten. *Amy Mayers MD*. Retrieved from https://www.amymyersmd.com/2017/06/gluten-cross-reactivity/

81 Palmer, B. (2014, April 14). Allergies are the real midlife crisis. *Slate* Retrieved from http://www.slate.com/articles/health_and_science/medical_examiner/2014/04/allergy_in_children_and_adults_why_do_allergies_get_better_or_worse_at_certain.html

82 Smith, G. (2014, March 18). Those who outgrow food allergy can risk EoE. *Allergic Living*. Retrieved from https://allergicliving.com/2014/03/18/those-who-outgrow-food-allergy-can-risk-eoe/

83 NDTV Food Desk. (Updated: 2017, April 11). What makes extra-virgin olive oil healthier than the regular one? *NDTV.* Retrieved from http://food.ndtv.com/health/what-makes-extra-virgin-olive-oil-healthier-than-the-regular-one-1679976

84 The 14 fake olive oil companies are revealed now – Avoid these brands. (2017, February 13). Retrieved from http://naturalcureshouse.com/the-14-fake-olive-oil-companies-are-revealed-now-avoid-these-brands/

85 Sonnenburg, E., & Sonnenburg, J. (2016, February 25). The extinction inside our guts. *The Los Angeles Times: Opinion section*. Retrieved from

http://www.latimes.com/opinion/op-ed/la-oe-0225-sonnenburg-gut-bacteria-extinction-20160225-story.html?utm_source=Newsletter&utm_medium=Click&utm_campaign=1428

86 Kristensen, N. B., Bryrup, T., Allin, K. H., Nielsen, T., Hansen, T.H., & Pedersen, O. (2010). Alterations in fecal microbiota composition by probiotic supplementation in healthy adults: a systematic review of randomized controlled trials. *Genome Medicine 8*, 52. Retrieved from https://genomemedicine.biomedcentral.com/articles/10.1186/s13073-016-0300-5

87 Ma, J., Folsom, A. R., Melnick, S. L., Eckfeldt, J. H., Sharrett, A. R., Nabulsi, A. A., . . . Metcalf, P. A. (1995). Associations of serum and dietary magnesium with cardiovascular disease, hypertension, diabetes, insulin, and carotid arterial wall thickness: the ARIC study. Atherosclerosis Risk in Communities Study. *Journal of Clinical Epidemiology, 48*(7), 927–940. Retrieved from https://www.ncbi.nlm.nih.gov/pubmed/7782801

88 Sircus, M. (2009, December 8). Magnesium deficiency symptoms and diagnosis. *DrSircus.com*. Retrieved from http://drsircus.com/magnesium/magnesium-deficiency-symptoms-diagnosis/

89 Magnesium. (updated 2016, February 11). National Institutes of Health. Retrieved from https://ods.od.nih.gov/factsheets/Magnesium-HealthProfessional/

90 Kiefer, D. (2007, February). Is your bottled water killing you? *Life Extension Magazine*. Retrieved from http://www.lifeextension.com/magazine/2007/2/report_water/Page-01

91 The history of water filters. (n.d.). *Historyofwaterfilters.com*. Retrieved from http://www.historyofwaterfilters.com/

92 Azoulay, A., Garzon, P. & Eisenberg, M. J. (2001). Comparison of the mineral content of tap water and bottled waters. *Journal of General Internal Medicine, 16*(3), 168–175. Retrieved from https://www.ncbi.nlm.nih.gov/pmc/articles/PMC1495189/

93 Liebscher D. H., & Liebscher, D. E. (2004). About the misdiagnosis of magnesium deficiency. *The Journal of the American College of Nutrition, 23*(6), 730S–731S. Retrieved from https://www.ncbi.nlm.nih.gov/pubmed/15637222

94 Touyz, R. M. (2004). Magnesium in clinical medicine. *Frontiers in Bioscience, 1*(9), 1278–1293. Retrieved from https://www.ncbi.nlm.nih.gov/pubmed/14977544

95 Deans, E. (2012, September 11). Is fibromyalgia due to a mineral deficiency? *Psychology Today*. Retrieved from https://www.psychologytoday.com/blog/evolutionary-psychiatry/201209/is-fibromyalgia-due-mineral-deficiency

96 Engen, D. J., McAllister, S. J., Whipple, M. O., Cha, S. S., Dion, L. J., Vincent, A., . . . Wahner-Roedler, D. L. (2015). Effects of transdermal magnesium chloride on quality of life for patients with fibromyalgia: a feasibility study. *Journal of Integrative Medicine, 13*(5), 306–313. Retrieved from http://www.jcimjournal.com/jim/FullText2.aspx?articleID=S2095-4964%2815%2960195-9

97 Fischer, K. Why it matters whether you're getting enough magnesium. (2917, September 21). Retrieved from http://www.sheknows.com/health-and-wellness/articles/1009485/more-magnesium-for-hor-

monal-balance

98 Advantages of magnesium bisglycinate chelate buffered. (n.d.). *Albion Laboratories, Inc*. Retrieved from http://www.albionminerals.com/human-nutrition/magnesium-white-paper

99 Cojocaru, I. M., Cojocaru, M., Tănăsescu, R., Iacob, S. A., & Iliescu, I. (2009). Changes of magnesium serum levels in patients with acute ischemic stroke and acute infections. *Romanian Journal of Internal Medicine, 47*(2), 169–671. Retrieved from https://www.ncbi.nlm.nih.gov/pubmed/20067167

100King, D. E., Mainous, A. G. 3rd, Geesey, M. E., & Woolson, R. F. (2005).Dietary magnesium and C-reactive protein levels. *Journal of the American College of Nutrition, 24*(3), 166–171. Retrieved from https://www.ncbi.nlm.nih.gov/pubmed/15930481

101King, D. E., Mainous, A. G. 3rd., Geesey, M. E., Egan, B. M., & Rehman, S. (2006). Magnesium supplement intake and C-reactive protein levels in adults. *Nutrition Research, 26*(2006), 193–196. Retrieved from http://www.anaboliclabs.com/User/Document/Articles/Magnesium/6.%20King,%20MAGnesium,%202006.pdf

102FDA Drug Safety Communication: Low magnesium levels can be associated with long-term use of Proton Pump Inhibitor drugs (PPIs). (2016, April 07). Retrieved from https://www.fda.gov/Drugs/DrugSafety/ucm245011.htm

103Disease incidence prevention by serum 25(OH)D level. (2010, March 23). *GrassRootsHealth*. Retrieved from http://www.grassrootshealth.net/media/download/disease_incidence_prev_chart_032310.pdf

104Larsen, H. R. (n.d.). Magnesiun. The AFIB Report. Retrieved from http://www.afibbers.org/magnesium.html

105Ashley (2012, Februaruy 10). How Much Magnesium Do I Need? Retrieved from http://www.ancient-minerals.com/blog-post/how-much-magnesium/

106Massey, P. B. (2015, February 7). Magnesium can lower cholesterol, studies show. *Daily Herald*. Retrieved from http://www.dailyherald.-com/article/20150207/entlife/150209666/

107Rayssiguier, Y., Gueux, E., & Weiser, D. (1981). Effect of magnesium deficiency on lipid metabolism in rats fed a high carbohydrate diet. *Journal of Nutrition, 111*(11),1876–1883. Retrieved from https://www.ncbi.nlm.nih.gov/pubmed/7299488

108Olatunji, L. A., & Soladoye, A. O. (2007). Effect of increased magnesium intake on plasma cholesterol, triglyceride and oxidative stress in alloxan-diabetic rats. *African Journal of Mededicine and Medical Sciences, 36*(2), 155-161. Retrieved from https://www.ncbi.nlm.nih.gov/pubmed/19205579

109Guerrero-Romero, F., & Rodríguez-Morán, M. (2000). Hypomagnesemia is linked to low serum HDL-cholesterol irrespective of serum glucose values. *Journal of Diabetes and its Complications, 14*(5), 272—276. Retrieved from https://www.ncbi.nlm.nih.gov/pubmed/11113690

110Efstratiadis, G., Sarigianni, M., & Gougourelas, I. (2006). Hypomagnesemia and cardiovascular system. *Hippokratia, 10*(4), 147–152. Retrieved from https://www.ncbi.nlm.nih.gov/pmc/articles/PM-C2464251/

111 Eby, G. A. & Eby, K. L. (2006). Rapid recovery from major depression using magnesium treatment. *Medical Hypotheses, 67*(2), 362–370. Retrieved from http://www.medical-hypotheses.com/article/S0306-9877%2806%2900103-4/abstract?cc=y=

112Pattyn, T., Van Den Eede, F., Vanneste, S., Cassiers, L., Veltman, D. J., Van De Heyning, P., & Sabbe, B. C. (2016). Tinnitus and anxiety disorders: A review. *Hearing Research, 333*, 255–265. Retrieved from https://www.ncbi.nlm.nih.gov/pubmed/26342399

113Mercola, J. (2017, April 05). Can Magnesium Relieve Your Tinnitus? Retrieved from http://articles.mercola.com/sites/articles/archive/2017/04/05/magnesium-tinnitus-relief.aspx

114Kent, L. T. (2015, November 11). Hashimoto's and magnesium deficiency. *Livestrong.com*. Retrieved from http://www.livestrong.com/article/547017-hashimotos-and-magnesium-deficiency/

115Keefer, A. (2017, October 3). What beverages are high in magnesium and phosphorus? Retrieved from https://www.livestrong.com/article/529466-what-beverages-are-high--in-magnesium-and-phosphorus/

116Magnesium. (2015, August 06). University of Maryland Medical Center (UMMC). Retrieved from http://www.umm.edu/health/medical/altmed/supplement/magnesium

117Reddy, V., & Sivakumar, B. (1974). Magnesium-dependent vitamin-D-resistant rickets. *The Lancet, 303*(7864), 963–965. Retrieved from http://www.thelancet.com/journals/lancet/article/PIIS0140-6736%2874%2991265-3/abstract

118Rude, R. K., Adams, J. S., Ryzen, E., Endres, D. B., Niimi, H., Horst, R. L., . . . Singer, F. R. (1985). Low serum concentrations of 1,25-dihydroxyvitamin D in human magnesium deficiency. *The Journal of Clinical Endocrinology & Metabolism, 61*(5), 933–940. Retrieved from https://www.ncbi.nlm.nih.gov/pubmed/3840173

119Sircus, M. (2010, September 20). Dehydration. symptoms, causes and treatments. *DrSircus.com*. Retrieved from http://drsircus.com/water/dehydration-symptoms-causes-treatments/

120Pfotenhauer, K. M., & Shubrook, J. H. (2017). Vitamin D deficiency, its role in health and disease, and current supplementation recommendations. *The Journal of the American Osteopathic Association, 117*(5), 301-305. Retrieved from http://jaoa.org/article.aspx?articleid=2625276

121National Health and Nutrition Examination Survey. (2013, September 30). *Centers for Disease Control and Prevention*. Retrieved from https://www.cdc.gov/nchs/nhanes/index.htm

122Ginde, A. A., Liu, M. C., & Camargo Jr, C. A. (2009). Demographic differences and trends of vitamin D insufficiency in the US population, 1988-2004. *Archives of Internal Medicine, 169*(6), 626-632. Retrieved from http://jamanetwork.com/journals/jamainternalmedicine/fullarticle/414878

123Study: More than half of college football athletes have inadequate levels of vitamin D - Deficiency linked to muscle injuries. (2017,

March 16). *Hospital for Special Surgery: PR Newswire*. Retrieved from http://www.prnewswire.com/news-releases/study-more-than-half-of-college-football-athletes-have-inadequate-levels-of-vitamin-d---deficiency-linked-to-muscle-injuries-300422304.html

124Chemical exposure linked to lower vitamin D levels. (2016, September 20). *ScienceDaily*. Retrieved from https://www.sciencedaily.com/releases/2016/09/160920130828.htm

125Johns, L. E., Ferguson, K. K., & Meeker, J. D. (2016). Relationships Between Urinary Phthalate Metabolite and Bisphenol A Concentrations and Vitamin D Levels in U.S. Adults: National Health and Nutrition Examination Survey (NHANES), 2005–2010. *The Journal of Clinical Endocrinology & Metababolism 101*(11), 4062-4069. Retrieved from https://academic.oup.com/jcem/article-abstract/101/11/4062/2764946/Relationships-Between-Urinary-Phthalate-Metabolite?redirectedFrom=fulltext

126Vitamin D and your health: Breaking old rules, raising new hopes. (2007, February). Harvard Health Publications: *Harvard Medical School*. Retrieved from http://www.health.harvard.edu/newsletter_article/vitamin-d-and-your-health-breaking-old-rules-raising-new-hopes

127Tripkovic, L., Lambert, H., Hart, K., Smith, C. P., Bucca, G., Penson, S., . . . Lanham-New, S. (2012). Comparison of vitamin D2 and vitamin D3 supplementation in raising serum 25-hydroxyvitamin D status: a systematic review and meta-analysis1,2,3. *The American Journal of Clinical Nutrition, 95*(6), 1357–1364. Retrieved from https://www.ncbi.nlm.nih.gov/pmc/articles/PMC3349454/

128Group, E. (2014, June 9). Vitamin D3 vs. vitamin D2 – What's the difference? *Global Healing Center.* Retrieved from https://www.globalhealingcenter.com/natural-health/vitamin-d3-vs-vitamin-d2/

129Takaya, J., Higashino, H., & Kobayashi, Y. (2004). Intracellular magnesium and insulin resistance. *Magnesium Research, 17*(2), 126-136. Retrieved from http://www.ncbi.nlm.nih.gov/pubmed/15319146

130Sircus, M. (2009, December 8). Reversing insulin resistance — The insulin magnesium story. *DrSircus.com*. Retrieved from http://drsircus.-com/diabetes/reversing-insulin-resistance-the-insulin-magnesium-s-tory/

131Dean, C. (2012, August 15). Magnesium Is Crucial for Bones. Huffpost: *The Huffington Post.com*. Retrieved from http://www.huffingtonpost.com/carolyn-dean-md-nd/bone-health_b_1540931.html

132Li, K., Kaaks, R., Linseisen, J., & Rohrmann, S. (2012). Associations of dietary calcium intake and calcium supplementation with myocardial infarction and stroke risk and overall cardiovascular mortality in the Heidelberg cohort of the European Prospective Investigation into Cancer and Nutrition study (EPIC-Heidelberg) *Heart, 98*(12), 920-925. Retrieved from http://heart.bmj.com/content/98/12/920.full

133Kressor, C. (2013, March 8). Calcium supplements: Why you should think twice. *CrisKressor.com*. Retrieved from https://chriskresser.com/calcium-supplements-why-you-should-think-twice/

134Raftery, T., Martineau, A. R., Greiller, C. L., Ghosh, S., McNamara, D., Bennett, K., . . .O'Sullivan, M. (2015). Effects of vitamin D supplementation on intestinal permeability, cathelicidin and disease markers in Crohn's disease: Results from a randomised double-blind placebo-controlled study. *United European Gastroenterology Journal, 3*(3), 294–302. Retrieved from https://www.ncbi.nlm.nih.gov/pmc/articles/PMC4480538/

135Narula, N., Cooray, M., Anglin, R., & Marshall, J. (2017). Impact of high dose vitamin D3 supplementation in treatment of Crohn's disease in remission: A randomized double-blind controlled study. Digital diseases and Sciences, 62(2), 448–445. Retrieved from https://link.springer.com/article/10.1007/s10620-016-4396-7

136Kwon, K. Y., Jo, K. D., Lee, M. K., Oh, M, Kim, E. N., Park, J.,. . . . Jang, W. (2016). Low serum vitamin D levels may contribute to gastric dysmotility in de novo Parkinson's disease. *Neurodegenerative Diseases, 16*(3-4),199-205. Retrieved from https://www.ncbi.nlm.nih.gov/pubmed/26735311

137Mokry, L. E., Ross, S., Morris, J. A., Manousaki, D., Forgetta, V., & Richards, J. B. (2016). Genetically decreased vitamin D and risk of Alzheimer disease. *Neurology. 87*(24), 2567-2574. Retrieved from https://www.ncbi.nlm.nih.gov/pubmed/27856775

138Gubatan, J., Mitsuhashi, S., Zenlea, T., Rosenberg, L., Robson, S., & Moss, A. C. (2017). Low serum vitamin D during remission increases risk of clinical relapse in patients with ulcerative colitis. *Clinical Gastroenterology and Hepatology 15*(2), 240-246. Retrieved from https://www.ncbi.nlm.nih.gov/pubmed/27266980

139Winter, R. W., Collins, E., Cao, B., Carrellas, M., Crowell, A. M., & Korzenik, J. R. (2017). Higher 25-hydroxyvitamin D levels are associated with greater odds of remission with anti-tumour necrosis factor-α medications among patients with inflammatory bowel diseases. *Al-*

imentary Pharmacology and Theraputics, 45(5):653–659. Retrieved from https://www.ncbi.nlm.nih.gov/pubmed/28074487

140Faridi, K. F., Zhao, D., Martin, S.S., Lupton, J. R., Jones, S, R., Guallar, E., . . . Michos, E. D. (2017). Serum vitamin D and change in lipid levels over 5 y: The Atherosclerosis Risk in Communities study. *Nutrition, 38*(June), 85–93. Retrieved from http://www.nutritionjrnl.com/article/S0899-9007%2817%2930021-7/fulltext

141Asano, L., Watanabe, M., Ryoden, Y., Usuda, K., Yamaguchi, T., Khambu, B., . . . Uesugi, M. (2017). Vitamin D Metabolite, 25-Hydroxyvitamin D, Regulates Lipid Metabolism by Inducing Degradation of SREBP/SCAP. *Cell Chemical Biology, 24*(2)207–217. Retrieved from http://www.cell.com/cell-chemical-biology/fulltext/S2451-9456%2816%2930478-0

142Majority of Indian doctors are vitamin D deficient: Dr. Sanjay Kalra. (2016, July 1). *The Health Site,* Retrieved from http://www.thehealthsite.com/news/majority-of-indian-doctors-are-vitamin-d-deficient-dr-sanjay-kalra-ag0616/

143Khayyat, Y., & Suzan, A. (2015). Vitamin D Deficiency in Patients with Irritable Bowel Syndrome: Does it Exist? *Oman Med Journal, 30*(2), 115–118. Retrieved from https://www.ncbi.nlm.nih.gov/pmc/articles/PMC4412886/

144Wilson, J. & Christensen, J. (2014, February 27). Nutrition labels getting a makeover. *CNN.com*. Retrieved from http://www.cnn.com/2014/02/27/health/nutrition-labels-changes/index.html

145Tachimoto, H., Mezawa, H., Segawa, T., Akiyama, N., Ida, H., & Urashima, M. (2016). Improved control of childhood asthma with low-dose, short-term vitamin D supplementation: a randomized, double-blind, placebo-controlled trial. *Allergy, 71*(7), 1001–1009. Retrieved from https://www.ncbi.nlm.nih.gov/pubmed/26841365

146Ghai, B., Bansal, D., Kanukula, R., Gudala, K., Sachdeva, N., Dhatt, S. S., & Kumar, V. (2017). Vitamin D supplementation in patients with chronic low back pain: An open label, single arm clinical trial. *Pain Physician, 20*(1), E99-E105. Retrieved from https://www.ncbi.nlm.nih.gov/pubmed/28072801

147Bozkurt, N. C., Cakal, E., Sahin, M., Ozkaya, E. C., Firat. H., & Delibasi, T. (2012).The relation of serum 25-hydroxyvitamin-D levels with severity of obstructive sleep apnea and glucose metabolism abnormalities. *Endocrine, 41*(3), 518–525. Retrieved from https://www.ncbi.nlm.nih.gov/pubmed/22246808

148Mokry, L. E., Ross, S., Morris, J. A., Manousaki, D., Forgetta, V., & Richards, J. B. (2016). Genetically decreased vitamin D and risk of Alzheimer disease. *Neurology, 87*(24), 2567–2574. Retrieved from https://www.ncbi.nlm.nih.gov/pmc/articles/PMC5207000/

149Cannell, J. (2013, December 10). Why does the Vitamin D Council recommend 5,000 IU/day? *Vitamin D Council.* Retrieved from https://www.vitamindcouncil.org/why-does-the-vitamin-d-council-recommend-5000-iuday/

150Tovey, A. (2017, May 22). How much vitamin D is needed to achieve optimal levels? *Vitamin D Council.* Retrieved from https://www.vitamindcouncil.org/how-much-vitamin-d-is-needed-to-achieve-optimal-levels/

151Heaney, R. P., Armas, L. A. G., & French, C. (2013). All-source basal vitamin D inputs are greater than previously thought and cutaneous inputs are smaller. *The Journal of Nutrition, 143*(5), 571—575. Retrieved from http://jn.nutrition.org/content/143/5/571.long

152I tested my vitamin D level. What do my results mean? (n.d.). *Vitamin D Council.* Retieved from https://www.vitamindcouncil.org/i-tested-my-vitamin-d-level-what-do-my-results-mean/

153Serrano, M. A., Cañada, J., Moreno, J. C., & Gurrea, G. (2017). Solar ultraviolet doses and vitamin D in a northern mid-latitude. *Science of the Total Environment, 574*, 744–750. Retrieved from https://www.ncbi.nlm.nih.gov/pubmed/27664761

154Fuentes, V. (2017, March 7). How much sun is good for our health? *SINC: Biomedicine And Health: Public Health.* Retrieved from http://www.agenciasinc.es/en/News/How-much-sun-is-good-for-our-health

155How do I get the vitamin D my body needs? (n.d.). *Vitamin D Council.* Retrieved from https://www.vitamindcouncil.org/about-vitamin-d/how-do-i-get-the-vitamin-d-my-body-needs/

156Patwardhan, V. G., Mughal, Z. M., Padidela, R., Chiplonkar, S. A., Khadilkar, V. V., & Khadilkar, A.V. (2017). Randomized Control Trial assessing impact of increased sunlight exposure versus vitamin D supplementation on lipid profile in Indian vitamin D deficient men. *Indian Journal of Endocrinology and Metabolism, 21*(3), 393–398. Reteieved from https://www.ncbi.nlm.nih.gov/pmc/articles/PMC5434721/

157Tovey, A. (2016, October 21). Are oral vitamin D3 sprays as effective as capsules? *Vitamin D Council*. Retrieved from https://www.vitamindcouncil.org/are-oral-vitamin-d3-sprays-as-effective-as-capsules/

158Owens, D. J., Tang, J. C., Bradley, W. J., Sparks, A. S., Fraser, W. D., Morton, J. P., & Close, G. L. (2017). Efficacy of high-dose vitamin D supplements for elite athletes. *Medicine and Science in Sports and Exercise, 49*(2), 349-356. Retrieved from https://www.ncbi.nlm.nih.gov/pubmed/27741217

159Todd, J. J., McSorley, E. M., Pourshahidi, L. K., Madigan, S. M., Laird, E., Healy, M., & Magee, P. J. (2016). Vitamin D3 supplementation in healthy adults: a comparison between capsule and oral spray solution as a method of delivery in a wintertime, randomised, open-label, cross-over study. *British Journal of Nutrition, 116*(8), 1402–1408. Retrieved from https://www.ncbi.nlm.nih.gov/pubmed/?term=Vitamin+D3+supplementation+in+healthy+adults%3A+a+comparison+between+capsule+and+oral+spray+solution+as+a+method+of+delivery+in+a+wintertime%2C+randomised%2C+open-label%2C+cross-over+study.

160Sadat-Ali, M., Bubshait, D. A., Al-Turki, H. A., Al-Dakheel, D. A. & Al-Olayani, W. S. (2014). Topical delivery of vitamin D3: A randomized controlled pilot study. *International Journal of Biomedical Sciience, 10*(1), 21–24. Retrieved from https://www.ncbi.nlm.nih.gov/pmc/articles/PMC3976443/

161Am I getting too much vitamin D? (n.d.) *Vitamin D Council*. Retrieved from https://www.vitamindcouncil.org/about-vitamin-d/am-i-getting-too-much-vitamin-d/

162Vitamin D. (2013, November 01). Retrieved from http://www.mayoclinic.org/drugs-supplements/vitamin-d/safety/hrb-20060400

163Abbasnezhad, A., Amani, R., Hajiani, E., Alavinejad, P., Cheraghian, B., & Ghadiri, A. (2016). Effect of vitamin D on gastrointestinal symptoms and health-related quality of life in irritable bowel syndrome patients: a randomized double-blind clinical trial. *Neurogastroenterology & Motilility, 28*(10), 1533–1544. Retrieved from https://www.ncbi.nlm.nih.gov/pubmed/27154424

164Shomon, M (2017, July 31). The TSH reference range: A guide for thyroid patients. Retrieved from https://www.verywell.com/tsh-thyroid-stimulating-hormone-reference-range-wars-3232912

165Persky, W. (2008, June 4). Poll About Thyroid Issues. Retrieved from http://www.perskyfarms.com/phpBB2/viewtopic.php?t=7783

166Farhangi, M. A., Keshavarz, S. A., Eshraghian, M., Ostadrahimi, A., & Saboor-Yaraghi, A. A. (2012). The effect of vitamin A supplementation on thyroid function in premenopausal women. *The Journal of the American College of Nutrition, 31*(4), 268–274. Retrieved from https://www.ncbi.nlm.nih.gov/pubmed/23378454

167. DePaolo, R. W., Abadie, V., Tang, F., Fehlner-Peach, H., Hall J. A., Wang, W., . . . Jabri, B. (2011). Co-adjuvant effects of retinoic acid and IL-15 induce inflammatory immunity to dietary antigens. *Nature, 471*(7337), 220–224. Retrieved from http://www.ncbi.nlm.nih.gov/pubmed/21307853

168Skrovanek, S., DiGuilio, K., Bailey, R., Huntington, W., Urbas, R., Mayilvaganan, B., . . . Mullin, J. M. (2014). Zinc and gastrointestinal disease. *World Journal of Gastrointestinal Pathophysiology, 5*(4),496–513.

Retrieved from https://www.ncbi.nlm.nih.gov/pmc/articles/PMC4231515/

169Mercola, J. (2013, December 08). Magnesium—The Missing Link to Better Health. Retrieved from http://articles.mercola.com/sites/articles/archive/2013/12/08/magnesium-health-benefits.aspx

170Dai, Q., Shrubsole, M. J., Ness, R. M., Schlundt, D., Cai, Q., Smalley, W. E., . . .Zheng, W. (2007). The relation of magnesium and calcium intakes and a genetic polymorphism in the magnesium transporter to colorectal neoplasia risk. *The American Journal of Clinical Nutrition, 86*(3), 743–751. Retrieved from https://www.ncbi.nlm.nih.gov/pmc/articles/PMC2082111/

171firespringInt, (2013, November 15). Why is the wheat genome so complicated? Retrieved from http://coloradowheat.org/2013/11/why-is-the-wheat-genome-so-complicated/

172Ezkurdia, I., Juan, D., Rodriguez, J, M., Frankish, A., Diekhans, M., Harrow, J., . . . Tress, M. L. (2014). Multiple evidence strands suggest that there may be as few as 19 000 human protein-coding genes. *Human Molecular Genetics, 23*(22), 5866–5878. Retrieved from https://www.ncbi.nlm.nih.gov/pmc/articles/PMC4204768/

173What are single nucleotide polymorphisms (SNPs)? (2017, June 27). Retrieved from https://ghr.nlm.nih.gov/primer/genomicresearch/snp

174MTHFR genetic mutation – what it is and how it can affect you. (n.d.). Retrieved from https://stopthethyroidmadness.com/mthfr/

17523andMe. (n.d.). Retreived from https://www.23andme.com/

176Methylation and detox analysis from 23andMe results. (n.d.). Retreived from http://geneticgenie.org/

177Promethease. (n.d.). Retreived from https://promethease.com/

178Genetic reports for single nucleotide polymorphisms. (n.d.). Retrieved from https://livewello.com

179Welcome to codegen.eu. (n.d.). Retrieved from https://codegen.eu

180NutraHacker. (n.d.). Retrieved from https://www.nutrahacker.com

181Unlimit Your Life. (n.d.). Retrieved from https://www.infino.me

182Import your genomic data and receive a free genome report. (n.d.). Retrieved from https://www.enlis.com/import

183Connect your DNA and Stay healthy. (n.d.). Retrieved from https://geneknot.com

184Kressor, C. (2012, March 9). The little known (but crucial) difference between folate and folic acid. Retrieved from https://chriskresser.-com/folate-vs-folic-acid/

185The chemical secrets of the Mediterranean diet: High levels of magnesium help to reduce risk of strokes, diabetes and heart disease. (Updated 2016, December 8). Retrieved from http://www.dailymail.-co.uk/health/article-4011708/The-chemical-secrets-Mediterranean-diet-High-levels-magnesium-help-reduce-risk-strokes-diabetes-heart-disease.html

186Mazur, A., Maier, J. A., Rock, E., Gueux, E., Nowacki, W., & Rayssiguier, Y. (2007). Magnesium and the inflammatory response: potential physiopathological implications. *Archives of Biochemistry and Biophysics, 458*(1), 48–56. Retrieved from https://www.ncbi.nlm.nih.-gov/pubmed/16712775

187Håkanson, R., & Sundler, F. (1991). Histamine-producing cells in the stomach and their role in the regulation of acid secretion. Scandinavian Journal of Gastroenterology. Supplement, 180, 88–94. Retrieved from https://www.ncbi.nlm.nih.gov/pubmed/2042038

188Nishio, A., Ishiguro, S., & Miyao, N. (1987). Specific change of histamine metabolism in acute magnesium-deficient young rats. *Drug Nutrient Interactions, 5*(2), 89-96. Retrieved from https://www.ncbi.nlm.nih.gov/pubmed/3111814

189Watanabe, T., Kitamura, Y., Maeyama, K., Got, S., Yamatodani, A. & Wada, H. (1981). Absence of increase of histidine decarboxylase activity in mast cell-deficient W/W mouse embryos before parturition. Procedings of the National Academy of Sciences 78(7), 4209-4212. Retrieved from http://www.google.com/url?sa=t&rct=j&q=&esrc=s&source=web&cd=4&cad=rja&uact=8&ved=0ahUKEwiDlu-0mYDVAhXLQCYKHc2cDFQQFgg6MAM&url=http%3A%2F%2Fwww.pnas.org%2Fcontent%2F78%2F7%2F4209.full.pdf&usg=AFQjCNE_EiV5S-Ry9f_NTNwW-pLDhWDHxnQ

190Forbes, E. E., Groschwitz, K., Abonia, J. P., Brandt, E. B., Cohen, E., Blanchard, C., . . .Hogan, S. P. (2008). IL-9– and mast cell–mediated intestinal permeability predisposes to oral antigen hypersensitivity. *The Journal of Experimental Medicine, 205*(4), 897. Retrieved from http://jem.rupress.org/content/205/4/897

191Mast cell disorders of the gastrointestinal tract. (n.d.). Retrieved from http://www.brighamandwomens.org/Departments_and_Services/medicine/services/gastroenterology/gastroenterology-and-gi-surgery-advances/reducing-gastrointestinal-symptoms-using-mast-cell-disorder-identification-and-treatment.aspx

192Castells, M. (2016, April 27). Castells lab (Biographical Sketch). Retrieved from http://www.brighamandwomens.org/Research/depts/Medicine/Rheumatology/Labs/castells/default.aspx

193Scherber, R. M., & Borate, U. (2017, October 19). How we diagnose and treat systemic mastocytosis in adults. *British Journal of Haematolology, 180*(1), 11–23. Retrieved from http://onlinelibrary.wiley.com/doi/10.1111/bjh.14967/full

194Ung, K., Gillberg, R., Kilander, A., & Abrahamsson, H. (2000). Role of bile acids and bile acid binding agents in patients with collagenous colitis. *Gut, 46*(2), 170–175. Retrieved from https://www.ncbi.nlm.nih.gov/pmc/articles/PMC1727822/

195Fernandez-Bañares, F., Esteve, M., Salas, A., Forné, T. M., Espinos, J. C., Martín-Comin, J., & Viver, J. M. (2001). Bile acid malabsorption in microscopic colitis and in previously unexplained functional chronic diarrhea. *Digestive Diseases and Sciences, 46*(10), 2231–2238. Retrieved from https://www.ncbi.nlm.nih.gov/pubmed/11680602

196Rose, A. J., Berriel Díaz, M., Reimann, A., Klement, J., Walcher, T., Krones-Herzig, A., . . . Herzig, S. (2011). Molecular control of systemic bile acid homeostasis by the liver glucocorticoid receptor. *Cell Metabolism, 14*(1), 123–130. Retrieved from https://www.ncbi.nlm.nih.gov/pubmed/21723510

197Park, T., Cave, D., & Marshall, C. (2015). Microscopic colitis: A review of etiology, treatment and refractory disease. *World Journal of Gastroenterology, 21*(29), 8804–8810. Retrieved from https://www.ncbi.nlm.nih.gov/pmc/articles/PMC4528022/

198Lundåsen, T., Gälman, C., Angelin, B., & Rudling, M. (2006). Circulating intestinal fibroblast growth factor 19 has a pronounced diurnal variation and modulates hepatic bile acid synthesis in man. *Journal of Internal Medicine, 260*(6), 530–536. Retrieved from http://onlinelibrary.wiley.com/doi/10.1111/j.1365-2796.2006.01731.x/abstract;jsessionid=4E5ACF2849FA6ED6F13371A471CC820B.f03t01

199Nolan, J. D., Johnston, I. M., Pattni, S. S., Dew, T., Orchard, T. R., & Walters, J. R. (2015). Diarrhea in Crohn's disease: investigating the role of the ileal hormone fibroblast growth factor 19. *Journal of Crohns & Colitis, 9*(2), 125–131. Retrieved from https://www.ncbi.nlm.nih.gov/pubmed/25518063

200Walters, J. R. (2014). Bile acid diarrhoea and FGF19: new views on diagnosis, pathogenesis and therapy. *Nature Reviews for Gastroenterology and Hepatology, 11*(7), 426–534. Retrieved from https://www.ncbi.nlm.nih.gov/pubmed/24662279

201Walters, J. R. F., & Appleby, R. N. (2015). A variant of FGF19 for treatment of disorders of cholestasis and bile acid metabolism. *Annals of Translational Medicine, 3*(1), S7. Retrieved from https://www.ncbi.nlm.nih.gov/pmc/articles/PMC4437929/

202Dukowicz, A. C., Lacy, B. E., & Levine, G. M. (2007). Small intestinal bacterial overgrowth. *Gastroenterology & Hepatology, 3*(2), 112–122. Retrieved from https://www.ncbi.nlm.nih.gov/pmc/articles/PMC3099351/

203Siebecker, A. (n.d.). SIBO associated diseases. SIBO- Small Intestine Bacterial Overgrowth. Retrieved from http://www.siboinfo.com/associated-diseases.html

204Jarred Younger, J., Luke Parkitny, L., & McLain, D. (2014). The use of low-dose naltrexone (LDN) as a novel anti-inflammatory treatment for chronic pain. *Clinical Rheumatology, 33*(4), 451–459. Retrieved from https://www.ncbi.nlm.nih.gov/pmc/articles/PMC3962576/

205Reimer, C., Søndergaard, B., Hilsted, L., & Bytzer, P. (2009). Proton-pump inhibitor therapy induces acid-related symptoms in healthy volunteers after withdrawal of therapy. *Gastroenterology, 137*(1), 80-87. Retrieved from https://www.ncbi.nlm.nih.gov/pubmed/19362552

206 McColl, K. E. L., & Gillen, D. (2009). Evidence That Proton-Pump Inhibitor Therapy Induces the Symptoms it Is Used to Treat. *Gastroenterology, 137*(1), 20–22. Retrieved from http://www.gastrojournal.org/article/S0016-5085%2809%2900780-X/fulltext

207Sampathkumar, K., Ramalingam, R., Prabakar, A., & Abraham, A. (2013). Acute interstitial nephritis due to proton pump inhibitors. *Indian Journal of Nephrology23*(4), 304–307. Rerieved from https://www.ncbi.nlm.nih.gov/pmc/articles/PMC3741979/

208Fallahzadeh, M. K., Borhani Haghighi, A., & Namazi, M. R. (2010). Proton pump inhibitors: predisposers to Alzheimer disease? *Journal of Clinical Pharmacology and Theraputics, 35*(2), 125–126. Retrieved from https://www.ncbi.nlm.nih.gov/pubmed/20456731

209Haenisch, B., von Holt, K., Wiese, B., Prokein, J., Lange, C., Ernst, A., . . . Scherer, M. (2015). Risk of dementia in elderly patients with the use of proton pump inhibitors. *European Archhives of Psychiatry and Clinical Neuroscience. 265*(5), 419–428. Retrieved from https://www.ncbi.nlm.nih.gov/pubmed/25341874

210Cannell, J. (2011, September 07). Dear Dr Cannell: Vitamin D and acid reflux. Retrieved from https://www.vitamindcouncil.org/vitamin-d-and-acid-reflux-august-mailbag-pt-3/

211Rathod, J. (2017, September 18). Can the "sunshine vitamin" help cure GERD? Retrieved from https://www.sepalika.com/gerd/vitamin-d-acid-reflux/

212Eades, M. (2005, November 25). Heartburn cured. Retrieved from https://proteinpower.com/drmike/2005/11/25/heartburn-cured/

213Kandil, T. S., Mousa, A. A., El-Gendy, A. A., & Abbas, A.M. (2010). The potential therapeutic effect of melatonin in gastro-esophageal reflux disease. *BMC Gastroenterology, 10*, 7. Retrieved from https://www.ncbi.nlm.nih.gov/pmc/articles/PMC2821302/

214Klupińska, G., Wiśniewska-Jarosińska, M., Harasiuk, A., Chojnacki, C., Stec-Michalska, K., Błasiak J., . . . Chojnacki, J. (2006). Nocturnal secretion of melatonin in patients with upper digestive tract disorders. Journal of *Physioliology & Pharmacology, 57*(5), 41–50. Retrieved from https://www.ncbi.nlm.nih.gov/pubmed/17218759

215How to Wean Off PPIs and Why. (n.d.). Retrieved from http://howtotreatheartburn.com/how-to-wean-off-ppis-and-why/

216Editorial staff. (2016, October 9). Why do placebos work? Retrieved from http://www.cbsnews.com/news/why-do-placebos-work/

217Rankin, L. (2011, December 27). Can Positive Thinking Help You Heal? Retrieved from https://www.psychologytoday.com/blog/owning-pink/201112/can-positive-thinking-help-you-heal

218Peters, S. L., Biesiekierski, J. R., Yelland, G. W., Muir, J. G., & Gibson, P. R. (2014). Randomised clinical trial: gluten may cause depression in subjects with non-coeliac gluten sensitivity - an exploratory clinical study. *Alimentary Pharmacology and Therapeutrics, 39*(10), 1104–1112. Retrieved from
http://onlinelibrary.wiley.com/doi/10.1111/apt.12730/full

219Carta, M. G., Hardoy, M. C., Boi, M. F., Mariotti, S., Carpiniello, B., & Usai, P. (2002). Association between panic disorder, major depressive disorder and celiac disease: a possible role of thyroid autoimmunity. *Journal of Psychosomatic Research53*(3), 789–793. Retrieved from https://www.ncbi.nlm.nih.gov/pubmed/12217453

220Kurina, L., Goldacre, M., Yeates, D., &Gill, L. (2001). Depression and anxiety in people with inflammatory bowel disease. *Journal of Epidemiology & Community Health, 55*(10), 716–720. Retrieved from https://www.ncbi.nlm.nih.gov/pmc/articles/PMC1731788/

221Smith, R. S. (1997). How your immune system causes depression: Immunological Evidence Supporting The Immune-Cytokine Model of Depression. Retrieved from http://www.cytokines-and-depression.com/chapter7.html

222Kresser, C. (2014, August 19). Is Depression a Disease—or a Symptom of Inflammation? Retrieved from https://chriskresser.com/is-depression-a-disease-or-a-symptom-of-inflammation/

223Berk, M., Williams, L. J., Jacka, F. N., O'Neil, A., Pasco, J. A., Steven Moylan, S., . . . Maes, M. (2013). So depression is an inflammatory disease, but where does the inflammation come from? *BMC Medicine 201311*(200). Retrieved from http://bmcmedicine.biomedcentral.com/articles/10.1186/1741-7015-11-200

224Kirsch, I. (2014). Antidepressants and the Placebo Effect. *Zeitschrift Fur Psychologie, 222*(3), 128–134. Retrieved from https://www.ncbi.nlm.nih.gov/pmc/articles/PMC4172306/

225Begley, S. (2010, January 28). Why Antidepressants Are No Better Than Placebos. Retrieved from http://www.newsweek.com/why-antidepressants-are-no-better-placebos-71111

226Inflammation: The real cause of all disease and how to reduce and prevent it. (n.d.) Retrieved from https://bodyecology.com/articles/inflammation_cause_of_disease_how_to_prevent.php

227Powell, N. D., Sloan, E. K., Bailey, M.T., Arevalo, J. M. G., Miller, G. E., Chen, E., . . . Cole, S. W. (2013). Social stress up-regulates inflammatory gene expression in the leukocyte transcriptome via β-adrenergic induction of myelopoiesis. *Proceedings of the National Academy of Sciences of the United States of Aamerica, 110*(41), 16574–16579. Retrieved from http://www.pnas.org/content/110/41/16574.full

228Chronic stress changes immune cell genes, leading to inflammation: Study. (2013, November 11). Retrieved from http://www.huffingtonpost.com/2013/11/07/chronic-stress-health-inflammation-genes_n_4226420.html

229Stress causes whole body deterioration. (2008, January 9). Retrieved from http://www.news-medical.net/news/2008/01/09/34154.aspx

230National Academies of Sciences, Engineering, and Medicine; Health and Medicine Division; Food and Nutrition Board; Committee on Food Allergies: Global Burden, Causes, Treatment, Prevention, and Public Policy; Stallings, V. A., & Oria, M. P. (Eds). (2017). Finding a path to safety in food allergy: Assessment of the global burden, causes, prevention, management, and public policy. Washington, D.C.: The National Academies of Sciences, Engineering, & Medicine. Retrieved from https://www.nap.edu/catalog/23658/finding-a-path-to-safety-in-food-allergy-assessment-of

231Scott, F. I., Horton, D. B., Mamtani, R., Haynes, K., Goldberg, D.S., Lee, D. Y., & Lewis, J. D. (2016). Administration of antibiotics to children before age 2 years increases risk for childhood obesity. *Gastroenterology, 151*(1), 120–129. Retrieved from http://www.gastrojournal.org/article/S0016-5085%2816%2900352-8/abstract

232Tutuian, R. (2010). Adverse effects of drugs on the esophagus. *Best Practice & Research: Clinical Gastroenterology, 24*(2), 91–97. Retrieved from https://www.ncbi.nlm.nih.gov/pubmed/20227023

233Papapoulos, S. E. (2008). Bisphosphonates: how do they work? *Best Practice & Research: Clinical Endocrinolology & Metabolism, 22*(5), 831–847. Retrieved from https://www.ncbi.nlm.nih.gov/pubmed/19028359

234De Petris, G., Caldero, S. G., Chen, L., Xiao, S. Y., Dhungel, B. M., Spizcka, A. J., & Lam-Himlin, D. (2014). Histopathological changes in the gastrointestinal tract due to medications: an update for the surgical pathologist (part II of II). *International Journal of Surgical Pathology, 22*(3), 202–211. Retrieved from

https://www.ncbi.nlm.nih.gov/pubmed/24021900

235Parfitt, J. R., & Driman, D. K. (2007). Pathological effects of drugs on the gastrointestinal tract: a review. *Human Pathology, 38*(4), 527–536. Retrieved from https://www.ncbi.nlm.nih.gov/pubmed/17367604

236Wallace, J. L. (1997). Nonsteroidal anti-inflammatory drugs and gastroenteropathy: the second hundred years. *Gastroenterology, 112*(3), 1000–1016. Retrieved from https://www.ncbi.nlm.nih.gov/pubmed/9041264

237Nordqvist, C. (2011, August 24). Proton pump inhibitors should have black-box warnings, group tell FDA. Retrieved from https://www.medicalnewstoday.com/articles/233272.php

238FDA reminder to avoid concomitant use of Plavix (clopidogrel) and omeprazole – LECOM Education System. (2016, November 5). Retrieved from https://lecom.edu/fda-reminder-to-avoid-concomitant-use-of-plavix-clopidogrel-and-omeprazole/

239Lazarus, B., Chen, Y., & Wilson, F. P. (2016). Proton pump inhibitor use and the risk of chronic kidney disease. JAMA Internal Medicine, 176(2), 238–246. Retrieved from http://jamanetwork.com/journals/jamainternalmedicine/fullarticle/2481157

240Masclee, G. M., Coloma, P. M., Kuipers, E. J., & Sturkenboom, M. C. (2015). Increased risk of microscopic colitis with use of proton pump inhibitors and non-steroidal anti-inflammatory drugs. *American Journal of Gastroenterology, 110*(5), 749–759. Retrieved from https://www.ncbi.nlm.nih.gov/pubmed/25916221

241Law, E. L., Badowski, M., Hung, Y.-T., Weems, K., Sanchez, A., & Lee, T. A. (2017). Association between proton pump inhibitors and microscopic colitis. *Annals of Pharmacotherapy, 51*(3), 253–63. Retrieved from http://journals.sagepub.com/doi/pdf/10.1177/1060028016673859

242Kendrick, M. (2016, September 21). What causes heart disease part XXI. Retrieved from https://drmalcolmkendrick.org/2016/09/21/what-causes-heart-disease-part-xxi/

243Shah, N. H., LePendu, P., Bauer-Mehren, A., Ghebremariam, Y. T., Iyer, S. V., Marcus, J., . . . Leeper, N. J. (2015). Proton pump inhibitor usage and the risk of myocardial infarction in the general population. *PLoS ONE, 10*(6): e0124653. Retrieved from http://journals.plos.org/plosone/article?id=10.1371/journal.pone.0124653

244Cooke, J. P., and Ghebremariam, Y. T. (2011). DDAH Says NO to ADMA. *Arteriosclerosis, thrombosis, and vascular biology, 31*, 1462-1464. Retrieved from http://atvb.ahajournals.org/content/31/7/1462.full

245Freeman, H. J. (2008). Proton pump inhibitors and an emerging epidemic of gastric fundic gland polyposis. *World Journal of Gastroenterology 14*(9), 1318–1320. Retrieved from https://www.ncbi.nlm.nih.gov/pmc/articles/PMC2693675/

246Hagiwara, T., Mukaisho, K., Nakayama, T., Hattori, T., & Sugihara, H. (2015). Proton pump inhibitors and helicobacter pylori-associated pathogenesis. *Asian Pacific Journal of Cancer Prevention, 16*(4), 1315–1319. Retrieved from https://www.ncbi.nlm.nih.gov/pubmed/25743791

247Rubio-Tapia, A., Herman, M. L., Ludvigsson, J. F., Kelly, D. G., Mangan, T.F., Wu, T-T., & Murray, J. A. (2012). Severe Spruelike Enteropathy Associated With Olmesartan. *Mayo Clinic Proceedings, 87*(8), 732–738. Retrieved from https://www.ncbi.nlm.nih.gov/pmc/articles/PMC3538487/

248Allison, M. C., Howatson, A. G., Torrance, C. J., Lee, F. D., & Russell, R. I. (1992). Gastrointestinal Damage Associated with the Use of Nonsteroidal Antiinflammatory Drugs. *The New England Journal of Medicine, 327*, 749–754. Retrieved from http://www.nejm.org/doi/full/10.1056/NEJM199209103271101#t=article

249Bonagura, G. A., Ribaldone, D. G., Fagoonee, S., Sapone, N., Caviglia, G. P., Saracco, G. M., . . . Pellicano, R. (2016). Microscopic colitis in patients with mild duodenal damage: A new clinical and pathological entity ("lymphocytic enterocolitis")? *World Journal of Gastrointestestianl Pathophysiology, 7*(4), 307–313. Retrieved from https://www.ncbi.nlm.nih.gov/pmc/articles/PMC5108976/

250Celiac Disease: Digestive and Liver Health: University of Michigan Medicine. Retrieved from http://www.uofmhealth.org/conditions-treatments/digestive-and-liver-health/celiac-disease

251Northwestern Medicine: Gastroenterology Behavioral Medicine Program. Retrieved from https://www.nm.org/conditions-and-care-areas/digestive-health/gastroenterology-behavioral-medicine-program

252Dolhun, R. (2014, December 08). Gut check on Parkinson's: New findings on bacteria levels. Retrieved from https://www.michaeljfox.org/foundation/news-detail.php?gut-check-on-parkinson-new-findings-on-bacteria-levels

253Ghaisas, S., Maher, J., & Kanthasamy, A. (2016). Gut microbiome in health and disease: Linking the microbiome-gut-brain axis and environmental factors in the pathogenesis of systemic and neurodegenerative diseases. *Pharmacology & Therapeutics, 158*, 52–62. Retrieved from https://www.ncbi.nlm.nih.gov/pmc/articles/PMC4747781/

254Golts, N., Snyder, H., Frasier, M., Theisler, C., Choi, P., & Wolozin, B. (2002). Magnesium inhibits spontaneous and iron-induced aggregation of alpha-synuclein. *Journal of Biological Chemistry, 277*(18), 16116–16123. Retrieved from http://www.jbc.org/content/277/18/16116.long

255Butler, M. W., Burt, A., Edwards, T. L., Zuchner, S., Scott, W. K., Martin, E. R., . . . Wang, L. (2011). Vitamin D receptor gene as a candidate gene for Parkinson disease. *Annals of Human Genetics, 75*(2), 201–210. Retrieved from https://www.ncbi.nlm.nih.gov/pmc/articles/PMC3077063/

256Zhao, Y., Sun, Y., Ji, H. F., & Shen, L. (2013). Vitamin D levels in Alzheimer's and Parkinson's diseases: a meta-analysis. *Nutrition, 29*(6), 828–832. Retrieved from https://www.ncbi.nlm.nih.gov/pubmed/23415143

257Barbaro, M. R., Cremon, C., Caio, G., De Giorgio, R., Volta, U., Stanghellini, V., & Barbara, G. (2015). 247 Zonulin serum levels are increased in non-celiac gluten sensitivity and irritable bowel syndrome with diarrhea. *Gastroenterology, 148*(4), Supplement 1, Page S-56. Retrieved from http://www.gastrojournal.org/article/S0016-5085%2815%2930192-X/abstract

258MacDonald, F. (2017, January 3). It's official: A brand-new human organ has been classified. Retrieved from https://www.sciencealert.com/it-s-official-a-brand-new-human-organ-has-been-classified

259Sideri, A., Bakirtzi, K., Shih, D. Q., Koon, H. W., Fleshner, P. Arsenescu, R. . . . Pothoulakis, C. (2015). Substance P mediates proinflammatory cytokine release from mesenteric adipocytes in inflammatory bowel disease patients. *Cellular and Molecular Gastroenterology and Hepatology, 1*(4), 420–432. Retrieved from https://www.ncbi.nlm.nih.gov/pmc/articles/PMC4629258/

260Halfvarson, J., Brislawn, C. J., Lamendella, R., Vázquez-Baeza, Y., Walters, W. A., Bramer, L. M., . . . Jansson, J. K. (2017, Feruary 13). Dynamics of the human gut microbiome in inflammatory bowel disease. *Nature Microbiology, 7*(17004). Advance online publication. Retrieved from http://www.nature.com/articles/nmicrobiol20174#abstract

261Suskind, D. L., Cohen, S. A., Brittnacher, M. J., Wahbeh, G., Lee, D., Shaffer, M. L., . . . Miller, S. I. (2016). Clinical and fecal microbial changes with diet therapy in active inflammatory bowel disease. *Journal of Clinical Gastroenterology*, 52(2), 155–163. Retrieved from https://www.ncbi.nlm.nih.gov/pubmed/28030510

262Novel diet shows promise in treating children with Crohn's disease and ulcerative colitis. (2016, Dec 28). Retrieved from http://www.prnewswire.com/news-releases/novel-diet-shows-promise-in-treating-children-with-crohns-disease-and-ulcerative-colitis-300383912.html

263Wong, A. P., Clark, A. L., E.A., Acree, M., Cohen, S.A., Ferry, G. D., & Heyman, M. B. (2009). Use of complementary medicine in pediatric patients with inflammatory bowel disease: Results from a multicenter survey. *Journal of Pediatric Gastroenterology and Nutrition, 48*(1), 55–60. Retrieved from https://www.ncbi.nlm.nih.gov/pmc/articles/PMC3250599/

264Münch, A., Bohr, J., Miehlke, S., Benoni, C., Olesen, M., Öst, Å., . . . Ström, M. (2016). Low-dose budesonide for maintenance of clinical remission in collagenous colitis: a randomised, placebo-controlled, 12-month trial *Gut, 65*, 47–56. Retrieved from http://gut.bmj.com/content/65/1/47

265Staff. (2015, May 27). Patients who receive steroids for IBD At heightened risk for diabetes. Gastroenterology & Endoscopy News. Retrieved from http://www.gastroendonews.com/In-the-News/Article/05-15/Patients-Who-Receive-Steroids-for-IBD-At-Heightened-Risk-for-Diabetes/32422/ses=ogst

266Phan, T. X., Jaruga, B., Pingle, S. C., Bandyopadhyay, B. C., & Ahern, G. P. (2016). Intrinsic Photosensitivity Enhances Motility of T Lymphocytes. *Scientific Reports, 6*, 39479. Retrieved from http://www.nature.com/articles/srep39479

267Nguyen, G. C., Smalley, W. E., Vege, S. S., Carrasco-Labra, A. & the Clinical Guidelines Committee. (2016, December 18). American Gastroenterological Association Institute guideline on the medical management of microscopic colitis. *Gastroenterology, 150*, 242–246. Retrieved from http://www.gastrojournal.org/article/S0016-5085(15)01625-X/pdf

268Wild, D. (2016, March 21). Probiotic Effective for IBS and Eradicates SIBO. Gastroenterology & Endoscopy News. Retrieved from http://www.gastroendonews.com/In-the-News/Article/03-16/Probiotic-Effective-for-IBS-and-Eradicates-SIBO/35500/ses=ogst

269Gray, S. L., Anderson, M. L., Dublin, S., Hanlon, J. T., Hubbard, R., Walker, R., Yu O., . . . Larson, E. B. (2015). Cumulative use of strong anticholinergics and incident dementia: a prospective cohort study.

JAMA Internal Medicine, 175(3), 401–407. Retrieved from https://jamanetwork.com/journals/jamainternalmedicine/fullarticle/2091745

270(2016, January 11). Targeted Immuno Therapies AB and Ferring Pharmaceuticals sign a strategic collaboration agreement for the treatment of IBD. Retrieved from https://www.ferring.com/en/media/press-releases/tla-and-ferring-sign-strategic-collaboration-for-the-treatment-of-ibd-11-jan-2016/

271(n.d.). Tailored Leukapheresis Treatment. Immune Therapy Holdings. Retrieved from http://ithgroup.eu/tailored-leukapheresis

272Hawkey, C. J., Snowden, J. A., Lobo, A., Belinger, C., & Tyndall, (2000). A. Stem cell transplantation for inflammatory bowel disease: practical and ethical issues, *Gut (2000)*46, 869–872. Retrieved from http://gut.bmj.com/content/46/6/869

273Flores, A. I., Gómez-Gómez, G. J., Masedo-González, Á. & Martínez-Montiel, M. P. (2015).Stem cell therapy in inflammatory bowel disease: A promising therapeutic strategy? *World Journal of Stem Cells,7*(2), 343–351. Retrieved from https://www.ncbi.nlm.nih.gov/pmc/articles/PMC4369491/

274Dhayakaran, R., Neethirajan, S., & Weng, X. (2016). Investigation of the antimicrobial activity of soy peptides by developing a high throughput drug screening assay. *Biochemistry and Biophysics Reports, 2016*(6), 149–157. Retrieved from https://www.ncbi.nlm.nih.gov/pmc/articles/PMC5600318/

275Bueckert, K. (2016, April 26).Soy can be used as an antibacterial agent to fight food-borne illnesses, University of Guelph study finds

{Web log message]. CBCNews. Retrieved from http://www.cbc.ca/news/canada/kitchener-waterloo/university-guelph-soybeans-inhibit-microbial-pathogens-1.3552120

276Meng, Q., Ying, Z., Noble, E., Zhao, Y., Agrawal, R., Mikhail, A., . . . Yang, X. (2016). Systems nutrigenomics reveals brain gene networks linking metabolic and brain disorders. *EBioMedicine, 2016*(7), 157–166. Retrieved from http://www.ebiomedicine.com/article/S2352-3964%2816%2930143-8/fulltext?cc=y=

277Wolpert, S. (2016, April 21). Fructose alters hundreds of brain genes, which can lead to a wide range of diseases. Retrieved from http://newsroom.ucla.edu/releases/fructose-alters-hundreds-of-brain-genes-which-can-lead-to-a-wide-range-of-diseases

278Tabbaa, M., Golubic, M., Roizen, M. F., & Bernstein, A. M. (2013). Docosahexaenoic acid, inflammation, and bacterial dysbiosis in relation to periodontal disease, inflammatory bowel disease, and the metabolic syndrome. *Nutrients, 5*(8), 3299–3310. Retrieved from https://www.ncbi.nlm.nih.gov/pmc/articles/PMC3775255/

279Liu, H., Huang, D., McArthur, D. L., Boros, L. G., Nissen, N., & Heaney, A. P. (2010). Fructose induces transketolase flux to promote pancreatic cancer growth. *Cancer Research, 79*(15), 6,368–6,376. Retrieved from
http://cancerres.aacrjournals.org/content/70/15/6368.long

280Elliott, S.S., Keim, N. L., Stern, J. S., Teff, K., & Havel, P. J. (2002). Fructose, weight gain, and the insulin resistance syndrome. The American Journal of Clinical Nutriton, 76(5), 911–922. Retrieved from http://ajcn.nutrition.org/content/76/5/911.full

281Ma, J., Jacques, P. F., Meigs, J. B., Fox, C. S., Rogers, G. T., Smith, C. E., . . . McKeown, N. M. (2016). Sugar-sweetened beverage but not diet soda consumption is positively associated with progression of insulin resistance and prediabetes. *The Journal of Nutrition, 146*(12), 44–2550. Retrieved from https://www.ncbi.nlm.nih.gov/pubmed/27934644

282Thompson, D. (2016, November 10). Daily Can of Soda Boosts Odds for Prediabetes, Study Finds. Health Day News. Retrieved from https://consumer.healthday.com/diseases-and-conditions-information-37/prediabetes-995/daily-can-of-soda-boosts-odds-for-prediabetes-study-finds-716755.html

283Moreno, M. L., Cebolla, Á., Muñoz-Suano, A., Carrillo-Carrion, C., Comino, I., Pizarro, Á., . . . Sousa, C. (2017). Detection of gluten immunogenic peptides in the urine of patients with coeliac disease reveals transgressions in the gluten-free diet and incomplete mucosal healing. *Gut, 66*(2), 250–257. Retrieved from https://www.ncbi.nlm.nih.gov/pmc/articles/PMC5284479/

284Karatzas, P. S., Gazouli, M., Safioleas, M., & Mantzarisa, G. J. (2014). DNA methylation changes in inflammatory bowel disease. *Annals of Gastroenterology, 27*(2), 125–132. Retrieved from https://www.ncbi.nlm.nih.gov/pmc/articles/PMC3982627/

285Cheung, K. S., Chan, E. W., Wong, A. Y. S., Lijia Chen, L., Wong, I. C. K., & Leung, W. K. (2017). Long-term proton pump inhibitors and risk of gastric cancer development after treatment for Helicobacter pylori: A population-based study. *Gut*. Advance online publication. Retrieved from http://gut.bmj.com/content/early/2017/09/18/gutjnl-2017-314605

286Souza, R. F., Huo, X., Mittal, V., Schuler, C. M., Carmack, S. W., Zhang, H. Y., & Spechler, S. J. (2009). Gastroesophageal reflux might cause esophagitis through a cytokine-mediated mechanism rather than caustic acid injury. Gastroenterology, 137(5), 1776–1784. Retrieved from http://www.gastrojournal.org/article/S0016-5085%2809%2901378-X/abstract

287Dunbar, K. B., Agoston, A. T., & Odze, R.D. (2016). Association of acute gastroesophageal reflux disease with esophageal histologic changes. *JAMA, 315*(19), 2104-2112. Retrieved from https://jamanetwork.com/journals/jama/fullarticle/2521970

288Chu, H., Khosravi, A., Kusumawardhani, I. P., Kwon, A. H. K., Vasconcelos, A. C., Cunha, L. D., . . . Mazmanian, S. K. (2016). Gene-microbiota interactions contribute to the pathogenesis of inflammatory bowel disease. *Science, 352*(6289), 1116–1120. Retrieved from http://science.sciencemag.org/content/352/6289/1116

289Manios, Y., Moschonis, G., Lambrinou, C. P., Tsoutsoulopoulou, K., Binou, P., Karachaliou, A., . . . Cashman, K. D. (in press). A systematic review of vitamin D status in southern European countries. *European Journal of Nutrition,* [Epublication ahead of print]. 2017, Cctober 31. Retrieved from https://www.ncbi.nlm.nih.gov/pubmed/29090332

290Vukman, K. V., Lalor, R., Aldridge, A., & O'Neill, S. M. (2016). Mast cells: New therapeutic target in helminth immune modulation. *Parasite Immunology, 38*(1). 45–52. Retrieved from https://www.ncbi.nlm.nih.gov/pubmed/26577605

291Rajamani, U., Gross, A. R., Ocampo, C., Andres, A. M., Gottlieb, R. A., & Sareen, D. (2017). Endocrine disruptors induce perturbations in endoplasmic reticulum and mitochondria of human pluripotent stem cell derivatives. *Nature Communications, 8*(Article number: 219). Retrieved from http://www.nature.com/articles/s41467-017-00254-8

292Ruiz, P. A., Morón, B., Becker, H. M., Lang, S., Atrott, K., Spalinger, M. R., . . . Rogler, G. (2017). Titanium dioxide nanoparticles exacerbate DSS-induced colitis: Role of the NLRP3 inflammasome. *Gut, 66*(7), 1216–1224. Retrieved from http://gut.bmj.com/content/66/7/1216

293Tan, J., McKenzie, C., Vuillermin, P. J., Goverse, G., Vinuesa, C. G., Mebius, R. E., . . . Mackay, C. R. (2016). Dietary fiber and bacterial SCFA enhance oral tolerance and protect against food allergy through diverse cellular pathways. *Cell Reports, 15*(12), 2809–2824. Retrieved from http://www.cell.com/cell-reports/fulltext/S2211-1247(16)30630-1?_returnURL=http%3A%2F%2Flinkinghub.elsevier.-com%2Fretrieve%2Fpii%2FS2211124716306301%3Fshowall%3Dtrue

294Oittinen, M., Popp. A., Kurppa, K., Lindfors, K., Mäki, M., Kaikkonen, M., & Viiri, K. (2017).Polycomb Repressive Complex 2 Enacts Wnt Signaling in Intestinal Homeostasis and Contributes to the Instigation of Stemness in Diseases Entailing Epithelial Hyperplasia or Neoplasia. *Stem Cells, 35*(2), 445–457. Retrieved from https://www.ncbi.nlm.nih.gov/pubmed/27570105

295Kandil, T. S., Mousa, A. A., El-Gendy, A. A., & Abbas, A. M. (2010). The potential therapeutic effect of melatonin in gastro-esophageal reflux disease. *BMC Gastroenterology, 10,* 7 Retrieved from https://www.ncbi.nlm.nih.gov/pmc/articles/PMC2821302/

296de Oliveira Torres, J. D. F., & de Souza Pereira, R. (2010). Which is the best choice for gastroesophageal disorders: Melatonin or proton pump inhibitors? *World Journal of Gastrointestinal Pharmacology and*

Therapeutics, 1(5), 102–106. Retrieved from https://www.ncbi.nlm.nih.-gov/pmc/articles/PMC3091156/

297Esteve, M., Mahadevan, U., Sainz, E., Rodriguez, E., Salas, A., & Fernández-Bañares, F. (2011). Efficacy of anti-TNF therapies in refractory severe microscopic colitis. *Journal of Crohn's and Colitis, 5*(6), 612–618. Retrieved from https://www.ncbi.nlm.nih.gov/pubmed/22115383

298Park, T., Cave, D., & Marshall, C. (2015). Microscopic colitis: A review of etiology, treatment and refractory disease. *World Journal of Gastroenterology, 21*(29), 8804–8810. Retrieved from https://www.ncbi.nlm.nih.gov/pmc/articles/PMC4528022/

299Belyaev, I., Dean, A., Eger, H., Hubmann, G., Jandrisovits, R., Kern, M., . . . Thill, R. (2016). EUROPAEM EMF Guideline 2016 for the prevention, diagnosis and treatment of EMF-related health problems and illnesses. *Reviews on Environmental Health, 31*(3), 363–397. Retrieved from https://www.ncbi.nlm.nih.gov/pubmed/27454111

300Kabbani, T. A., Koutroubakis, E., Schoen, R. E., Ramos-Rivers, C., Shah, N., Swoger, J., . . . Binion, D. G. (2016). Association of vitamin D level with clinical status in inflammatory bowel disease: A 5-year longitudinal study. *The American Journal of Gastroenterology, 111*(5), 712–719. Retrieved from https://www.ncbi.nlm.nih.gov/pubmed/26952579

301Meier, H. C., Sandler, D. P., Simonsick, E. M., & Parks, C. G. (2016). Association between vitamin D deficiency and antinuclear antibodies in middle-aged and older U.S. adults. *Cancer Epidemiology, Biomarkers & Prevention, 25*(12), 1559–1563. Retrieved from https://www.ncbi.nlm.nih.gov/pubmed/27543618

302Meeker, S., Seamons, A., Maggio-Price, L., & Paik, J. (2016). Protective links between vitamin D, inflammatory bowel disease and colon cancer. *World Journal of Gastroenterology, 22*(3), 933–948. Retrieved from https://www.ncbi.nlm.nih.gov/pmc/articles/PMC4716046/

303Garland, C. F., & Gorham, E. D. (2017). Dose-response of serum 25-hydroxyvitamin D in association with risk of colorectal cancer: A meta-analysis. *Journal of Steroid Biochemistry and Molecular Biology, 168*(1),1-8. Retrieved from https://www.ncbi.nlm.nih.gov/pubmed/27993551?dopt=Abstract

304Schöttker, B., Haug, U., Schomburg, L., Köhrle, J., Perna, L., Müller, H., . . . Brenner, H. (2013). Strong associations of 25-hydroxyvitamin D concentrations with all-cause, cardiovascular, cancer, and respiratory disease mortality in a large cohort study. *American Journal of Clinical Nutrition 97*(4), 782–793. Retrieved from http://ajcn.nutrition.org/content/97/4/782.long

305Gubatan, J., Mitsuhashi, S., Zenlea, T., Rosenberg, L., Robson, S., & Moss, A. C. (2017). Low serum vitamin D during remission increases risk of clinical relapse in patients with ulcerative colitis. *Clinical Gastroenterolory and Hepatology,15*(2), 240–246. Rerieved from https://www.ncbi.nlm.nih.gov/pubmed/27266980

306Panwar, A., Valupadas, C., Veeramalla, M., & Vishwas, H. N. (in press). Prevalence of vitamin D deficiency in chronic and subacute low back pain patients in India: a triple-arm controlled study. *Clinical Rheumatology,* Retrieved from https://www.ncbi.nlm.nih.gov/pubmed/28842760

307Hajjaj-Hassouni, N., Mawani, N., Allali, F., Rkain, H., Hassouni, K., Hmamouchi, I., & Dougados, M. (2017). Evaluation of vitamin D status in rheumatoid arthritis and its association with disease activity across 15 countries: "The COMORA study". *International Journal of Rheumatology,* 5491676. Retrieved from https://www.ncbi.nlm.nih.-gov/pmc/articles/PMC5471553/

308Miclea, A., Miclea, M., Pistor, M., Hoepner, A., Chan, A., & Hoepner, R. (2017). Vitamin D supplementation differentially affects seasonal multiple sclerosis disease activity. *Brain and Behavior, 7*(8), e00761. Retrieved from https://www.ncbi.nlm.nih.gov/pmc/articles/PM-C5561321/

309Turer, E., McAlpine, W., Wang, K. W., Lu, T., Li, X., Tang M., . . . Beutler, B. (2017). Creatine maintains intestinal homeostasis and protects against colitis. *Proceedings of the National Academy of Sciences, 114*(7), E1273–E1281. Retrioved from https://www.ncbi.nlm.nih.gov/pmc/articles/PMC5321020/

310Lappe, J., Travers-Gustafson, D., Garland, C., Heaney, R., Recker R., & Watson, P. (2016, October 31). 3352: Vitamin D3 and calcium supplementation significantly decreases cancer risk in older women [Web log blog]. American Public Health Association, Retrieved from https://apha.confex.com/apha/144am/meetingapp.cgi/Paper/368368

311Lappe, J., Watson, P., Travers-Gustafson, D., Recker, R., Garland, C. Gorham E. . . . McDonnell, S. L. (2017). Effect of vitamin D and calcium supplementation on cancer incidence in older women: A randomized clinical trial. *JAMA, 317*(12), 1234–1243. Retrieved from https://www.ncbi.nlm.nih.gov/pubmed/28350929

312Moslehi, N., Vafa, M., Rahimi-Foroushani, A., & Golestan. B. (2012). Effects of oral magnesium supplementation on inflammatory markers in middle-aged overweight women. *Journal of Research in Medical*

Sciences, 17(7), 607–614. Retrieved from https://www.ncbi.nlm.nih.-gov/pmc/articles/PMC3685774/

313Satija, A., Bhupathiraju, S. N., Rimm, E. B., Spiegelman, D., Chiuve, S.E., Borgi, L., . . . Hu, F. G. (2016). Plant-based dietary patterns and incidence of type 2 diabetes in US men and women: Results from three prospective cohort studies. PLOS Medicine 13(6): e1002039. Retrieved from http://journals.plos.org/plosmedicine/article?id=10.1371/journal.pmed.1002039

314American Heart Association. (201 7, November 13). Plant based diet associated with less heart failure risk. Retrieved from https://newsroom.heart.org/news/plant-based-diet-associated-with-less-heart-failure-risk

315Lambert, J., &Vojdani, A. (2017). Correlation of tissue antibodies and food immune reactivity in randomly selected patient specimens. *Journal of Clinical & Cellular Immunology, 8*(5), 521. Retrieved from https://www.omicsonline.org/open-access/correlation-of-tissue-antibodies-and-food-immune-reactivity-in-randomly-selected-patient-specimens-2155-9899-1000521-94554.html

316Ramsden, C. E., Zamora, D., Majchrzak-Hong, S., Faurot, K. R., Broste, S. K., Frantz, R. P., . . . Hibbeln, J. R. (2016). Re-evaluation of the traditional diet-heart hypothesis: analysis of recovered data from Minnesota Coronary Experiment (1968-73). *BMJ 2016*(353), i1246. Retrieved from http://www.bmj.com/content/353/bmj.i1246

317Sacks, F. M., Lichtenstein, A. H., Wu, J. H. Y., Appel, L. J., Creager, M. A., Kris-Etherton, P. M., . . . Van Horn, L. V., On behalf of the American Heart Association. (2017, June 15). Dietary fats and cardiovascular disease: A presidential advisory from the American Heart Association. Retrieved from http://circ.ahajournals.org/content/early/2017/06/15/CIR.0000000000000510

318May, A. (2017, June 16). Coconut oil isn't healthy. It's never been healthy. Retrieved from https://www.usatoday.com/story/news/nation-now/2017/06/16/coconut-oil-isnt-healthy-its-never-been-healthy/402719001/

319Taubes, G. (2017, June 17). Vegetable oils, (Francis) Bacon, Bing Crosby, and The American Heart Association. Retrieved from http://garytaubes.com/vegetable-oils-francis-bacon-bing-crosby-and-the-american-heart-association/

320Siri-Tarino, P. W., Sun, Q., Hu, F. B., & Krauss, R. M. (2010). Saturated fat, carbohydrate, and cardiovascular disease. The American Journal of Clinical Nutrition, 91(3), 502–509. Retrrieved from https://www.ncbi.nlm.nih.gov/pmc/articles/PMC2824150/

321Pimpin, L., Wu, J. H. Y., Haskelberg, H., Del Gobbo, L., & Mozaffarian, D. (2016). Is butter back? A systematic review and meta-analysis of butter consumption and risk of cardiovascular disease, diabetes, and total mortality. *PLoS One, 11*(6), e0158118. Retrieved from http://journals.plos.org/plosone/article?id=10.1371%2Fjournal.pone.0158118

322Dehghan, M., Mente, A., Zhang, X., Swaminathan, S., Wei Li, W., Mohan, V., . . . Yusuf, S., DPhil on behalf of the Prospective Urban Rural Epidemiology (PURE) study investigators. (2017. Associations of fats and carbohydrate intake with cardiovascular disease and mortality in 18 countries from five continents (PURE): a prospective cohort study. *The Lancet, 390*(10107), 2050–2062. Retrieved from www.thelancet.-

com/journals/lancet/article/PIIS0140-6736(17)32252-3/fulltext

323Sheldrick, G. (2017, January 24). HEALTH WARNING: Just ONE cheeseburger or pizza binge 'could alter your metabolism'. Express. Retrieved from http://www.express.co.uk/life-style/health/757750/Just-ONE-cheeseburger-or-pizza-binge-could-alter-your-metabolism

324Hernández, E. A., Kahl, S., Seelig, A., Begovatz, P., Irmler, M., Kupriyanova, Y., . . . Roden, M. (2017). Acute dietary fat intake initiates alterations in energy metabolism and insulin resistance. *The Journal of Clinical Investigation, 127*(2), 695–708. Retrieved from https://www.ncbi.nlm.nih.gov/pmc/articles/PMC5272194/

325Laugerette, F., Furet, J. P., Debard, C., Daira, P,, Loizon, E., Géloën, A., . . . Michalski, M. C. (2012). Oil composition of high-fat diet affects metabolic inflammation differently in connection with endotoxin receptors in mice. *American Journal of Physiology-Endocrinology and Metabolism, 302*(3), E374–386. Retrieved from https://www.ncbi.nlm.nih.gov/pubmed/22094473

326Uhde, M., Ajamian,M., Caio, G., De Giorgio, R., Indart, A., Green, P. H., . . . Alaedini, A. (2016). Intestinal cell damage and systemic immune activation in individuals reporting sensitivity to wheat in the absence of coeliac disease. *Gut, 65*, 1930–1937. Retrieved from http://gut.bmj.com/content/65/12/1930

327Zong, G., Lebwohl, B., Hu, F., Sampson, L., Dougherty, L., Willett, W., . . . Sun, Q. (2017, March 09).Low gluten diets may be associated with higher risk of type 2 diabetes. American Heart Association Meeting Report Presentation 11. Retrieved from http://newsroom.heart.org/news/low-gluten-diets-may-be-associated-with-higher-riskof-type-2-diabetes

328Choung, R. S., Unalp-Arida, A., Ruhl, C. E., Brantner, T. L., Everhart, J. E., & Murray, J. A. (2017). Less Hidden Celiac Disease But Increased Gluten Avoidance Without a Diagnosis in the United States. *Mayo Clinic Proceedings, 92*(1), 30–38. Retrieved from http://www.mayoclinicproceedings.org/article/S0025-6196%2816%2930634-6/fulltext

329Kieboom, B. C. T., Licher, S., Wolters, F. J., Ikram, M. K., Hoorn, E. J., Zietse R., . . . Ikram, M. A. (2017). Serum magnesium is associated with the risk of dementia. *Neurology, 89*(16), 16–722. Retrieved from https://www.ncbi.nlm.nih.gov/pubmed/28931641

330Colman, R. J., & Rubin, D. T. (2014). Fecal microbiota transplantation as therapy for inflammatory bowel disease: a systematic review and meta-analysis. *Journal of Crohn's and Colitis, 8*(12), 1569–1581. Retrieved from https://www.ncbi.nlm.nih.gov/pmc/articles/PMC4296742/

331Fasullo, M. J., Al-Azzawi, Y., & Abergel, J. (2017, July 19). Microscopic Colitis After Fecal Microbiota Transplant. *ACG Case Reports Journal, 4*, e87. Retrieved from https://www.ncbi.nlm.nih.gov/pmc/articles/PMC5519401/

332Tariq, R., Smyrk, T., Pardi, D. S., Tremaine, W. J., & Khanna, S. (2016). New-Onset Microscopic Colitis in an Ulcerative Colitis Patient After Fecal Microbiota Transplantation. *The American Journal of Gastroenterology, 111*(5), 751–752. Retrieved from https://mayoclinic.pure.elsevier.com/en/publications/new-onset-microscopic-colitis-in-an-ulcerative-colitis-patient-af

333Münch, A., Aust, D., Bohr, J., Bonderup, O., Fernández Bañarese, F., Hjortswang, H., . . . for the European Microscopic Colitis Group (EMCG). (2012). Microscopic colitis: Current status, present and future challenges: Statements of the European Microscopic Colitis Group. *Journal of Crohn's and Colitis, 6*(9), 932–945. Retrieved from https://www.sciencedirect.com/science/article/pii/S1873994612002565

334Yang, W. H., Heithoff, D. M., Aziz, P. V., Sperandio, M., Nizet, V., Mahan, M. J., & Marth, J. D. (2017). Recurrent infection progressively disables host protection against intestinal inflammation *Science, 358*(6370), eaao5610 Retrieved from http://science.sciencemag.org/content/358/6370/eaao5610

www.ingramcontent.com/pod-product-compliance
Lightning Source LLC
Chambersburg PA
CBHW070300290326
41930CB00040B/1528
9781732822092